高职高专医药院校护理类专业书证融通系列教材

数字案例版

▶ 供护理、助产等专业使用

护理心理学

（数字案例版）

主　　审　李春波　上海交通大学医学院附属精神卫生中心
　　　　　唐红梅　上海健康医学院
主　　编　曹新妹　粟幼嵩
副 主 编　张　昊　李神美　张士华
编写秘书　曹雪楠
编　　者　（以姓氏拼音为序）

曹文婷　上海健康医学院
曹新妹　上海交通大学医学院附属精神卫生中心
曹雪楠　上海中侨职业技术大学
常　瑞　延安大学西安创新学院
陈　炜　上海市医药学校
狄霜梅　上海市教育委员会教学研究室
冯立民　黄河科技学院
龚　晴　上海交通大学医学院附属精神卫生中心
洪小美　厦门市仙岳医院
金小丰　浙江金华三溪堂心理静养康复中心
李神美　桂林医学院
卢秀琼　厦门市仙岳医院
鲁　旸　镇江高等专科学校

吕　菲　上海市普陀区利群医院
桑未心　上海东海职业技术学院
粟幼嵩　上海交通大学医学院附属精神卫生中心
王晓敏　黄河科技学院
蔚艳萍　山西同文职业技术学院
温雅娟　山西同文职业技术学院
杨　蕾　上海城建职业学院
姚　淳　上海济光职业技术学院
益伟清　上海市第八人民医院
张　昊　上海睿宝傲宝儿科门诊部
张士华　中山大学新华学院
赵佩君　上海震旦职业学院
周依群　上海市静安区中心医院

华中科技大学出版社
http://www.hustp.com
中国·武汉

内 容 简 介

本书是高职高专医药院校护理类专业书证融通系列教材(数字案例版)。

本书共十二个模块,内容包括绪论、心理学基础知识、心理发展与心理卫生、应激与心理健康、心理障碍和心身疾病、心理因素相关生理障碍、临床心理评估、心理咨询和心理治疗、病人心理、心理护理、护患关系与护患沟通、护士职业心理素质及身心健康维护。

本书供护理、助产等专业使用。

图书在版编目(CIP)数据

护理心理学:数字案例版/曹新妹,粟幼嵩主编. —武汉:华中科技大学出版社,2020.8(2022.12 重印)
ISBN 978-7-5680-6454-5

Ⅰ. ①护… Ⅱ. ①曹… ②粟… Ⅲ. ①护理学-医学心理学 Ⅳ. ①R471

中国版本图书馆 CIP 数据核字(2020)第 149529 号

护理心理学(数字案例版)　　　　　　　　　　　曹新妹　粟幼嵩　主编
Huli Xinlixue(Shuzi Anli Ban)

策划编辑:周　琳
责任编辑:余　琼　张　琳
封面设计:原色设计
责任校对:阮　敏
责任监印:周治超
出版发行:华中科技大学出版社(中国·武汉)　　　电话:(027)81321913
　　　　　武汉市东湖新技术开发区华工科技园　　　邮编:430223
录　　排:华中科技大学惠友文印中心
印　　刷:武汉科源印刷设计有限公司
开　　本:880mm×1230mm　1/16
印　　张:16.5
字　　数:416 千字
版　　次:2022 年 12 月第 1 版第 3 次印刷
定　　价:49.00 元

第一主编介绍

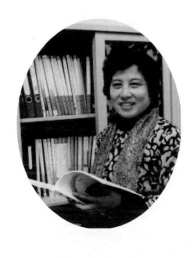

曹新妹,主任护师,硕士生导师,本科毕业于香港理工大学护理系,国家二级心理咨询师,高级美式催眠师,心理测量师,注册心理顾问,曾担任上海交通大学医学院附属精神卫生中心护理部和教研室主任、学术和伦理委员会委员等。

现任学术团体及社会兼职:

上海市护理学会常务理事、心理卫生专委会主委,《中华护理杂志》《中华护理教育》杂志编委,《上海护理》杂志常务编委,上海现代护理职业教育集团特聘专家、上海健康医学院护理与健康管理学院校友分会副会长,中国心理卫生协会、日本内观学会会员,上海市心理卫生学会森田内观专委会委员、中国社区健康联盟护理中心专家,上海交通大学护理学院和复旦大学护理学院等大学特聘专家(曾获上海交通大学和复旦大学优秀教师奖)、从事大学教学(兼职)已有30年,主讲"精神病学""精神科护理""护理心理学"等。

曾任:上海市第七至第十届政协委员,香港理工大学客座教授,中华护理学会精神卫生专委会副主委,上海市女医师协会老年护理专委会副主任,上海交通大学医学院护理技术研究室副主任,上海交通大学医学院卫生系列高级专业技术评审委员会专家和上海市卫生高级专业技术评审委员会专家等。

学术成果:

发表论文90余篇;获批国家级继续教育项目近20项,举办相应的学习班40余次,参会学员代表近万人次,曾担任第二、四届上海国际护理大会心理护理论坛主席。

主编高校教材和专著10部,其中《护理心理学》及《精神障碍护理》为国家级"十三五"规划教材,另有《精神科护理学》第1、2版,《精神科临床护理思维与实践》及专著《实用精神科护理》等。

学术培训背景:

曾在香港中文大学威尔斯亲王医院、香港青山医院和沙田医院等精神科医疗机构进修和在新加坡培训多次,学习精神科临床管理和管理心理学;还曾去日本千叶县静和会浅井病院学习内观、森田疗法等;作为访问学者曾到英国剑桥大学学习等。

研究领域:睡眠障碍、情感问题、人际关系问题、精神疾病康复及家庭监护等。

荣誉:获首届和第七届上海市优秀护士称号、上海市"三八红旗手"、上海市首届"左英护理奖",并记行政大功1次。

高职高专医药院校护理类专业书证融通系列教材（数字案例版）

编委会

网络增值服务使用说明

欢迎使用华中科技大学出版社医学资源网yixue.hustp.com

1.教师使用流程
（1）登录网址：<u>http://yixue.hustp.com</u> （注册时请选择教师用户）

（2）审核通过后，您可以在网站使用以下功能：

管理学生

建立课程　　　　　　　　布置作业

下载教学　　　教师　　　查询学生学习
资源　　　　　　　　　　记录等

2.学员使用流程
建议学员在PC端完成注册、登录、完善个人信息的操作。

（1）PC端学员操作步骤

①登录网址：<u>http://yixue.hustp.com</u> （注册时请选择普通用户）

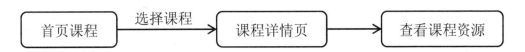

②查看课程资源

如有学习码，请在个人中心-学习码验证中先验证，再进行操作。

首页课程 —选择课程→ 课程详情页 → 查看课程资源

（2）手机端扫码操作步骤

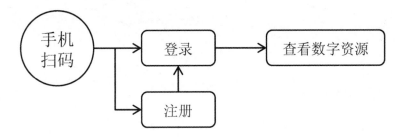

总　序

2019年国务院正式印发《国家职业教育改革实施方案》（下文简称《方案》），对职业教育改革提出了全方位设想。《方案》明确指出，职业教育与普通教育是两种不同教育类型，具有同等重要地位，要将职业教育摆在教育改革创新和经济社会发展中更加突出的位置。职业教育被提高到了"没有职业教育现代化就没有教育现代化"的地位，作为高等职业教育重要组成部分的高等卫生职业教育，同样受到关注。

高等卫生职业教育既具有职业教育的普遍特性，又具有医学教育的特殊性。其中，护理专业的专科人才培养要求以职业技能的培养为根本，以促进就业和适应产业发展需求为导向，与护士执业资格考试紧密结合，突出职业教育的特色，着力培养高素质复合型技术技能人才，力求满足学科、教学和社会三方面的需求。

为了进一步贯彻落实文件精神，适应护理专业高职教育改革发展的需要，满足"健康中国"对高素质复合型技术技能人才培养的需求，充分发挥教材建设在提高人才培养质量中的基础性作用。经调研后，在全国卫生职业教育教学指导委员会专家和部分高职高专示范院校领导的指导下，华中科技大学出版社组织了全国近50所高职高专医药院校的200多位老师编写了这套全国高职高专医药院校护理类专业书证融通系列教材（数字案例版）。

本套教材强调以就业为导向、以能力为本位、以岗位需求为标准的原则。按照人才培养目标，遵循"三基"（基本理论、基本知识、基本技能）、"五性"（思想性、科学性、先进性、启发性、适应性）、"三特定"（特定目标、特定对象、特定限制）的编写原则，充分反映各院校的教学改革成果和研究成果，教材编写体系和内容均有所创新，在编写过程中重点突出以下特点。

（1）紧跟教改，接轨"1＋X"制度。紧跟高等卫生职业教育的改革步伐，引领职业教育教材发展趋势，注重体现"学历证书＋若干职业技能等级证书"制度（即"1＋X证书"制度），提升学生的就业竞争力。

(2)坚持知行合一、工学结合。教材融传授知识、培养能力、提高技能、提高素质为一体,注重职业教育人才德能并重、知行合一和崇高职业精神的培养。

(3)创新模式,提高效用。教材大量应用问题导入、案例教学、探究教学等编写理念,将"案例"作为基础与临床课程改革的逻辑起点,引导课程内容的优化与传授,适应当下短学制医学生的学习特点,提高教材的趣味性、可读性、简约性。

(4)纸质数字,融合发展。教材对接科技发展趋势和市场需求,将新的教学技术融入教材建设中,开发多媒体教材、数字教材等新媒体教材形式,推进教材的数字化建设。

(5)紧扣大纲,直通护考。紧扣教育部制定的高等卫生职业教育教学大纲和最新护士执业资格考试要求,随章节配套习题,全面覆盖知识点和考点,有效提高护士执业资格考试通过率。

本套教材得到了专家和领导的大力支持与高度关注,我们衷心希望这套教材能在相关课程的教学中发挥积极作用,并得到读者的青睐。我们也相信这套教材在使用过程中,通过教学实践的检验和实际问题的解决,能不断得到改进、完善和提高。

高职高专医药院校护理类专业书证融通系列教材
(数字案例版)编写委员会

《护理心理学》(临床案例版)在全国出版后,其学术价值深受广大师生及读者的广泛认可和欢迎,认为此书内容新颖、专业、案例多而典型、实用性强。此书的出版不仅有助于高等专科护理专业学生提高护理心理学相关知识和技能,而且对提升临床护理人员实践操作能力也有很大的帮助,同时对普及心理卫生知识也起到了积极的作用。因此,出现了再版的强烈需求,为适应社会的需要我们在华中科技大学出版社的要求下进行了护理心理学(数字案例版)的编写工作。

编写好一本优秀的教材是对编写者的挑战,也是一种责任。本教材在编写过程中,适应我国高等医学发展的需要,根据卫健委高职高专护理专业教材编写要求和原则,以贴近学生、贴近岗位、贴近职业环境为编写宗旨,以职业目标和劳动过程为教材编写导向,旨在强调培养学生的基本技能,充分体现护理专业的特色,渗透人文关怀精神,注重培养学生的综合素质和创新能力,并为今后的临床实践打下良好的基础。本教材与国内同类教材相比较具有以下特点:①创新模式、理念技术先进:教材内容与技术同步发展,体现新知识、新技术,保持教材的领先性与先进性。②教学方法新颖:应用案例教学及启发式教学等方法,便于激发学生学习兴趣。③以模块结构组成教材:可以适应职业教育大众化、技能教育大众化的新要求;可以使本教材"可教学可自学,可深学可浅学,可专修可免修",以便教师教、学生学,可以使职教学分制具有实际意义。④突出实用性和应用性:针对职业教育的特点,其基本理论和知识以"必需、够用"为原则,注重讲清概念,着重培养解决实际问题的能力。⑤配套习题,直通护考:本教材以在线答题形式配套相关习题,以提高护考通过率。⑥紧跟教改,加强"校企合作":本教材的编委组成也体现了这一宗旨,其中一部分编委为长期从事临床的医护工作者,如心理咨询师及精神科专家,一部分为院校的老师,所以在教材内容的编写中更能体现理论与实践的结合。以上特点保证了本教材"三基"(基本理论、基本知识、基本技能)、"五性"(思想性、科学性、实用性、启发性、先进性）基本原则的实现。

与《护理心理学》（临床案例版）相比，这次改编无论在系统性方面，还是在内容等方面都做了调整。《护理心理学》（临床案例版）全书共十一个模块，本书改为十二个模块。增加了"模块六 心理因素相关生理障碍"，将《护理心理学》（临床案例版）的"模块六 临床心理评估"和"模块十 患者心理及心理护理"整合为"模块九 病人心理"和"模块十 心理护理"，其中内容都有不同程度的修改，特别增加了配套的直通护考练习题。本教材经修改后更精炼、更有条理性、更贴近临床及适应形势发展的需要，有利于学生深入浅出、循序渐进地学习。

本教材在编写过程中得到了各方的支持和帮助，特别要感谢各位编委努力而出色的工作；感谢上海交通大学医学院附属精神卫生中心博士生导师、副院长李春波教授和上海健康医学院副院长唐红梅教授对本教材的指导和严格把关；感谢华中科技大学出版社周琳编辑在本书的编写过程中给予的指导和帮助。由于编写时间仓促，编者知识有一定的局限性，在编写过程中可能存在一些不足之处，敬请广大读者提出宝贵的意见，以便本书在修订和再版时进一步完善。

曹新妹

目 录

MULU

模块一 绪 论

扫码看课件

 学习目标

1. 识记:心理学与护理心理学的概念;护理心理学的研究内容与方法。
2. 理解:护理心理学的学科性质、意义;护理心理学的研究对象、任务。
3. 应用:学习护理心理学相关知识,了解其发展状况,提升护理人员的心理素质更好地服务于人类的健康。

重点和难点:

重点:心理学与护理心理学的概念,护理心理学的研究对象、任务、内容与方法。

难点:护理心理学的研究方法。

案例导入

　　李某,女,21岁,某大学二年级学生,出去玩的时候被狗追逐并咬了一口,害怕自己会感染狂犬病,所以到诊所注射了狂犬病疫苗。但心中一直放心不下,到图书馆查找有关的书籍。在看到狂犬病有潜伏期后,就开始担心自己会不会因为感染狂犬病毒而死去,为此极度忧虑。之后,每次出门都会非常担心,不敢一个人走小路,即便是和别人一起出门也要走在路中间。她每天回到宿舍就要检查自己的腿上有没有狗的牙印,每天都生活得胆战心惊,故到心理咨询中心咨询自己该如何解决问题。

　　提问:

　　目前病人存在哪些主要问题?是否仅是一般的心理问题?单纯地应用医学知识解释行吗?作为护士该如何与其进行沟通并解释呢?该如何进行心理疏导呢?

　　分析提示:

　　目前病人存在着一定的心理障碍,而非一般的心理问题,单纯地应用医学知识解释还不够;作为护士应运用已学的护理心理学知识和技能进行较专业性的心理疏导,并指导其去心理咨询机构进行咨询。

项目一　概　　述

任务一　定义及特征

护理心理学(nursing psychology)是护理学和心理学相结合的一门交叉学科,是将心理学知识、理论和技术应用于现代护理领域,研究心理因素与健康和疾病之间的关系,研究解决护理领域中有关健康和疾病的心理活动规律及其相应的最佳心理护理方法的学科。

护理心理学既是护理学的分支,也是心理学的分支。从护理学的分支来看,护理心理学研究护理学中的心理行为问题,如各类病人的心理特点及心理行为变化规律、护士的职业心理素质等。从心理学的分支来看,护理心理学研究如何把心理学的系统知识和技术应用于护理学各方面,如在临床护理工作中如何有效应用心理学理论和技术护理病人等。护理心理学作为一门新兴的应用学科,对提高护理质量,推动护理学的进步和发展起着重要的作用。

心理学(psychology)是研究心理现象发生、发展和活动规律的一门科学。

心理现象分为心理过程和人格两个部分。心理过程包括认知过程(感觉、知觉、记忆、思维等)、情感过程(情绪和情感)、意志过程(目的性、克服困难),这是心理现象的动态过程;人格,也称个性,包括个性心理特征(能力、气质、性格等)、个性倾向性(需要、动机、兴趣、价值观、道德观、信念、理智感、美感等)、自我意识(自我认识、自我体验、自我调节)等,是个体相对稳定的心理特征和意识倾向性及自我意识,它是个体在社会化过程中形成的特色成分,也是心理现象的个性。随着生命科学和信息技术的发展,心理学与医学、护理学等学科逐渐融合,形成了医学心理学和护理心理学等交叉学科。

护理心理学特征体现在于:①注重护理情境与个体之间的相互作用,即研究个体心理活动的规律必须注重护理情境与个体的相互作用。②重视护理情境的探讨,即指不同护理情境对个体心理活动的影响。③强调个体的内在心理因素,即指相同护理情境下,个体可因心理不同而发生不同的心理反应。

任务二　护理心理学的学科性质

任何一个学科都有其学科的性质,学科性质的界定起到了导航的作用。护理心理学也不例外,它涉及了许多学科的知识和技术,有如下性质:是交叉边缘学科,是基础学科,是应用学科,是新型的独立的学科。

一、交叉边缘学科

护理心理学与许多学科有着密切的联系和交叉,如涉及护理学、临床医学、人类学、社会学、实验心理学和医学心理学等学科。有生理的,又有社会和人文学的,如应激的生理反应机制等护理心理学基础内容,就涉及了生理学、神经科学和生物学等学科知识;临床常见病人的心理护理涉及了临床医学中各专科的疾病及其护理学等知识;语言、人际沟通、婚姻、家庭等涉及的心理行为问题与人类学、社会学等知识密切相关。所以学习护理心理学,就要加强对各学科知识的融会贯通,将护理心理学与上述学科密切结合起来,进行协同研究,不断从上述学科领域吸取养料,这样才能使护理心理学这一交叉学科得到快速发展。

二、基础学科

护理心理学揭示了护理工作中个体心理活动的生物学和社会学基础,提出了心身统一的理论和方法,从生物学、心理学、社会学的不同视角探究健康与疾病的发生、发展、转归及预后,加深了人们对健康和疾病规律的认识。因此,护理心理学属于护理专业学生的医学基础理论课程。

三、应用学科

护理心理学将心理学与护理学进行有机的结合,把心理学相关知识体系,包括理论和技术方法,与护理实践紧密结合,应用到临床护理工作的各个领域,如临床各专科护理,临床常见病人的护理,社区护理以及疗养院、康复中心、社会福利院、戒毒中心护理等,这些领域的护理工作者都需要护理心理学的理论知识和实践技能。护理心理学的发展促进了护理专业的快速发展,护理专业学生掌握护理心理学的理论和技能,能够提升整体护理水平。因此,护理心理学是一门非常重要的应用学科。

任务三 护理心理学研究对象和任务

一、护理心理学研究对象

护理心理学的研究对象包括护理对象和护理人员两大部分,其中护理对象包括患有各种疾病的病人、健康受到威胁的亚健康状态的人和健康人。也就是说护理心理学在护理情境中既要研究病人心理活动的规律和最佳心理护理方法,又要研究护士心理活动的规律及特点,最终目的是了解病人心理需要,调动病人战胜疾病的勇气和信心,采用有针对性的心理护理方法消除或减轻病人的消极情绪,促进其康复;同时还要重视护士自身心理健康的维护,提高其有效的心理护理水平,运用心理学的理论、方法和技术,来解决护理学中的心理问题,培养优秀的护理人才。

二、护理心理学的主要研究任务

(一)研究心身交互作用对健康的影响

护理心理学不仅要深入研究人们的心理活动对躯体生理活动的影响,从而揭示疾病与心理因素之间的内在联系,还要探讨人在患病之后所引起的各种心理反应。护理人员只有认识和掌握其中的规律,才能自觉地采取适当的措施进行心理护理。

(二)研究病人的心理特点

研究各类病人的一般心理特点和特殊心理表现,以及疾病过程中的心理行为变化规律,是护理心理学的另一项重要研究任务。

(三)研究评估与干预病人心理活动的理论与技术

护理心理学不仅要研究病人的心理活动规律,还要在此基础上进一步探讨评估与干预病人心理活动的理论与技术,如心理评估、心理护理的理论和技术等。

（四）研究护理人员的职业心理素质

护理人员从事的是一项崇高的职业,他们通过实施护理服务为病人减轻疾苦。要做好这项工作,就要求护理人员必须具备良好的职业心理素质,如敏锐的观察力、准确的记忆力、积极而稳定的情绪等。护理人员只有具备这些良好的心理素质,才能为病人提供高质量的护理服务。因此,护理人员的职业心理素质也是护理心理学研究的一项内容。

项目二 学习护理心理学的意义

任务一 适应医学模式的转变

随着生物医学模式向生物-心理-社会医学模式的转变,护理模式也随之由"功能制护理"转变为"系统化整体护理",护理工作的重点由"以疾病为中心"转变为"以病人为中心"的整体护理。整体护理观把人看成是一个心身统一的整体,是整体护理的重要组成部分。护理心理学作为一门学科既有其独立的内容,又有与医学密不可分的一面,要求护理人员在掌握医学知识的同时,还应具备护理心理学的知识和技术及与护理相关的边缘学科知识,为护理对象提供身心全方位护理,是提高整体护理质量和水平的保证。

任务二 有助于提高护理质量

由于我国护理生教学在心理学这方面起步较晚,护理人员系统地掌握护理心理学知识和技术还不够,所以迫切需要这方面的知识。大量临床事实证明,当人患病后,心理活动变得尤为复杂,而且心理状况直接影响疾病的康复过程。通过护理心理学的学习,护理人员学会用科学的心理学方法研究病人的心理,掌握不同年龄、性别、疾病病人的心理特征,针对他们各自的心理特点,采取相应的心理护理措施,使其处于最佳的心身状态,促使病人早日康复,从而全面提升护理质量。

任务三 有助于提高护理人员的心理素质

护理心理学是应用心理学理论、方法来解决护理实践中的心理问题。敏锐的观察力、准确的记忆力、灵活的注意力、深刻的思维能力、敏捷的反应力、良好的语言表达能力和人际交往能力,以及稳定的情绪、坚忍的意志、健全的人格等是护理人员应具备的心理素质。护理人员良好的心理素质是保证护理工作质量的基础。因此,护理心理学的学习,有助于护理人员全面客观地认识自身的心理活动,从而更好地培养自身良好的心理素质。

任务四 有助于现代护理学的发展

现代医学模式的形成和发展,推动了现代护理学的发展,随着责任制护理模式的推广和落实,现代护理学已不再是对疾病的简单护理,而是"人类对其现存和潜在健康问题的反应"。护理工作的对象由病人扩展到健康的人;护理工作的范围由医院扩展到社区;护理工作的性质由疾病扩展到健康护理;护理人员的职能也由单一向多样转变。

项目三　护理心理学的发展简史及发展趋势

任务一　护理心理学的发展简史

一、国外护理心理学发展概况

护理心理学的形成与发展是在现代心理学和现代护理学发展的基础上逐渐形成与发展的。现代护理学的创始人南丁格尔早在一百多年前就提出了"护理工作的对象,不是冷冰冰的石块、木头和纸片,而是有热血和生命的人类"这种心理护理的观点,这是心理护理的萌芽,但由于当时正处于生物医学模式盛行的时期,限制了护理心理学的发展。

从 19 世纪开始,心理学的学派如雨后春笋般涌现,大批的哲学家、生理学家、医学家、教育学家分别按照各自的理论对心理现象进行研究,最终形成了 20 世纪初心理学百家争鸣、学派林立的局面,整个心理学界出现了过去从未有过的热烈的学术研讨的繁荣局面,而贯穿心理学百年史的主干线,就是十大学派形成发展的历史。这十大学派是:内容心理学派、意动心理学派、构造主义心理学派、机能主义心理学派、行为心理学派、格式塔心理学派、精神分析心理学派、日内瓦学派、人本主义心理学派和认知心理学派。当代心理学基本理论的主题,也就是博采十大学派学说的长处,吸取他们合理的有价值的部分而形成的。如今我们学习的任何一本心理学教材,其内容实际上都是对十大学派的精华部分进行汇集的结果,是十大学派学说的主要结晶,其中的主题理论、概念和规则几乎都可以溯源到十大学派。

知识链接

1879 年德国心理学家威廉·冯特在德国莱比锡大学建立了世界上第一个心理学实验室,标志着心理学真正脱离哲学而成为一门独立的学科,同时也为护理心理学的诞生和发展奠定了基础,开拓了道路。

20 世纪 20 年代,生物-心理-社会医学模式取代了生物医学模式。新的医学模式要求把人看成是一个多层次、完整的连续体,在健康和疾病问题上,应同时考虑生物、心理、社会各因素的作用;新的医学模式扩展了医疗服务的范围,心理和社会维度的护理成为护士工作的重点内容。在新医学模式的影响下,护理心理学得到了进一步的发展。20 世纪五六十年代美国学者提出护理程序的概念后,护理心理学出现,护理学科获得了革命性的发展。与此相应,马斯洛(Maslow)的需求层次理论,心理动力学派、心理生理学派、行为学派等心理学理论和方法被大量地引进护理学领域,综合了人类学、社会学、心理学,重视人的心理、行为和社会需求及整体性的护理理论不断产生和发展,如约翰逊(Johnson)的行为系统模式、Peplau 的人际间关系模式、King 的互动系统结构和达标理论等,推动了护理心理学的发展。

知识链接

综上所述,护理心理学是医学心理学发展到一定程度,并随医学模式转变而与护理学结合的产物。护理心理学作为一门新兴交叉学科,既年轻又充满活力,得到了全面快

Note

速的发展。国外在护理心理学的理论和实践方面取得了新进展。表现出以下 4 个方面的特点。

（一）心理学融入护理实践，强调心身统一

20 世纪五六十年代，美国学者提出护理程序的概念之后，护理学获得了革命性的发展。1973 年恩格尔提出的生物-心理-社会医学模式进一步强化了以病人为中心的全新护理观念。新型医学模式的提出，使护理工作的内容由单纯的疾病护理转变为以病人为中心或以健康为中心的整体护理，临床心理护理通过良好的护患关系及交流沟通，使个性化护理、程序化护理、文化护理或宗教护理等得以实现。以病人为中心的整体护理思想带来了护理领域的变化，护理工作的主动性增加，从被动的疾病护理转变成为病人实施生理、心理、社会及文化的整体护理；护理工作除了执行医嘱和各项护理技术操作之外，更侧重对人的研究，心理、社会和文化因素对病人疾病转归和健康的影响已经被认识，从而帮助病人在最大程度上达到了新的生理-心理平衡与适应；护士不仅仅是病人的照顾者，更多的是病人的教育者、咨询者和健康的管理者；病人有机会参与到其治疗和护理方案的决策之中。总之，国外护理心理学主张把疾病与病人视为一个整体；把"生物学的病人"与"社会心理学的病人"视为一个整体；把病人与社会及其生存的整个外环境视为一个整体；把病人从入院到出院视为一个连续的整体。

（二）心理学教育成为培养护理人才的核心内容

为提高护理专业人才维护人类健康的能力，一些发达国家和地区根据现代护理人才的培养目标，对护理专业教育的课程设置及人才的知识结构进行了大幅度调整，如在课程设置中有目的地增加心理学课程的比重，强调护患关系及治疗性沟通对病人心身康复的重要性及护理人员沟通技能的训练。美国目前四年制护理本科教育，平均每年有近 100 学时的心理学课程；新加坡的护理专业也有心理学、行为学等课程，内容包括普通心理学、发展心理学、生理心理学、社会心理学、变态心理学等，使护理人才的知识体系更贴近整体护理模式的需求；英国三年制护理教育加强了心理学、交谈与安慰艺术等课程的教学；法国护理专业课程加入了心理学、社会医学、行为学等知识；澳大利亚悉尼大学护理学院的本科教育也增加了行为科学和人际沟通课程；日本护理专业的学生入学后，也要学习许多包括心理学在内的人文社会科学课程。

另外，还有护理心理学教材的出版，如德国学者赫尔默特·雷姆施米特编著的《护理心理学》几乎涵盖了所有与护理专业有关的心理学知识，包括普通心理学、医学心理学、生理心理学等诸多心理学相关内容，与我们国内的护理心理学教材相近。

（三）应用心理治疗开展临床心理护理

将心理治疗应用于临床心理护理实践，成为国外护理心理学研究的一个重要特点。应用于临床心理护理的心理治疗有认知行为治疗、森田治疗、音乐治疗、放松训练等。在应用过程中，突出强调实用和效果，强调无损病人心身的原则，许多研究采用心理评定量表评估实际效果。

（四）开展定量和质性研究

运用定量研究揭示护理人员、病人及家属的心理特点及变化规律，了解心理干预策略和心理护理的效果，在国外护理心理学研究中非常流行。而近年来质性研究也不断应用于护理心理学研究中，其研究方法以参与观察、无结构访谈或结构访谈来收集病人资料。分析方式以归纳法为主，强调研究过程中护理人员的自身体验。这些研究的开展提高了护理心理学的科学性和实践价值,对其科学发展起到了极大的推动作用,如对老年病人、慢性疾病病人等心理问题的研究,取得了显著效果。

二、我国护理心理学发展概况

(一) 中国古代的心理学思想

中国是世界上心理学较早的发源地之一。陶渊明的诗"养色含精气,粲然有心理",是最早出现"心理"一词的中国古代文献。在中外心理学思想史中,"心理"一词的使用,中国要早于西方近千年。许多古代哲学家、思想家、教育家和医学家在其有关问题陈述中,都包含着丰富的心理学思想。

(二) 学科建设日趋成熟和完善

自 1981 年我国学者刘素珍在《医学与哲学》杂志上撰文提出"应当建立和研究护理心理学"以来,护理心理学的科学性以及在临床护理工作中的重要性被人们普遍认识和接受,并引起学术界及卫生管理部门的高度重视。20 世纪 20 年代以来,护理心理学已成为护理教育的必修课,先后在本科、大专、中专等专业教育中全面展开。1991 年人民卫生出版社出版的高等医学院校教材《医学心理学》,将护理心理学归为医学心理学的一个分支学科。1996 年经有关专家学者讨论,教材《护理心理学》被正式命名,并被列为"九五"国家重点教材,由此护理心理学成为一门独立的学科。另外,各种学术研讨会、专修班的开设,各护理期刊开设心理护理栏目,刊登具有指导意义的学术文章,护理心理学教材及学术专著陆续出版等,为护理心理学的普及和专业教学提供了基本保障。

经过多年教学、临床实践和专题研究,一支心理学理论扎实、临床实践经验丰富、科研学术水平较高的教学专业人才队伍已初步形成。

(三) 学术机构普遍建立

20 世纪 80 年代初期,全国各省市、自治区的护理学会先后成立了相应的学术组织,如心理护理研究会、临床心理护理学组等,开展学术交流活动,推进临床护士的心理护理实践,引导护士开展护理心理学研究。1995 年 11 月,中国心理卫生协会护理心理学专业委员会在北京成立,护理心理学领域有了国内最高层次的学术机构,标志着我国护理心理学的学科建设步入了新的历史发展时期。

(四) 心理护理科研活动深入开展

目前广大护理工作者积极开展心理护理的应用研究,随着心理护理方法研究的不断深入,对病人心理活动共性规律和个性特征探索的科学研究,取代了既往千篇一律的经验总结;临床心理护理的个案研究、系统性的病人心理研究及前瞻性研究逐渐增多,标准化心理测验的量化研究正在逐渐取代陈旧的研究方法,这些对心理诊断、心理护理程序、心理评估体系、护理人才选拔及培养都起到了积极推动作用。心理护理的研究开始注重研究设计和影响因素控制,研究论文大多采用量表或问卷评估病人的心理状况,以生命质量评估护理效果,还有大量的文章采用 Meta 分析,这些都是护理心理学科研方法的进步的表现。研究论文在数量上逐年递增,论文大量发表在《中华护理杂志》《中国心理卫生杂志》和《护理管理杂志》等刊物上。这些都极大地促进了护理心理学专业的发展,推动了护理心理学的学术研究和交流。

(五) 临床心理护理方法得到应用

随着护理心理学地位和作用的日益突出,广大临床护理人员开展心理护理研究的热情不断高涨，许多护理工作者探究针对性的心理护理方法，在临床心理护理中不断强调根据病人的人格心理特征实施个性化护理，开展因人而异、因病而异的心理护理方法，提高了心理护理的质量和效果，有效地推动了我国心理护理事业的发展。今后临床心理护理仍然是护理心理学研究的重点内容，要掌握个体化原则，针对每个病人不同情境下的心理状态和特点施以相应的护理；要运用护理程序指导心理护理实践，逐步完善和创建科学的心理护理方法，加强临床心理护理的可操作性研究。

我们相信，随着社会的发展、人类的进步，以及人类健康观的发展，护理心理学在构建独特理论体系、明确学科发展目标的过程中，会逐渐走向成熟。

任务二　护理心理学的发展趋势

一、护理心理学的发展趋于对人类健康事业发展的需要

社会的快速发展一方面给人们带来了丰富的物质生活，另一方面工作生活节奏的加快，人们的心理压力加大，心理健康问题也日趋突出。护理心理学正是在护理学的基础上趋于对于人类健康的需要而不断地发展起来的。

二、护理心理学的发展趋于研究护理人员自身的心理素质

临床护理是通过护理人员来实现的，护理人员的知识结构、护理技术水平及心理状态不可避免地会影响护理质量。只有良好的护理技能，而缺乏最佳的心理状态，同样不能圆满完成护理任务。以往研究关注较多的是护理人员如何对病人进行心理护理，而对护理人员自身的心理关心较少。近年来学术人士研究发现，当护理人员情绪不稳定及生物周期低潮时，差错的发生率会提高；因而，随着社会的发展，人们不仅重视病人本身的心理特征的研究，还要开始注重研究护理的主体——护理人员的心理素质及这种心理状态产生的原因。

三、护理心理学的发展趋于客观的实验性的研究

以往文献中心理护理方面大多是临床护理人员的经验或体会，主观色彩浓厚，缺乏客观的实验研究方法和结果，因而说服力有限。近年来，人们趋向于采用调查、问卷等形式，来研究护理中的问题，获得了较为可靠的结果，为护理心理学的理论提供丰富的实验证据。因此，护理心理学从主观的观察、猜测，上升到对客观的实验性研究，是护理心理学学科发展的必然趋势。

项目四　护理心理学研究内容和研究方法

任务一　护理心理学的研究内容

护理心理学的任务就是把护理心理学的理论和技术应用于临床护理工作中，指导护理人员根据病人的心理活动做好相应的心理护理，因此，学习和掌握好护理心理学是护

理人员很重要的一门课程。护理心理学主要的内容包括如下几个方面。

一、研究心理社会因素对健康和疾病的相互影响

随着医学的发展和进步,人们越来越意识到心理社会因素在健康和疾病之间的作用,在躯体疾病的发生中,心理社会因素虽然常常不是直接原因,但在患病后不同的心理状态影响着疾病的进展或康复,特别是那种严重的疾病如恶性肿瘤、慢性病等,病人常常可出现明显的心理问题,甚至导致严重的心理障碍。而心理社会因素不仅是致病或诱发疾病的因素,还可能加重疾病的发生发展,如各种应激事件对冠心病、高血压、消化性溃疡的影响等。因此,护理人员必须了解和掌握相关的护理心理学知识,在临床护理实践中以便能更好地对病人进行系统的护理,促使病人早日康复。

二、研究病人心理特征和心理干预的方法

心理评估和心理干预是护理心理学的重要内容,特别是系统化整体护理要求护理人员用更多时间接触病人,评估病人的心理状态和心理特征,弄清生物功能、心理功能和社会功能在病人身上的相互影响,因不同年龄和性别的人,由于他们的成熟状态和社会经历不同,患病后的心理反应也会各有差异,病人的社会和文化背景以及经济状况都会影响他们的心理活动。因此,护理人员在临床实践中,需要学习和运用心理学知识和技能,以有效地帮助护理人员了解病人心理,为疾病的诊断、治疗、护理及预防提供评价依据,并可针对不同心理特征的病人采取不同的心理干预措施。

三、研究护理人员的心理素质及其培养

现代护理学已将服务范围由医院扩大到社区,将服务对象由病人扩大到正常人群,工作性质由对疾病的护理和治疗扩大到治疗与预防并举。护理人员与病人、病人家属接触最多,对病人的健康担负着重要责任,加之护理工作中存在着很多不可预料和控制的事件与刺激,因此护理人员应具有较高的应对能力。持续高水平的应激对护理人员的身心健康和工作质量有明显影响,因而现代医学对护理工作者的心理素质提出了较高要求。良好稳定的心理素质也是做好护理工作的前提和保证,因此研究护理人员应具有的优良心理素质及如何培养这些心理素质也是护理心理学的重要内容。

任务二　护理心理学研究方法

护理心理学作为心理学的一个分支,其研究方法从属于现代心理学,但又有其自身学科的特殊性。由于护理心理学研究中常同时涉及社会学、心理学、生物学等有关学科的因素和变量,而且许多心理现象的定量难度很大,本身常有一定的主观性,因此运用好研究方法尤为重要。根据所使用的手段,可将护理心理学的研究方法分为观察法、调查法和实验法。

一、观察法

(一) 概念

观察法(observational method)是通过对研究对象的科学观察与分析,研究各种环境因素影响人的心理行为的规律。这种方法是通过对研究对象的动作、表情、言语等外显

9

行为的观察,来了解人的心理活动,从中发现心理现象产生和发展的规律性的方法。观察法在心理评估、心理干预中被广泛应用。观察法依据研究情境的不同可分为自然观察法、控制观察法、临床观察法三种。

1. 自然观察法 在自然情境中对个体行为做直接或间接的观察记录和分析,从而解释某种行为变化的规律。如观察身体的姿势、动作、表情等。自然观察到的内容虽然比较真实,但由于影响个体活动的因素过多,因而难以对自然观察的结果进行系统推论。

2. 控制观察法 这种方法又称为实验观察法,指在预先设置的观察情境和条件下进行观察的方法,其结果带有一定的规律性和必然性。在进行有关儿童行为、社会活动或进行动物行为的观察时多采用此观察法。其优点是可以取得被观察者不愿意或者没有能力报告的行为数据,无须人为地对被观察者施加任何影响就掌握了许多实际资料。其缺点是资料的可靠性差,观察质量在很大程度上依赖于观察者的能力,而且观察活动本身也可能影响被观察者的行为表现,使观察结果失真,且结果有一定的局限性,适于 A 群体的可能不适于 B 群体。分析研究结论的最重要条件是所得资料必须具有真实性与代表性。因此,使用控制观察法时,必须考虑如何避免观察者的主观因素导致的误差。控制观察法在研究病人的心理活动,对病人进行心理评估、心理护理、心理健康教育中被广泛使用。

3. 临床观察法 这种方法是通过临床观察记录获取资料来进行分析研究。临床观察在护理心理学研究中非常重要,它可以探讨行为变异时个体心理现象的病理生理机制和深入研究病人的超限内心冲突与心理创伤所造成的心理障碍、心身疾病及精神疾病等。

(二)观察研究的基本原则

1. 重复性原则 需多次反复地观察,才有助于发现研究对象心理活动的稳定性特征,使所得结果更具有代表性。

2. 主题性原则 在每一次具体观察研究的过程中,只能确定一个观察主题,以避免观察指标设置太多,造成彼此干扰,无法得到准确的研究结论。例如,研究护士态度对病人情绪状态的影响时,研究者在研究过程中要把客观环境因素与心理社会因素严格区分,对各种观察指标加以区别。

3. 真实性原则 尽可能在自然环境或情境中获取相关资料,防止被观察者的心理活动出现某些假象,如被观察者的"迎合"心理或"逆反"心理。有意表现出符合研究者主观愿望的心理活动;或一反常态地表达自己的心理反应这两种情况都是被观察者以假象掩饰真实心理状态的结果,都会使收集的资料失去意义。

二、调查法

调查法(survey method)是通过访谈或问卷等形式系统地、直接地从某一群体的样本中收集资料,并通过对资料的统计分析来认识心理行为现象及其规律的方法。调查法的主要特征:第一,调查要从某一总体中抽取一定规模的随机样本,这种随机抽取的、有相当规模的样本特征是其他研究方式所不具有的。第二,资料收集通过特定的问卷或调查表方式,或经过程序化的访谈方式获取,也包括心理生理指标的测量记录。第三,调查获得的信息资料数量多,必须在计算机的辅助下根据调查设计的要求进行数理统计分析,获得研究结论。在调查时如果忽视信息提供者的主观性,以及与所调查对象的关系,也可能会使调查的结果不真实。

1. 抽样(sampling)　护理心理学的调查研究对象经常针对某个群体。例如，在对某个大社区糖尿病病人心理健康状况的调查中，其调查研究的总体人数较多，而研究力量有限，只能对这一群体的一部分实施调查。抽样调查就是要用部分来估计全部，用有代表性的样本(sample)来估计总体(population)情况。随机抽样的方法有多种，如单纯随机抽样、系统抽样、分层抽样和整群抽样等。抽样调查时要注意样本量的大小，过大会造成人力、物力和时间的浪费，过小则会缺乏代表性。

2. 资料收集(collection of data)　调查研究的资料收集方法有三种类型：访谈法、问卷调查法和测验法。

（1）访谈法(interview method)：又称晤谈法，是通过与研究对象会晤交谈，了解其心理活动和行为的心理学基本研究方法，即首先选择和培训调查员，由他们按照调查的设计要求与研究对象进行晤谈或访问，并按同一标准记录访问时研究对象的各种回答内容。访谈法通常采用一对一的访谈方式，其效果取决于问题的性质、研究者本身的知识水平和方法技巧。此法可用于病人，也可用于健康人群，是临床心理护理中常用的方法之一。常在访谈过程中回答预先拟定的各种调查问题并做记录，常用于研究癌症病人在不同疾病阶段的心理反应。人类的需要内容和层次等都是运用访谈法取得的研究成果。访谈法受研究者和研究对象之间关系的影响。优点是简便，能较快获得结果；缺点是某些研究对象不习惯面对面交谈，导致调查资料失真。

（2）问卷调查法(questionnaire method)：研究者将事先设计好的调查表或问卷，现场或通过信函交由被调查者填写，由其自行阅读操作要求并填写问卷，然后再由研究者回收并对其内容进行整理和分析的方法。适用于短时间内书面收集大范围人群的相关资料，如"了解大学生群体的心理健康状况""护士对护理工作的主观幸福感""病人对护理工作的满意度"等均可采用此法。问卷调查法的质量取决于设计者事先对问题的性质、内容、目的和要求的明确程度，也取决于问题内容设计的技巧和被调查者的合作程度。例如，问卷中的问题是否反映了所要研究问题的实质，设问的策略是否恰当，回答的要求是否一致，结果是否便于统计处理，以及内容是否会引起被调查者的顾虑等。问卷调查法常用的定量方式是序量化，某些客观指标可用来直接定量。优点是简便，信息量大；缺点是结果的真实性、可靠性受多种因素影响。

（3）测验法(test method)：心理学收集研究资料的重要方法，也是收集某些生理学研究指标的测试资料。测验法最常用的是心理测验，它要求使用经过信度和效度检验的心理行为量表，如各种人格量表、智力量表、症状评定量表等。心理测验的研究方法，通常是指使用某种"引起行为反应的工具"，也即用心理测验量表作为中介来揭示各种心理现象本质特征的一种研究方法。在护理心理学研究中，常需采用测验法来探讨研究对象的心理活动规律。

三、实验法

（一）概念

实验法(experimental method)是经过设计，在高度控制的条件下，通过操作某些因素，来研究变量之间相关或因果关系的方法。实验研究的方法是指在观察和调查的基础上，对研究对象的某些变量进行操纵或控制，创设一定的情境，以探求心理现象的原因、发展规律的研究方法。与其他研究方法相比，实验法被公认为是最严谨的方法。

实验法是定量研究的一种特定类型，应满足以下条件：①要建立变量之间的相关或因果关系的假设；②自变量要很好地被"孤立"；③自变量必须是可以改变和容易操纵的；④实验程序和操作必须能够重复进行；⑤必须具有高度的控制条件和能力；⑥实验组和对照组必须能很好地匹配。

控制是实验法研究的最本质特征，没有控制就没有实验。如果研究者在实验中缺乏适当的、准确的控制，那将无法确定实验结果究竟是由设计（假设）自变量所致，还是由其他一些未加以控制的因素造成的。实验法包括实验室实验法、现场实验法、模拟实验法三种。不同学科的学术研究，对三种实验法的使用也各有侧重，护理心理学常用的是后两种实验法。

（二）分类

1. 实验室实验（laboratory experiment） 在特定的心理实验室里，借助各种仪器设备，严格控制条件以研究心理行为规律的方法。实验室可以实现程序自动化控制的各种模拟环境，借此研究特殊环境中心理活动的变化及相应的生理变化规律。

2. 现场实验（field experiment） 又可称为实地实验，是将实验法延伸到社会的实际生活情境中进行研究的一种方法。即在日常生活条件下，对某些条件加以适当的控制或改变，以研究心理行为规律的方法。主要特点是，在控制的条件下，研究者系统地操纵或改变一个或几个变量，观察、测量和记录对其他变量的影响。最简单的实验设计是将研究对象分为两个组，即实验组和对照组，两组之间除要研究的影响因素不同外，其他方面均相似。实验研究的质量在很大程度上取决于实验设计，巧妙的设计可以获得理想的结果。

3. 模拟实验 模拟实验是指由研究者根据研究需要，人为地设计出某种模拟真实社会情境的实验场所，间接地探求人们在特定情境下心理活动发生及变化规律的一种研究方法。如研究者可设计一些模拟的护患交往情境，请有关人员扮演病人，以观察护士个体的人际沟通能力，进而深入了解一些共性化问题。模拟情境虽是人为设计的，但对被研究者而言，只要他们未察觉自己置身于人为情境，其所产生的心理反应实际上也与实地实验相近，基本是真实的、可信的。因此，模拟实验情境应尽可能地做到逼真，不被被研究者所识破，以求得到最接近真实的可靠结果。

（曹新妹）

知识链接

知识链接

直通护考

模块二　心理学基础知识

学习目标

1. 识记:心理现象,心理过程和人格的概念,马斯洛需要层次理论的内容,自我意识的概念。

2. 理解:心理的实质,感觉和知觉的特性,记忆过程,性格结构,自我意识的形成和发展。

3. 应用:应用心理学理论分析现实生活中的心理现象,根据记忆与遗忘规律发展高效学习方法,运用情绪理论管理自己及病人的情绪,对自己的人格特点进行初步分析。

重点和难点:

重点:心理现象,心理过程,人格。

难点:认知过程,情绪管理,人格。

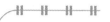

扫码看课件

项目一　心理现象及心理的实质

心理学是研究心理现象发生、发展及其活动规律的一门学科。作为一门独立的学科,以心理现象为研究对象,用以描述及已经发生的事,预测即将发生的事,以期控制将要发生的事,帮助人们客观看待事物,控制情绪和行为,提高生活质量。那么什么是心理现象呢? 接下来,我们就从这个问题开始学习心理学基础知识。

案例导入

狼孩的故事

1920 年,辛格在印度发现两个“狼孩”,这是世界上首次发现的由动物养大的孩子。当时他们全身赤裸蜷缩在狼窝里的乱草中。较大的孩子 7～8 岁,较小的孩子 2～3 岁。较小的孩子 1 年后死去,大孩子活到了 17 岁。

虽然“狼孩”有人脑,但完全是狼的心理和行为习性。四肢爬行,每逢夜半月出时,便异常活跃,一边乱冲乱闯,一边像狼一样嚎叫,总是趴在地上用嘴啃或用舌头舔食生冷食物。直到 17 岁,较大的孩子只学会了 54 个单词,相当于 3 岁半儿童的智力水平。

提问：

如何用心理的实质解释"狼孩"现象。

分析提示：

心理的发展受到自然和社会因素的制约。

任务一　心理现象

心理现象是心理活动的表现形式,包括心理过程和人格两大方面。

一、心理过程

心理过程即心理活动过程,包括认知过程、情绪过程和意志过程三个方面,简称为知、情、意。心理过程涵盖了心理活动的各个方面。

人们通过感知觉形成对事物的认识,通过记忆将感知过的事物储存起来,通过思维对认识和记忆的事物进行加工处理等,这类与认知相关联的心理现象,称为认知过程。

人们在认知活动的过程中,对事物必然产生一定的态度体验,如满意、厌恶等,这种态度的体验与人的情绪密切相关,称为情绪过程。每个人对同一事物都会产生自己的情绪,或喜或悲或怒或恐,形成了自己的情绪世界。

人们通过认知过程认识事物,并产生相应的情绪反应和应对措施,即进入了意志过程。

意志过程指人自觉确定目的并以此调节行动,通过克服困难达成目标的过程。在此过程中,一个人可以表现出不同的意志品质,或坚决果断,或犹豫不决;或意志坚定,或知难而退,体现了人类特有的主观能动性。

二、人格

每个人在心理过程中的表现是不同的,总是带有个人的特征。由于先天遗传因素不同,成长环境不同,所受教育等也有差别,使得每个人整体的精神风貌也千差万别。心理学将个体的思想、情感及行为的特有模式称为人格,包括人格心理特征、人格倾向性和自我意识三大方面(表 2-1)。

表 2-1　心理现象分类

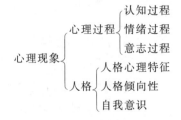

心理过程和人格是心理现象不可分割的两个方面。心理过程更多表现出心理现象的动态变化发展过程,人格则更多指一个人静态的稳定的特质。在研究心理现象时,应将两者结合起来,这样才能全面掌握、深入了解人的心理全貌。

任务二　心理的实质

一、心理是脑的功能，脑是心理活动的器官

正常发育的大脑为心理发展提供了物质基础。从个体来看，随着年龄的增长，脑发育的成熟，心理现象越来越复杂，心理水平也越来越高。生理学研究表明，任何心理现象都与脑的相应部位密切相关，脑部的损伤也对应某种心理功能的受损或丧失。

（一）心理和脑在发育上的相关性

皮亚杰通过实验对儿童的心理水平进行了研究，揭示了心理和脑在发育上的相关性（表 2-2）。

表 2-2　皮亚杰关于儿童心理发展水平的研究

年龄	脑重/g	心理水平
刚出生	390	无或有简单反射
9 个月	600	感觉运动阶段
2.5～3 岁	900～1000	前运算阶段
3～7 岁	1250	具体运算阶段
≥15 岁	1400	运算阶段

（二）心理和脑在异常性上的相关性

医学研究发现，言语活动在大脑皮质的不同部位是有分工的。法国医生布洛卡首先发现：如果一个人的脑部左半球额下回（又称为布洛卡区）受到损伤，就会表现出表达性失语，即说不出。威尔尼克的研究发现：一个人的脑部颞上回（威尔尼克区）受到损伤，则会出现接受性失语，即听不懂。后来的研究又发现：如果脑部的角回受损，就会出现失读性失语，即看不懂；中央前回受损，表现出失写性失语，即写不出。

（三）心理和脑在复杂性上的相关性

斯佩里的"割裂脑"实验证明，对于右利手的人来说，脑的左半球言语功能占优势，右半球空间知觉和形象思维功能占优势。

现代神经学研究表明，任何心理活动都需要脑的三个主要机能结构的参与。它们分别是接收和加工及存储信息的联合区、调节紧张度与觉醒状态的联合区、调控行为活动的联合区，分别与认知过程、情绪过程和意志过程相关。

二、心理是脑对客观现实的能动反映

脑是心理活动的物质器官，心理活动的内容则来自外部客观世界。一切心理活动都是人脑对客观现实的反应，心理活动反映的内容受到客观现实的制约，客观现实中不存在的事物不可能出现在心理活动的内容里，客观现实是心理活动内容产生的源泉。

人脑对客观现实的反映有以下三个特点：一是心理反映的能动性。心理活动的反映不是机械的如照镜子般的反映，其带有反映主体的主观性和能动性。二是不同的人在不同的时间和条件下，对同一事物的反映也不尽相同。三是心理反映还受到自然的、社会的因素的制约。人的心理活动不仅受到自然规律的制约，还在很大程度上受到社会历史

15

条件和生产力发展水平的影响。

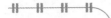

知识链接

项目二　心理过程

现实生活中,我们常常发现一些有趣的现象:同一事件发生在不同的人身上时,会产生不同的情绪和行为反应;面对同样的问题时,不同的人会采取不同的解决问题方法。有一些人,总是能够通过观察他人的表情而推知其内心的想法;有人遇到困难仍能坚持不懈,还有人做事虎头蛇尾……这些现象都与我们的心理过程有关。心理过程包括认知过程、情绪过程和意志过程,是我们认识客观世界并产生相应情绪和行为反应的过程,下面我们分别研究这三个过程。

案例导入

江女士因为出门总是能看见戴着黑色臂章的人而感到惶恐不安,家人认为她心理出了问题带她去看心理门诊。医生询问常和江女士同行的家人是否看到同样的现象,家人表示这几次出门确实看到街上有戴黑色臂章的人,但是江女士总是比别人更快发现并更关注这个现象,并告知医生最近江女士的好朋友出意外去世了。

提问:你怎么解释江女士的这个情况?

分析提示:知觉的特性,情绪对知觉的影响。

任务一　认知过程

认知过程是指人们通过感觉和知觉认识客观事物,通过大脑进行编码、储存,并在需要的时候进行加工处理以解决问题的过程,包括感觉、知觉、记忆、思维等心理活动,并通过这些活动认识客观世界和解决实际问题。

一、感觉

(一)感觉的定义

感觉是人脑对直接作用于感觉器官的客观事物个别属性的反映。感觉是人们认识客观世界的基础,是产生一切较高级心理活动的基础。不同的感觉对应不同的感觉器官。

(二)感觉的分类

根据刺激来源的不同,将感觉分为两大类:外部感觉和内部感觉。外部感觉包括视觉、听觉、嗅觉、味觉和皮肤感觉(触觉、温觉、冷觉和痛觉);内部感觉包括运动觉、平衡觉和机体觉(又称为内脏感觉,包括饥饿、干渴、饱胀、窒息、恶心、便意、性和疼痛)。

（三）感受性与感觉阈限

感受性指感觉器官对适宜刺激的感觉能力。并非所有的刺激都能被感受到，需要具有一定强度的刺激量才能被感受到。感觉阈限是测量人的感觉系统感受性大小的指标，用刚能引起感觉或差别感觉的最小刺激量来表示的。感觉阈限分为绝对感觉阈限和差别感觉阈限两类。绝对感觉阈限是指刚刚能引起感觉的最小刺激强度。通过对绝对感觉阈限的测量可以了解感觉系统的绝对感受性。两个同类的刺激物，它们的强度只有达到一定的差异，才能引起差别感觉，即人们能够觉察出它们的差别。刚刚能引起差别感觉的刺激物间的最小差异量称为差别感觉阈限，与之相应的感受性为差别感受性。感受性与感觉阈限成反比，即感觉阈限越低，感受性越高。

（四）感觉的特性

1. 感觉适应 感觉适应是指感受器在刺激物的持续作用下感受性发生变化的现象。适应既可以是感受性的提高，也可以是感受性的降低。"入芝兰之室，久而不闻其香；入鲍鱼之肆，久而不闻其臭"就说明了嗅觉的这一特性。视觉器官对光的适应分为明适应和暗适应两种。一般而言，适应明亮的环境即明适应较快，暗适应则相对慢很多。

2. 感觉对比 感觉对比是指同一感受器在不同刺激物作用下，感觉在强度和性质上发生变化的现象。俗话说"红花还得绿叶配"，这是视觉对比；吃完酸甜味的橙子后再吃西瓜，感觉西瓜特别甜，这是味觉对比。

3. 感觉后像 感觉后像是指外界刺激停止作用后，还能暂时保留一段时间的感觉现象。看着明亮的灯10秒钟后闭上眼睛，眼前还会出现灯的形象，这是视觉后像；余音绕梁的典故则体现出听觉后像。

4. 联觉 联觉是指一种刺激不仅能够引起一种感觉，同时还能够引起另一种感觉的现象。例如，刮玻璃的声音会让人浑身起鸡皮疙瘩，引起寒冷的感觉；红色令人感觉温暖，蓝色则使人感觉宁静等。

5. 感觉发展与缺陷补偿 感觉发展是指长期从事某一行业的人员会在某一种感觉上发展出较好的感受性的现象。例如，画家对色彩的感觉明显比常人强很多，是职业要求使然。如果丧失了某一种感觉功能，比如失去了视觉的人，常常听觉发展的比常人好，这是缺陷补偿。

（五）痛觉

痛觉是一种对机体具有保护作用的感觉，也是最难适应的一种感觉。内部感觉的疼痛往往性质不清、定位不准，具有放射现象，又称为内脏痛。外部感觉的疼痛则性质清楚，能说清楚是扎的痛、拧的痛还是烧的痛，定位也很准确，又称皮肤痛，在医学诊断上有重要意义。

二、知觉

（一）知觉的定义

知觉是人脑对直接作用于感觉器官的客观物体的整体属性的反映。感觉和知觉既相互区别又相互联系。知觉是各种感觉的结合，它来源于感觉，但不同于感觉。感觉是介于心理和生理之间的活动，它的产生主要来自感觉器官的生理活动以及客观刺激的物理特性，相同的客观刺激会引起相同的感觉。而知觉则是以生理机制为基础的纯粹的心理活动，它的产生是在感觉的基础上对物体的各种属性加以综合和解释的心理活动过

知识链接

程,处处表现出人的主观因素的参与。感觉只反映事物的个别属性,知觉则是对事物整体属性的反映;感觉是单一感觉器官活动的结果,知觉是多种感觉器官协同活动的结果;感觉不依赖于个人的知识和经验,知觉则受个人知识经验、情绪状态和人格特征的影响。

（二）知觉的分类

1. 空间知觉　空间知觉是物体的形状、大小、方位、距离等空间特性在人脑中的反映,包括大小知觉、形状知觉、距离知觉和方位知觉。空间知觉需要一定的线索,线索主要来源于视觉和听觉。6 个月左右的孩子,就已经开始发展深度知觉,2 岁左右具有大小知觉,对形状的知觉则要到 4～5 岁,方位知觉特别是对左右的知觉形成相对较慢。

2. 时间知觉　时间知觉是指对事物现象的延续性和顺序性的反映。人们可以利用周期性变化的事物来产生时间知觉,如钟表、沙漏、白昼与黑夜的变化,四季的更替,人体生理的周期性变化等。生物钟就是机体内生理节律性变化所引起的外部行为的节律性变化。

3. 运动知觉　运动知觉是人脑对物体空间位移和移动速度的知觉。由于视觉器官功能的限制,物体运动得太快或太慢,人们都不能知觉其运动。但有时物体在空间并没有发生位移,却能够被知觉为运动,称为似动现象或动景现象。如传统胶片电影的放映就是利用似动现象将一系列略有区别的静止画面相隔一定时间放映而实现的。相对静止的物体,受到周围其他物体运动的诱导而被知觉为运动的现象称为诱导运动。例如,当月亮周围的云在较快地运动时,人们会受到快速运动的云的影响而误认为是月亮在运动。

4. 错觉　错觉是对外界客观事物歪曲或错误的知觉。引起错觉的外界刺激是真实的,但反映是不正确的。最常见的错觉是视觉错觉,如大小、长短、方位等错觉。其他还有形重错觉,如人们总认为铁块比棉花重。错觉有正常与异常两种。正常的错觉人人都会有,如"草木皆兵""杯弓蛇影"等。异常的错觉则提示心理异常。

（三）知觉的特性

1. 知觉的整体性　知觉的整体性是指人在过去经验的基础上,把直接作用于感官的客观事物的各个部分、各种属性整合为统一整体的组织加工过程。过去经验的积累使人能在大脑中把客观事物的各种部分和属性之间的联系保存下来,当人们在知觉事物时,人脑会利用已有的经验对缺失的部分加以整合补充,从而把事物知觉为一个整体（图 2-1）。知觉的整体性使得人能够整体地把握客观事物。如当我们看到草丛中露出的一截蛇尾时,脑子里自然就出现了关于蛇的整体知觉。

2. 知觉的选择性　知觉的选择性是指人根据当前的需要,对外来刺激物有选择地作为知觉对象进行组织加工的过程。人们在知觉事物时,总是会在众多特性中优先将某种或某些特性作为加工对象,将另外一些特性作为背景,这就是知觉的选择性。知觉的选择性,使人能够把注意力集中到某些重要的刺激或刺激的重要方面,排除次要刺激的干扰,从而更有效地感知外界事物,适应外界环境。如医护人员在评估病人时,能迅速选择病人的症状体征为知觉对象,而病人的发型、衣着等信息就成了比较模糊的背景。但是知觉中对象与背景的关系不是固定不变的,在主客观条件发生变化时,两者可以相互转换,这样的特性保证了信息加工的全面性。双关图是知觉对象和背景相互转换的最明显的例子（图 2-2）。

3. 知觉的理解性　知觉的理解性是指人以知识经验为基础对感知的事物加工处理,并用词语加以概括赋予说明的组织加工过程。知觉的理解性受到个人的知识经验、言语

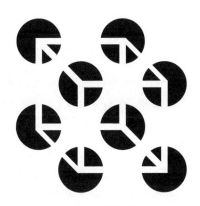

图 2-1　整体性

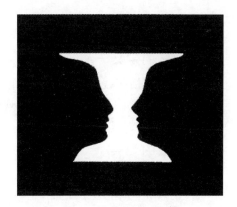

图 2-2　选择性（双关图）

指导、实践活动以及个人兴趣爱好等多种因素的影响。人对客体的理解程度受到个人知识经验的很大影响（图 2-3）。例如，一张病人的心电图图纸，专业人员既能知觉到图上的各种细节，又能理解图纸上的不同波段特点的意义；而没有相关专业知识的人员则不能对心电图做出精准的判断。

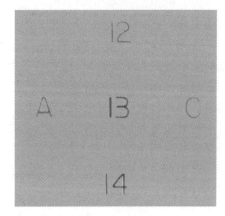

图 2-3　理解性

4. 知觉的恒常性　知觉的恒常性是指人能在一定范围内不随知觉条件的改变而保持对客观事物相对稳定特性的组织加工过程。例如，站在 5 米远和 10 米远的地方看同一个人，虽然视网膜上成像的大小不同，但我们还是会知觉为同一个人。但是知觉的恒常性也有一定限度，如果条件变化过大，这种恒常性就会遭到破坏。知觉的恒常性主要是过去经验的作用，当外界条件发生一定变化时，变化了的客观刺激物的信息与经验中保持的印象结合起来，人便能够在变化了的条件下获得近似于实际的知觉映像。对知觉对象的知识越丰富在一定条件下就越有助于保持知觉对象的恒常性。知觉恒常性对人类的生存和发展具有重要意义。知觉的恒常性除了能够使人获得对物体本身特点的精确知觉而不受外界变化了的条件影响外，也是人类适应周围环境的一种重要能力，它既是人类认识世界的需要，也是人类长期实践活动的结果（图 2-4）。

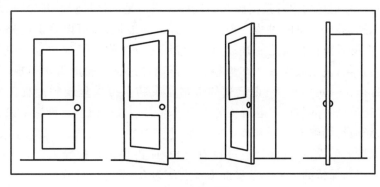

图 2-4　恒常性

三、记忆

(一) 记忆的定义

人们在日常生活实践中曾经感知过的事物、思考过的问题、体验过的情绪、进行过的操作,都会在大脑中留下痕迹,当需要重现时,又可以调取出来,这就是记忆。记忆是过去的经验在人脑中的反映。

(二) 记忆的分类

1. 按记忆内容分类　可分为形象记忆、逻辑记忆、情绪记忆和运动记忆。形象记忆指对感知过的事物具体形象的记忆;逻辑记忆是以概念、判断、推理等逻辑思维过程为内容的记忆,即对事物的意义、性质和关系等内容的记忆;情绪记忆是以体验过的某种情绪情感为内容的记忆;运动记忆是对过去做过的运动或动作为内容的记忆,如对护理操作中的铺床、静脉穿刺等动作的记忆。

2. 按记忆时间长短分类　在记忆过程中,从信息输入到提取所经过的时间不同,对信息的编码方式也不同,根据这些特点把记忆分为三种,即瞬时记忆、短时记忆和长时记忆。它们是记忆系统中的三个不同的信息加工阶段,是相互联系、相互作用、密切配合对信息进行加工处理的记忆系统。瞬时记忆又称为感觉记忆,指感觉性刺激作用消失后仍在脑中继续短暂保持其映像的记忆,它是人类记忆信息加工的第一阶段。信息在瞬时记忆中保留的时间很短,一般不超过两秒钟,其中一部分信息受到注意而进入短时记忆,未受到注意的信息很快便会遗忘。瞬时记忆的容量由感受器的解剖生理特点所决定,几乎进入感官的信息都能被登记。短时记忆是指脑中的信息在一分钟之内加工编码的记忆,又称为操作记忆或工作记忆。短时记忆中的信息主要来自瞬时记忆,信息被保留的时间一般不超过一分钟。短时记忆的容量为(7±2)个组块。组块是指将若干单位联合成有意义的、较大的单位的信息加工的记忆单元,因此,组块又称为意义单元。人们可以运用知识经验,把小意义单元组合成大意义单元,从而扩大和增加记忆广度,这种依靠主体经验把分离的小意义单元组合为大意义单元的加工处理过程称为意义单元组群或组块化。长时记忆是指信息在人脑中长久保持的记忆,又称为永久性记忆。长时记忆中信息保留的时间最长,它的容量无限,是一个庞大的信息库。长时记忆中的信息需要经过提取到短时记忆中才能进行操作。

(三) 记忆的过程

记忆的三个基本环节:识记、保持、再现(回忆、再认)。

识记是对需要记忆的内容反复感知的过程。识记是记忆过程的开始,是对需要记忆的事物进行识别、形成印象的过程。根据是否有目的地识记,可以将识记分为有意识记和无意识记;根据对识记材料是否理解,可以将识记分为机械识记和意义识记。保持是对识记内容的强化,使之成为人的知识经验。再现是过去经验的再次呈现,分为回忆和再认。回忆是指在一定条件下,识记过的事物在头脑中再次呈现的过程。如教师提问时,学生将曾经记忆过的与该问题有关的知识提取出来进行回答。再认是识记过的事物重新出现时,经回忆能够被识别和确认。记忆过程中的三个基本环节相互联系、相互制约。识记是保持的前提,没有保持也就没有再现,而再现又是检验识记和保持效果的指标。再现是识记和保持的结果。信息加工观点认为,所谓记忆过程就是对输入信息进行编码、存储和提取的过程。只有经过编码的信息才能被保持,编码就是对已输入的信息进行加工处理的过程,编码是记忆过程的关键。

（四）遗忘及其规律

遗忘是对识记过的材料不能再现，或者发生了错误的再现。德国心理学家艾宾浩斯用无意义的音节作为记忆材料，以自己为实验对象，根据实验结果绘制出遗忘曲线（图2-5）。遗忘曲线反映的是遗忘和时间变量之间的关系。该曲线表明：遗忘的进程是不均衡的，在识记之后最初很短的一段时间里遗忘的量比较大，之后逐渐减少，即遗忘的进程是先多后少，遗忘的速度是先快后慢（表2-3）。

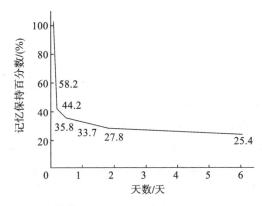

图 2-5　艾宾浩斯遗忘曲线

表 2-3　艾宾浩斯实验数据

时间间隔	记忆保持百分数/（%）
刚刚记忆完毕	100
20 分钟后	58.2
1 小时后	44.2
8～9 小时后	35.8
1 天后	33.7
2 天后	27.8
6 天后	25.4
一个月后	21.1

遗忘还与以下变量有关：

1. 材料的性质　一般来说，以形象、动作、情绪为内容的记忆保持时间较长，遗忘较慢；以语词、逻辑为内容的记忆遗忘较快。

2. 学习程度　当首次记忆时的学习程度达到过度学习（识记次数超过恰能重现的程度150%）时，保持效果最好。

3. 材料的位置　位于开头和结尾的内容最容易记忆，中间的内容最易遗忘，因为前面识记过的内容对后续识记的内容有抑制作用，称为前摄抑制。后面识记的内容对先前识记的内容有干扰作用，称为倒摄抑制。

4. 识记者的态度　识记者对识记材料的需要、兴趣以及当时的情绪状态对遗忘的快慢也有一定的影响。研究表明，在人们生活中不占重要地位的、不引起兴趣的、不符合一个人需要的事情容易出现遗忘。

知识链接

Note

四、注意

(一) 注意的概念

注意是心理活动对一定对象的指向和集中。注意是心理活动过程中的一种状态,贯穿于整个心理活动的始终。指向性和集中性是注意的两个特点。指向性是指人的心理活动选择了某个事物,而忽略了另一些对象。集中性是指心理活动停留在被选择对象上的强度和紧张度。指向性表现为对同一时间出现的许多刺激的选择;集中性则表现为对干扰刺激的抑制。

(二) 注意的种类

1. 无意注意 无意注意又称为不随意注意,是指事先没有预定目的,不需要意志努力的注意。引起无意注意的原因是刺激物的特点和人本身状态。例如,安静环境中突然一声巨响,大家不由自主会转过头去看发生了什么。

2. 有意注意 有意注意又称为随意注意,是指有预定目的,需要做一定努力的注意。引起有意注意的原因是对活动的理解、对事物的兴趣等。如学骑自行车时需要有意识将个体注意力集中到骑车这件事上来。

3. 有意后注意 有意后注意又称为随意后注意,是指有预定目的,但不需要意志努力的注意。有意后注意是注意的一种特殊形式,是在有意注意基础上发展起来的。如学会骑自行车后,很快便可以一边骑车一边与别人聊天,并且以后可以不需要意志努力而继续保持注意。

(三) 注意的特征

1. 注意的稳定性 注意的稳定性是指注意持续保持在同一对象或同一活动上的时间特性。注意会有起伏和动摇。

2. 注意的广度 注意的广度又称注意的范围,是指一定时间内能清楚把握对象的数量。注意的范围一般为(7 ± 2)个项目,与短时记忆的容量一致。注意的广度与知觉对象的特点、任务的难度、个人的兴趣和知识经验等有关。

3. 注意的分配 注意的分配是指同时将注意指向于不同的对象。注意的分配是有条件的。首先从事的活动必须有一项是非常熟练的,甚至已经到了自动化的程度,其次所从事的活动之间有内在的联系,例如,一个人可以一边听课一边记笔记。如果活动是在同一感觉道内用同一种心理操作来完成的话,很难做到注意的分配,例如,一个人很难同时左手画圆右手画方。

4. 注意的转移 注意的转移是指由于任务的变化,注意主动从一个对象转移到另一个对象上。注意转移的难易快慢与原来注意的强度和紧张度以及新刺激的特性有关。

五、思维

(一) 思维的概念

思维是人脑对客观事物本质和规律的反映,是认识的理性高级形式,是心理发展的最高阶段。思维具有概括性和间接性两个特点。

概括性是指对一类事物相同本质特征所做的集中反映,体现在概念的形成和规律的总结中。例如,钢笔、铅笔、毛笔,都有一个共同的功能,就是可以用来书写,于是将这一类事物统称为"笔";人们发现身体任何部位有炎症时,就会发热,于是总结出规律:当人体发热时,一定有某个部位有炎症了。

间接性是在概括性反映基础上所做的推理式反映。间接性体现在人们可以根据已有信息进行判断、推理和预测。如:医生通过望闻问切等诊断技术,判断病人病情;物理学家通过实验结果推断出原子结构;气象学家根据天气云图走势等信息预测天气等。

（二）思维的过程

思维是一个极其复杂的心理过程,是对输入信息与大脑中原有信息进行分析和综合、比较和分类、抽象和概括等一系列的心理操作。分析是指将事物的整体分解为各个组成部分或各个不同特性,综合是将事物各个组成部分联系起来或将各个不同特性整合成整体的过程;比较是确定寻找事物之间的异同,分类是根据事物的异同点区分为不同类别;抽象是在上述基础上,抽取出同类事物共同的本质的特性,舍弃非本质特性的思维过程,概括是将事物的共性和本质特性综合起来,抽象是概念形成的必要过程和前提。

（三）思维的分类

1. 按思维的凭借物和解决问题的方式分类　分为动作思维、形象思维和抽象思维。

动作思维是以实际动作为支撑的思维,具有直观性,幼儿的思维即为动作思维,如幼儿借助手指学习数数。形象思维是以已有表象即事物具体形象作为支撑的思维,10岁之前的幼儿和儿童的思维即为形象思维。抽象思维是运用概念、判断、推理等形式对事物的本质特性和内在规律进行认识的思维。人类思维的发展,都要经历动作思维、形象思维和抽象思维三个阶段。成人在解决问题时,三种思维相互联系,相互补充,共同参与思维活动,如进行医学诊断和治疗中,既需要实际动作进行操作,又需要具体事物形象进行支撑,还必须经过抽象逻辑思维对病情进行分析,最终探索出问题症结所在。

2. 按解决问题时的思维方向分类　分为聚合思维和发散思维。

聚合思维又称求同思维,是将与问题相关的各种信息集中起来,寻找正确或最好答案的思维。如:医生在各种治疗方案中筛选出最佳方案;学生在答题过程中寻找最佳或最合适的答题方法等。

发散思维又称求异思维,是从需要解决的问题出发,从不同角度寻求多种解决方案的思维。如:数学中的"一题多解";制定治疗方案时,根据病人的不同情况考虑并比较不同方案等。

3. 按思维的创新性分类　分为再造性思维和创造性思维。

再造性思维指运用已有的知识经验,遵循习惯的思路,用常规方法或固定模式来解决问题。例如:护士在给病人做压疮处理时,用临床常规方法进行处理。创造性思维则以新颖、独特的方法来解决问题。例如:护士在给病人做深度压疮处理时,用临床常规方法无法处理到位,护士发明出带钩的工具进行处理,达到了很好的护理质量效果。

六、表象和想象

（一）表象

表象是指基于知觉在头脑内形成的感性形象,是感知过的事物再现出来的形象,即是事物不在眼前时,头脑中出现的关于事物的形象,是对事物形象的概括。表象是感性认识的高级形式。包括视觉表象、听觉表象、运动表象、嗅觉表象、味觉表象、触觉表象等。

表象具有直观性,但不如知觉形象鲜明和完整。例如,站在病人面前,看到的病人形象是具体的、完整的;而回忆病人时,头脑中所出现病人的表象,其清晰程度和完整程度就比较差。表象还具有一定的概括性，是从感知觉到思维的过渡环节。表象所反映的事物形象，不是某一事物的具体或个别特点，而是同一类事物的共同特点，是一种类化了的事物形象。例如，在回忆"病人"时，出现的是"病人"这一类人的形象的概括。

（二）想象

想象是人脑对已有的表象进行加工改造形成新形象的心理过程，属于高级的认知过程，分为无意想象和有意想象。

无意想象是指没有预定目标的想象。无意想象是在外界刺激作用下，不由自主产生的。例如，梦就是一种无意想象。

有意想象是指有预定目标的想象。有意想象又可分为再造想象、创造想象、幻想。再造想象是通过语言描述在头脑中形成相应表象的过程，人们通过再造想象获得间接经验，更好理解抽象的知识，使之变得具体、生动、易于理解和掌握。创造想象则是不根据现有的描述而独立创造新形象的过程，是一切创造性活动的必要条件。幻想是创造想象的一种特殊形式，是与个人生活愿望相联系并指向未来的想象。幻想指向未来，是科学预见的一部分，是激励创新的重要精神力量。

任务二　情绪过程

一、情绪概述

（一）情绪的概念

情绪是人对客观事物的态度的体验，是人的需要是否获得满足的反映。同是人对客观事物的反映形式，情绪不同于认知过程，认知过程是人对客观事物本身的反映，而情绪反映的是客观事物与人的主观需要之间的关系。情绪有积极和消极之分，这是有别于认知过程的另一特征。情绪具有两极性，每一种情绪都能找到与之对立的情绪。在快感度、紧张度、激动度和强度上，情绪都表现出相互对立的两极。情绪会引起生理唤起，生理变化不仅支持着情绪的表现，还影响着情绪强度和持续时间。情绪有外在表现即表情，使情绪具有了非言语沟通的功能。

（二）情绪的分类

1. 按情绪成分的复杂性分类　分为原始情绪和复合情绪。

原始情绪是指与生俱来的、人和动物所共有的具有跨文化特征的原始模式，包括喜悦、愤怒、悲伤和恐惧。

复合情绪是指在原始情绪的基础上演化派生出来的各种复杂情绪，如爱、恨、厌恶、嫉妒、骄傲、羞耻、内疚等。

2. 按情绪强度和持续时间分类　分为心境、激情和应激。

心境又称为心情，是一种微弱而持久的、影响人的整个心理活动的情绪状态。心境具有弥漫性，即以同样的态度体验对待一切事物，使所有的人和事都具有当时心境的色彩。"忧者见之则忧，喜者见之则喜""感时花溅泪，恨别鸟惊心"就是心境的写照。良好的心境有助于提高人的积极性，提高效率；不良心境则使人意志消沉，长期处于不良心境状态则可能导致抑郁情绪，对健康不利。

激情是一种强烈而短暂的、爆发式的情绪状态。通常由对个体具有重大意义的事件引起，往往伴随着强烈的生理变化和明显的外部行为表现，如心跳加快、呼吸加重、暴跳如雷、欣喜若狂及悲痛欲绝等。积极的激情能激发人的潜能,消极的激情则可能导致行为失控,甚至发生激情犯罪。

应激是在出乎意料的紧急情况下所引起的高度紧张的情绪状态。在应激状态下个体会出现应激反应,包括生理反应和心理反应。长期处于应激状态下的人,生理和心理健康将遭到破坏,诱发和加重疾病。

二、情绪理论

(一)詹姆斯-兰格的情绪外周理论

詹姆斯-兰格强调血液循环系统的变化和情绪发生的关系,认为植物性神经系统的支配作用加强,血管扩张,便产生愉快的情绪;反之则产生恐怖的情绪。刺激引发自主神经系统的活动,产生生理状态上的改变,生理上的反应导致了情绪。詹姆斯认为:情绪就是对身体变化的知觉。他主张先有机体的生理变化,而后才有情绪。兰格认为:情绪是内脏活动的结果。他特别强调情绪与血管变化的关系。例如:路遇恶狗,首先出现心跳加快的生理反应,当意识到自己心跳加快时,便产生恐惧的情绪反应。

(二)坎农-巴德的情绪丘脑学说

坎农-巴德认为:情绪的生理机制不在外周神经系统,而在中枢神经系统的丘脑。情绪体验和生理变化是同时发生的,它们都受到丘脑的控制。例如:路遇恶狗,神经系统将信息同时传到大脑与身体,生理上表现出心跳加快等反应,大脑同时觉知情境的危险性,产生恐惧的情绪表达。

(三)沙赫特的情绪认知理论

沙赫特认为情绪发生的关键取决于认知的因素,生理唤醒是激活情绪的必要条件,真正的情绪体验是由对生理唤醒的认知过程决定的。沙赫特的基本观点:生理唤醒与认知评价之间的密切联系和相互作用决定着情绪。例如:路遇恶狗,首先对情境的进行认知评价,恶狗危险,同时出现心跳加快等生理反应,对生理反应的认知解释是因为恐惧而心跳加快,两者共同作用的结果就是出现恐惧的情绪表达。

任务三 意志过程

一、意志概述

意志是在需要和动机的基础上自觉地确立目的,根据目的制订计划,按照计划组织和调节行动,通过克服困难,实现目的的心理过程。意志是人心理活动能动性的体现,即人不仅能认识客观事物,还能根据对客观事物及其规律的认识自觉地改造世界。受意志支配的行动称为意志行动。

二、意志特征

(一)目的性

意志的首要特征是具有明确的目的性。意志行动是自觉的、有目的的行动,人在从事某种活动之前,已经预先设定了活动的结果,并以此结果来指导自己的行动。

(二)排难性

意志的核心是排难性。在实现目的的过程中,个体必然遭遇各种困难,需要克服的

知识链接

困难越大，意志的特征就表现得越充分、越鲜明。

（三）调节性

意志行动是以随意运动为基础的。随意运动是指受人的主观意识控制的运动。意志行动既然是有目的的行动，就决定了其是受人的主观意识调节和控制的。意志的调节性体现在以下两个方面：一是根据目的权衡利弊，做出选择；二是抑制盲目冲动，排除干扰。

三、意志品质

（一）自觉性

意志的自觉性是指个体对行动目的及其社会意义有正确而深刻的认识，自觉使自己的行动服从于社会和集体的利益，主动支配自己的行动以达到目的的良好意志品质。独立有主见、遵守纪律、不受干扰等，都是自觉性的表现。与自觉性相反的不良意志品质是受暗示性和武断从事。受暗示性表现为缺乏主见，人云亦云，易受他人影响等。武断从事则表现为固执己见、刚愎自用，对别人的建议和规劝无论合理与否都一概予以拒绝。

（二）果断性

意志的果断性是指个体善于辨明是非，抓住机会，迅速而合理地进行决断，在情况发生变化时及时调整决策的良好意志品质。果断性表现在以对问题的深思熟虑、对情况的深入了解为前提，在动机斗争时能当机立断、迅速而坚决地做出决定。与果断性相反的不良意志品质是优柔寡断和鲁莽草率。优柔寡断的人在做决定时，总是犹豫不决，在行动时总是前怕狼后怕虎。鲁莽草率的人缺乏全面认真思考，不计后果而鲁莽从事。

（三）坚韧性

意志的坚韧性是指一个人能长期保持充沛精力，不屈不挠，克服困难，坚定不移地向目的前进的良好意志品质。"富贵不能淫，贫贱不能移，威武不能屈"，就是坚韧性的典型表现。与坚韧性相反的不良意志品质是虎头蛇尾和执拗。执拗表现为固执己见，不正视现实，不接受别人正确的建议。虎头蛇尾的人遇到困难就动摇妥协，改变或放弃自己的决定，做事易半途而废。

（四）自制性

意志的自制性是指自觉灵活地控制自己的情绪和动机，约束自己的行为和言语的良好品质。主要表现在两个方面：一是克服懒惰、害怕、愤怒和失望等不良因素的影响；二是善于抑制与目的不相合的愿望，执行已确定的行动计划。与自制性相反的不良品质是怯懦和任性。怯懦是指胆小怕事、懦弱拘谨。任性是指个体只在乎自己的感受，不在乎别人的看法，做事不计后果。

项目三 人 格

正如世界上没有完全相同的两片树叶一样，世界上也没有完全相同的两个人。每一个个体都有其独特的人格特质，护理人员在对病人进行心理护理时，应根据其不同的人格采取恰当的方式，才能取得良好的效果。古希腊医学家希波克拉底曾经说过：了解一个什么样的人得了病,比了解一个人得了什么病更重要。因此需要对人格的概念及内容进行研究。

案例导入

小陈是一位实习护士,最近轮转到了心内科病房。她发现不少原发性高血压病人都是急性子。小陈心想,难道这就是个性决定命运吗?

提问:

1. 什么是个性?

2. 性格对健康是否有影响?

分析提示:

气质对健康的影响;A 型人格。

任务一 人格概述

一、人格的概念

人格指一个人整体的精神面貌,即具有一定倾向性的比较稳定的心理特征的总和。人格也称为个性,是复杂的、多侧面、多层次的统一体。人格的心理结构包括人格倾向性、人格心理特征和自我意识。人格倾向性是人进行活动的基本动力,是人格结构中最活跃的因素。它决定着人对现实的态度,决定着人对认识活动的对象的趋向和选择。人格倾向性主要包括需要、动机、兴趣、理想、信念和世界观。它们较少受生理因素的影响,主要是在后天的社会化过程中形成。人格心理特征是指一个人身上经常地、稳定地表现出来的心理特点。它是人格结构中比较稳定的成分。主要包括能力、气质和性格。在个体心理发展过程中,人格心理特征较早地形成,并且不同程度地受生理因素的影响。人格倾向性和人格心理特征相互影响,人格心理特征受人格倾向性调节,人格心理特征的变化会在一定程度上影响人格倾向性。自我意识是个体对所有属于自己身心状况的意识,包括自我认知、自我体验和自我调节。

二、人格的特征

人格是人类所特有的,受到先天遗传因素与后天环境因素的综合影响。人格有四个主要特征,分别是人格的独特性、稳定性、整体性、生物制约性与社会制约性。

(一) 人格的独特性

一个人的人格是在遗传、环境、教育等先天和后天因素综合作用下形成的,因此不同的个体,其遗传特质和成长背景不同,铸就成个体独特的心理特质。每个人都是独特的,世界上不存在两个人格完全相同的人,正如世界上没有两片完全相同的树叶。"人心不同,各有其面",说明了人格的独特性。

(二) 人格的稳定性

人格是个体在长期成长过程中逐渐形成的稳定的特征,即人格具有稳定性。"江山易改,禀性难移",这里的"禀性"就是指人格。人格的稳定是相对的,并不意味着人格在人的一生中是不可改变的,而是人格一旦形成,其变化是缓慢且不甚明显的。一个人的人格是否稳定是判断其心理是否正常的重要指标。当一个人在没有明显诱因的情况下,人格发生显著改变时,高度怀疑其心理异常。

（三）人格的整体性

人格是由人格倾向性、人格心理特征和自我意识三个部分构成的有机整体,各部分又包含诸多内容,称为人格特质。个体所有的人格特质统合在一起,形成一个整体,表现出内在协调一致性。

（四）人格的生物制约性与社会制约性

任何一个个体,既具有生物属性又具有社会属性。人格的生物制约性是指人格在发展过程中要受到个体生物属性如智力结构、运动才能等的限制。人格的社会制约性是指人格的发展受到后天生存环境的影响,如在不同文化背景下成长的个体,其世界观、人生观和价值观不尽相同。

三、影响人格形成的因素

（一）生物遗传因素

心理的实质告诉我们,脑是心理的物质器官,这一物质器官决定了一个人能否有正常的心理活动。现有的研究显示遗传是人格形成不可或缺的影响因素;遗传在智力、气质这些生物因素相关较大的特质上的作用较重要;而在价值观、性格等与社会因素关系密切的特质上,后天社会环境因素的作用可能更重要。人格的发展是遗传与环境两种因素相互作用的结果。

（二）社会环境因素

人格的社会制约性告诉我们,人格的发展受到社会环境的影响,主要有家庭、学校和文化三大方面。

1. 家庭对人格形成的影响　不同的家庭教养方式对人格形成的影响不同。父母对待孩子的态度,父母持有的观念,父母为人处世的方式对孩子人格的形成产生潜移默化的影响。一般研究者将家庭的教养方式分为三类,不同的教养方式对孩子的人格特征具有不同的影响。权威型父母控制欲强,孩子较易形成被动、依赖、懦弱、缺乏主动性的人格特征。放纵型父母对子女过于溺爱,放任自流,孩子多表现为任性、自私、无礼、独立性差、唯我独尊等。民主型父母与孩子平等相待,尊重孩子,使孩子形成积极的人格品质,如活泼、乐群、自立、善于交往、愿意合作等。个体早期的成长经验对后期人格的形成也起到一定的影响。

2. 学校对人格形成的影响　教师对学生的态度和方式、学校的学习风气、校园里的人际关系,以及个体在学校的表现和取得的成绩都对其人格形成和发展有着重要的影响。严格而不失亲和,民主但不放任的教师对学生的人格形成有着良好的影响。

3. 文化对人格形成的影响　每个人都在特定的社会文化背景中成长,社会文化塑造了个体人格社会性方面的特征。同一个文化背景中,其成员的人格结构朝着相似的方向发展,这种相似性具有一定的维系社会稳定的功能。社会文化对人格的塑造,反映在不同文化或民族都有其固有的民族性格。社会文化对后天形成的人格特质如需要、动机、观念等产生非常重要的影响。社会文化因素决定了人格的共同性特征,它使同一社会时期的人在人格上具有一定程度的相似性。

任务二 人格心理特征

一、气质

（一）气质的概念

气质是个体心理活动的稳定的动力特征。心理活动的动力特征是指心理过程的强度、速度、稳定性、灵活性和指向性等方面的特点。气质常称为秉性、脾气、性情，具有明显的先天性，较多受到个体生物因素的制约。气质是人的高级神经活动类型在人的行为活动中的表现。人一生下来就表现出某些气质特征。但是，气质不是一层不变的，气质在生活和教育条件下发生着缓慢的变化以符合社会实践的要求。气质不是推动个体进行活动的心理原因，而是心理活动的稳定的动力特征，它影响个体活动的一切方面。具有某种气质的人，在内容完全不同的活动中显示出同样性质的动力特征，使个体的心理活动具有了个人独特的色彩。

（二）气质的分类

1. 体液说 古希腊著名医学家希波克拉底认为人的体内共有四种液体：血液、黏液、黑胆汁和黄胆汁。根据这四种体液的多寡将人的气质分成了四种类型：多血质、黏液质、抑郁质和胆汁质。这四种气质类型的名称一直沿用至今（表 2-4）。

2. 高级神经活动类型说 巴甫洛夫根据高级神经活动过程的基本特性（强度、平衡性和灵活性）以及两个基本过程（兴奋和抑制）的不同组合，将人的气质类型分为活泼型、安静型、抑制型和兴奋型，也是四种，与希波克拉底的四种分型不谋而合。

表 2-4 气质分型

气质类型	高级神经活动类型	行为特征
多血质	活泼型	活泼好动、动作敏捷，善交际、适应性强、兴趣多变，外倾
黏液质	安静型	安静、自制力强、情感反应慢且不外露、善于忍耐，内倾
抑郁质	抑制型	孤僻、敏感、情感体验深刻持久不外露，动作缓慢，善观察细小琐事，严重内倾
胆汁质	兴奋型	精力充沛、直率、果敢、心境变化激烈，易冲动，严重外倾

二、能力

（一）能力概述

1. 能力的概念 能力是个体顺利、有效地完成某种活动所必备的心理特征。在完成活动中不同个体表现出的能力不尽相同。能力直接影响活动效率和效果，能力只有在活动中才能有所表现。从事任何活动都必须具备的最基本的心理条件称为智力。智力仅是能力的一部分。一定的智力水平是掌握知识和技能的前提，能力和智力都是在学习和掌握知识和技能的过程中逐步发展起来并通过运用而表现出来的。

2. 能力的分类 通常将能力划分为一般能力和特殊能力。一般能力是指人们在认识世界的活动中必须具备的基本能力，也称智力，包括感知能力（观察力）、记忆力、想象

29

力、言语能力、操作能力、注意力等，其中抽象思维能力是核心。特殊能力又称专门能力，是指从事特殊活动或专业活动所必备的能力，如音乐能力、绘画能力、数学能力、运动能力等。个体在完成某种活动时，需要一般能力和特殊能力的共同参与，一般能力是特殊能力发展的条件和基础，特殊能力是一般能力在活动中具体化和专门化的发展。

（二）能力的个体差异

能力存在个体差异，主要表现在以下几个方面。一是能力类型的差异。每个个体所具备的诸多能力中，有相对较弱也有相对较强的能力。例如，有人记忆能力强，有人视觉分辨能力强，还有人运动才能突出等。二是能力水平的差异。同一种能力，不同个体之间发展程度不同，达到的水平就不同。心理学家研究发现，一般能力及智力的个体差异呈正态分布。斯坦福大学心理学家推孟和梅里尔对 2904 个 2～18 岁的个体进行测验，根据测得的智商分布情况，得出智力分级表（表 2-5）。三是能力发展早晚的差异。有些人在童年期就表现出某些优于常人的能力，例如，初唐的王勃，少年时就写成《滕王阁序》。还有些人"大器晚成"，例如，著名画家齐白石 40 岁才表现出他杰出的绘画才能。

表 2-5　智力分级表

智商	级别	占比/（%）
139 以上	非常优秀	1
120～139	优秀	11
110～119	中上	18
90～109	中智	46
80～89	中下	15
70～79	临界	6
70 以下	智力低下	3

三、性格

（一）性格概述

1. 性格的概念　性格是从一个人对现实稳定的态度及与之相适应的习惯化了的行为方式中表现出来的心理特征。个人对现实的态度和行为方式是与他的意识倾向和世界观紧密相连的，体现了人的本质属性。性格受社会历史文化的影响，并且与人的道德评价有关，更多体现了人格的社会属性。性格一经形成便相对稳定，但随着现实环境的变化和各种重大事件的发生，也会在一定程度上有所改变。性格是具有核心意义的人格心理特征。性格最能表征个性差异。我们通常讲的个性，主要是指人的性格。性格的生理基础也是人脑的机能，性格与大脑皮质的额叶有关，额叶受伤的病人在性格上会发生明显的变化。

2. 性格的特征　性格是一个十分复杂的心理构成物，从性格的静态组成可以将性格分为态度特征、理智特征、情绪特征和意志特征四个方面。

（1）性格的态度特征主要是指个体如何处理社会各方面关系的性格特征，即对社会、集体、他人，对工作和学习以及对自己的态度的特征。是热爱集体还是损公肥私，是乐于助人还是冷漠自私，是认真负责还是敷衍了事，是谦虚谨慎还是狂妄自大等。

（2）性格的理智特征是指个体在认知活动中的性格特征，如认知活动中的独立性和依存性，想象中的现实性，思维活动的精确性等。

（3）性格的情绪特征是指个体的情绪对他人活动的影响以及个体对自己情绪的控制能力。

（4）性格的意志特征是指个体对自己的行为自觉地进行调节的性格特征，对目标是否坚定、是否独立思考不受别人左右、遇到困难能否坚忍不拔等。

性格的各种特征并不是一成不变的机械组合，"横眉冷对千夫指，俯首甘为孺子牛"是鲁迅先生在不同的场合表现出的性格的不同侧面，体现了性格的动态结构。性格静态特征的四个方面彼此关联，相互制约，形成一个有机整体，其中性格的态度特征是性格静态特征中的核心。

3. 性格与气质的关系　性格和气质相互联系、相互渗透。气质是性格形成的基础，并且影响性格的表现方式。例如，同样是助人为乐的性格特征，多血质的人在帮助人时往往动作敏捷，情感表露在外，黏液质的人则可能冷静沉着，情感内敛。在生活实践中所形成的稳定的态度和行为方式，在一定程度上可掩盖或改造气质，使它服从于生活实践的要求。例如，从操作速度上来说，胆汁质的和多血质的人适合做外科护士，但是两者都比较容易忽视细节，不如黏液质和抑郁质的人仔细耐心。但如果具有对工作认真负责、对自己严格要求的性格特征，为了做好外科护士，胆汁质和多血质的人的工作风格都可以经过意志努力发生一定的改变。不同气质类型的人可以形成同样的性格特征，而相同气质类型的人又可以带有同样的动力色彩而性格却互不相同。性格和气质又有一定的区别，见表2-6。

表 2-6　性格和气质的区别

性格	气质
后天，受社会因素影响较大	先天，受高级神经活动类型制约
表现较广，反映稳定的心理特征	表现较窄，反映心理活动的动力特征
决定人的行为，有核心意义	决定人的行为，有从属意义
可塑性相对较大，变化较快	可塑性小，变化慢
有好坏之分	无好坏之分

任务三　人格倾向性

一、需要

（一）需要的概念

需要是有机体内部的一种不平衡状态，表现为个体对某种目标的渴望与欲求，是内外环境的主观需求在人脑中的反映，是有机体感到某种缺乏而力求获得满足的心理倾向，是个体对生理和社会需求的反映。需要是活动的基本动力，是个体积极性的源泉。

（二）需要的分类

1. 按需要的起源分类　分为生物性需要和社会性需要。

生物性需要是有机体生存和种族延续所必需的条件或物质，是由生理不平衡引起的需要，又称为生理性需要。生物性需要主要包括饮食、呼吸、睡眠、运动等维持机体内部平衡的需要，对有害或引起不愉快的刺激进行回避或防御等回避伤害的需要、性的需要以及好奇、探究反应等内发性需要。

社会性需要是逐渐习得的反映社会要求的高级需要,受到个体所处文化背景、社会风俗以及经验的影响,通过后天学习获得,又称为获得性需要。社会性需要主要包括对学习、社会交往、爱情、友谊、娱乐、享受的需要等。

2. 按指向的对象分类 分为物质需要和精神需要。

物质需要是指个体对生存的基础(如衣、食、住、行)的需要,这种需要指向社会的物质产品,并且以占有这些产品来获得满足,如对日常生活必需品的需要,对住房和交通条件的需要等。

精神需要是指个体对社会精神产品的需要,如对文化、艺术、科学知识、道德观念、政治和宗教信仰、社会交往等活动的需求。

（三）需要层次理论

美国心理学家马斯洛提出:人的需要可以分成不同的层次,并且由低层次向高层次发展。层次越低,力量越强,当低层次需要获得满足之后,才能向高层次需要发展。马斯洛把需要分为五个层次,即生理需要、安全需要、归属与爱的需要、尊重需要和自我实现需要(图 2-6)。生理需要包括诸如饮食、呼吸、睡眠、运动等;安全需要主要是指对有害或引起不愉快的刺激进行回避或防御;归属与爱的需要是对友情、信任、温暖、爱情的需要;尊重需要是指个体需要自我尊重以及他人尊重;自我实现需要是指最充分地发掘个体潜能,实现个人理想的需要。

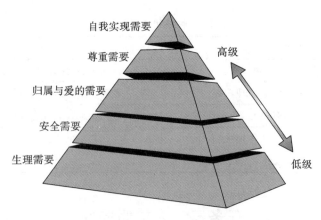

图 2-6　马斯洛的需要层次理论

二、动机

（一）动机的概念

动机是激发和维持有机体的行动,并使行动导向某一目标的心理倾向或内部驱力。动机是个体的内在过程,行为是这种内在过程的外在表现。动机是激励个体采取行动的主观因素,是发动个体朝向一定目标行动的心理倾向。动机的产生取决于两个条件,一是引起动机的内在条件即主观需要,包括生理性需要和社会性需要;二是引起动机的外在条件即客观诱因,包括物质诱因和精神诱因。动机具有三个方面功能:一是激发个体产生某种行为;二是使个体的行为指向一定目标;三是维持和调节个体的行为。

（二）动机的分类

1. 根据动机的起源分类 根据动机的起源,可将动机分为生理性动机和社会性动机。生理性动机包括维持个体生存需要所产生的动机,如饮食、性和母性动机,与有机体的生理需要相联系。社会性动机包括尊重的动机、亲和的动机以及成就动机,与有机体的社会性需要相联系。

2. 根据引起动机的原因分类　根据引起动机的原因,可将动机分为内在动机和外在动机。内在动机由有机体自身的内部动因如激素、中枢神经的唤起状态、理想、愿望等所致;外在动机则由有机体的外部诱因如异性、食物、金钱、奖惩等所致。

（三）动机冲突

在实际生活中,个体常常同时存在多种动机,当同时存在的动机在最终目标上相互矛盾或相互对立时,就会产生动机冲突,其形式有以下四种。

1. 双趋冲突　具有同样吸引力的两个目标,动机同样强烈,但条件不允许同时获得时所面临的冲突叫双趋冲突。如在有限的闲暇时间里既想学英语又想学法语,个体只能选择做其中一件事,所谓"鱼和熊掌不可兼得"。

2. 双避冲突　两个目标都想避开,但只能避开一个目标时,人们只好选择对自己损失小的,避开损失大的目标。历史上项羽被刘邦军队包围,逃至乌江,后有追兵,前无去路,面临的即是双避冲突。

3. 趋避冲突　个体对眼前的目标,既向往又惧怕时就会产生接近和回避两种动机,于是出现进退两难、难以取舍的动机冲突。例如,处于青春期的少年,内心既渴望脱离父母的管教独立自主,又担心自己经验不足需要父母的帮助。

4. 多重趋避冲突　当个体面临两个或多个目标,每个目标都有利有弊时,就会出现矛盾心理,由此引起的动机冲突叫作多重趋避冲突。例如,某学生找工作时,一项工作薪酬高但很辛苦,另一项工作薪酬低但较轻松,两个工作都有利有弊,面临取舍时就会产生动机冲突。

动机冲突可以造成个体心理不平衡、不协调,严重的心理冲突可以影响个体的心理健康。

任务四　自 我 意 识

 案 例 导 入

小李从小听话、顺从。父母是都是单位的干部,对小李管教严厉。小李学习成绩一直还可以,高考进入一个比较有名的二本院校,但是父母们认为小李没有考好,这是小李不够聪明也不够努力的结果。小李大学毕业后在父母的干预下找了一份在别人眼中很不错的事业单位的工作。小李又高又帅,可是小李一直很不自信,内向、害羞,不太与人交往,总是认为自己不够好。工作中小李一直无法找到成就感,工作效率低下,单位领导认为他无法适应岗位任务而多次找他谈话。

提问:

请对小李的自我意识进行评价。

分析提示:

1. 自我意识的类型。

2. 自我意识的形成与作用。

一、自我意识概述

（一）自我意识的概念

自我意识亦称自我，是个体对自己身心状态及对自己与客观世界关系的意识反映，即个体对自己存在的觉察，包括对自己生理状况、心理特征、自己与他人及环境的关系的认识。自我意识不仅是人脑对主体自身的意识与反映，还具有个体内心世界与外界环境之间的协调功能。

（二）自我意识的特征

自我意识具有社会性、能动性、同一性等特征。

1. 社会性　从群体层面来看，自我意识是在人类长期进化演变过程中，为适应社会群体分工协作的方式而产生的。随着社会经济的发展、人与人之间关系越来越复杂，自我意识越来越具有更多更强的社会性。从个体层面来看，个体自我意识的发生和发展也是一个不断社会化的过程。随着年龄和阅历的增长，个体逐渐意识到个体的社会角色，意识到个体在一定的社会关系和人际关系中的地位和作用，关注社会及他人对自己的评价和判断，并内化整合为自己的心理模式，以此作为评价和调整自己行为的标准，这是自我意识成熟发展的重要标志。

2. 能动性　自我意识的产生和发展，是人类与动物心理的根本区别。人类通过社会实践活动认识和改变客观世界，在此过程中不断认识自我，区分"自我"与"非我"；同时认识人与自然的关系，自己与他人的关系，根据社会或他人的评价、态度和实践所反馈的信息形成自我意识，有意识调控自己的心理和行为。

3. 同一性　个体的自我意识总是在不断发展变化中，一般需要到 20 多岁才能形成比较稳定、成熟的自我意识。此时，个体对自己的本质特点、信念信仰以及对自己的基本认识和态度始终保持一致。自我意识的同一性，使个体表现出前后一致的心理面貌，从而使自己与其他人的个性区别开来，标志着个体内部状态与外部环境的协调一致性。

（三）自我意识的类型

依据不同的标准，自我意识可有多种类型。

1. 从意识活动的形式分类　从意识活动的形式来看，自我意识表现为具有认知的、情绪的和意志的形式，即自我认知、自我体验和自我调控。

（1）自我认知是自我意识的认知成分，是个体通过自我感觉、自我观察、自我概念、自我认定、自我分析和自我评价等认识自己的身心特征，即主观的"我"对客观的"我"的认知和评价，主要涉及"我是谁""我是什么样的人"以及"我为什么是这样的人"等问题。自我认知是对自己心理活动进行调节与控制的前提。

（2）自我体验是自我意识的情绪成分，是个体对自己的情绪体验，即主观的"我"对客观的"我"所持的一种态度。包括自我感受、自爱、自尊、自恃、自卑、自傲、责任感、优越感等。主要涉及"我对自己是否满意""我能否悦纳自我"等问题。其中最重要的是自尊。自尊不足则会导致自卑。

（3）自我调控是自我意识的意志成分，是个体对自己的心理活动、个性特征及社会关系的调控。包括自立、自主、自制、自强、自卫、自信、自律等，表现为自我监督、自我命令、自我控制、自我激励、自我教育等，最重要的形式是自我控制和自我教育。主要涉及"我如何控制自己""我如何改变自己，使自己成为理想中的人"等问题。

自我意识的三种形式联系在一起，成为一个整体，形成了个性的基础——自我。自我意识可以唤起人格的发展并使之不断趋于完善,调节人格发展中的心理行为,随时监督和控制自我的意识和行为,使个体的个性心理特征与人格倾向性等整合为整体。

2. 从意识活动的内容分类 从意识活动的内容分类来看,自我意识又可以分为生理自我、社会自我和心理自我。

(1)生理自我指个体对自己身体的意识,包括对躯体、性别、形体、容貌、年龄、健康状况等生理特质的意识。表现为对自己身体的支配感、爱护感等,是自我最原始的形态。

(2)社会自我指个体对自己在社会及人际关系中的角色、地位、权利、义务等的意识。宏观方面指个体对隶属于某一时代、国家、民族、阶级、阶层的意识;微观方面指对自己在群体中的地位和名望、受人尊敬和接纳的程度,自己的家庭、亲友以及政治经济地位的意识。社会自我是在接受社会文化、扮演社会角色、履行社会功能的过程中逐渐形成的。

(3)心理自我指个体对自己人格特征和人格倾向性的意识,包括需要、动机、兴趣爱好、观念、气质、能力、性格等方面的意识。心理自我让自己从成人的保护、管制之下脱离出来,强调自我的价值与理想,是自我意识发展的最后阶段。

二、自我意识的形成与发展

(一)通过认识他人促进正确认知自我

全面而正确的自我认知是培养健全的自我意识的基础。自我认知是个体在社会交往过程中,随着言语和思维的发展,通过认识他人而逐渐认知自我的。自我意识从 8 个月左右开始萌芽,在 2 岁左右时,儿童言语中出现人称代词"我",标志"自我意识的第一次飞跃";到青春期时,再次出现"自我意识的第二次飞跃",个体从自己的认识与评价、他人的评价中逐渐建立起正确的自我认知。

(二)通过自己活动结果客观评价自我

自我意识是个体实践活动的反映。分析自己的活动结果,以活动结果来客观评价自我,这样才能建立起正确的自我概念。活动结果往往还会受到他人和集体的评价,从而影响个体在群体中的地位,继而影响个体的自我体验和自我调控。

(三)通过自我监督与自我教育完善自我

自我意识的发展需要不断自我监督和自我教育。自我的成长贯穿人的一生,及时自我反思、自我观察显得尤为重要。通过自己的感觉器官直接观察自己的生理特征和社会特征,并与他人进行比较,做出评价;通过对成长过程的自己反思,进行自我剖析,扬长避短,完善自我。

三、自我意识的作用

(一)自我意识提高认识能力

认知过程包括感觉、知觉、记忆、思维等,自我意识能够使得认知过程更加自觉和有效。元认知是指任何以认知过程和结果为对象的知识或是任何调节认知过程的认知活动,是对认知的认知。它要求个体对自身的能力、状态、目标、策略和方法都有明确的意识,同时不断进行自我监督、自我检查和评价,发展并形成正确的行为,发现和矫正不良行为,使自己的认知活动更加有效。

(二)自我意识丰富情感世界

伴随着认知活动必然产生认知体验及情感体验。个体意识到"自我"的独特,才能产生"孤独"的情感；体验到自尊的需要，才会有"羞耻感"和"腼腆感"；感受到自己的内心世界，才会存在内在自我与外在行为的冲突，产生"苦闷"和"彷徨"之感等。

（三）自我意识促进意志发展

意志行动以满足需要和动机为目标。个体意志品质的形成受世界观、信念、理想的制约，并与个体的认知、情感、修养等相联系。可以通过有意识地参加社会实践活动，加强个人修养，自觉培养良好的意志品质。

（四）自我意识决定道德层次

自我意识具有社会性，个体的发展是不断社会化的过程。个体的自我意识受到各种社会规范的制约，社会道德成为自我意识中的重要组成部分，并起到调节、激发个体行为的作用。个体的自我意识里，包含了道德、信念以及道德体验，包括与之相联系的责任、义务、使命、荣誉等内容。

（鲁旸　狄霜梅）

知识链接

直通护考

模块三　心理发展与心理卫生

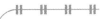

学习目标

1. 识记：心理卫生概念；不同年龄段心理卫生维护。
2. 理解：不同年龄段生理心理发展特点及常见心理卫生问题。
3. 应用：根据不同年龄段生理心理发展特点，将相应心理卫生维护措施灵活运用到临床护理中。

重点和难点：

重点：不同年龄段生理心理发展特点。

难点：不同年龄段心理卫生维护。

项目一　概　述

　　人的一生都在发展，每个发展阶段都有其特定的心理发展特点及相应心理卫生状态。心理卫生是人类健康的重要维度。因此，护理专业学生应该了解心理发展与心理卫生的基本知识，掌握维护和促进个体心理卫生的方法。

任务一　人的心理发展

　　　　　　　　　　　案例导入

小刘的迷茫，谁来解？

　　大学三年级学生小刘，来自山区，家庭经济困难，小学至高中阶段，学习成绩一直比较优异。考上医学院校第一年学习任务少，身边没有人督促学习，每天看着宿舍同学逃课的逃课、玩游戏的玩游戏、追剧的追剧、约会的约会，小刘也跟着室友玩游戏、追剧……转眼进入大学三年级，紧张的专业课学习让小刘忽然感到茫然，学习没有动力，生活没有目标，有时候想到辍学在家的妹妹和年迈的父母，就恨自己不争气，可是自己的确找不到奋斗的目标与学习的动力，上课打不起精神，生活上马马虎虎，茫无目的。小刘说："我不是因为喜欢上网而荒废学业，而是实在没劲才去上网玩游戏、追剧，每当听到学姐学长们聊到实习、就业等就压力倍增,感到恐慌、忧伤、苦恼。每当家里人询问学习、生活状况时,心情烦躁不安,控制不住与同学、父母闹别扭,我如何才能摆脱这种状态?"

提问:

小刘所处的年龄段属于哪一个时期?该时期的心理卫生问题有哪些?如何进行心理卫生维护?

分析提示:

青年期;心理卫生问题主要有社会适应问题、情绪问题、社会事件问题等。心理卫生维护措施主要有注重人际关系发展,适应社会变化;增强择业意识,促进职业发展;情绪的自我控制等。

一、心理发展的概念

心理发展(mental development),从广义上讲,是指个体从出生到成人再到老年的心理发生、发展和变化的过程。但是,并不是所有的心理变化都称为心理发展。例如,由于疾病、疲劳等原因引起的心理上暂时、偶然或消极的心理变化则不能称为心理发展,只有那些持久的、稳定的心理变化才是心理发展。从狭义上来说,心理发展是指个体从出生到成年期间所发生的积极的心理变化。

二、心理发展的特点

(一) 心理发展具有连续性

心理发展是一个持续不断的前进过程。每个心理过程和个性心理特征都是逐渐的、持续的由较低水平向较高水平发展的过程。人的心理发展自出生就已经开始,以后日益丰富和完善,是一个由量变到质变的过程。

(二) 心理发展具有顺序性

不仅整个心理发展具有一定的顺序,个别的心理过程和个性心理特征的发展也有一定的顺序。比如个体思维的发展首先从动作思维发展到形象思维,再发展到抽象逻辑思维;记忆从无意识记忆发展到有意识记忆,从机械记忆发展到意义记忆等。

(三) 心理发展具有阶段性

各个年龄阶段中存在着明显不同的心理发展过程,而各个相邻的阶段既互相区别又互相联系,前一阶段为后一阶段发展提供了基础条件,后一阶段是前一阶段的继续和发展。

(四) 心理发展具有差异性

不同年龄阶段的人在心理发展上存在着明显的差异。比如,人的智力或某些才能出现的早晚各不相同,比如智力超常的学生就是属于"早慧"的典型。但是多数人的智力或才能的发展并非如此,个别人甚至到年龄很大时才表现出他的智慧和某种才能,即我们常说的"大器晚成"。

三、心理发展的影响因素

辩证唯物主义认为,人的心理发展的基本要素包括遗传、生理成熟、环境、教育、实践活动以及人自身心理内部矛盾等。它们在人的成长过程中的作用具体表现为以下几个方面。

（一）遗传和生理成熟是人心理发展必要的物质前提

遗传的生物特征或称遗传素质，主要是指那些与生俱来的、有机体的构造、形态感官和神经系统等方面的解剖生理特征。对心理发展具有重要意义的是神经系统的结构和功能的特征。比如一个先天失聪的人，就不能发展听力，当然他也就不能通过听觉感知外界的事物，就不能获得丰富的心理内容。

生理成熟也直接影响人心理的发展。美国儿科医生、儿童心理学家格赛尔的同卵双生子爬楼梯实验为这个观点提供了经典的依据。格赛尔选择双生子 T 和 C 作为被实验者，在 T 出生后第 48 周接受爬楼梯训练，每天练习 10 min，连续 6 周。C 则从出生后第 53 周开始，训练 2 周却很快达到了 T 的爬楼梯水平。这个实验表明儿童的发展依赖于成熟的水平，在未达到生理成熟之前，训练的效果是有限的，而达到生理成熟之后，训练儿童掌握某种技能就会产生良好的效果。生理成熟为学习提供了必要的准备状态。

（二）环境和教育是人心理发展的决定因素

1. 环境　人心理发展的决定因素，环境按其性质与作用可分为物质环境和社会环境两大类。

物质环境为人的生存提供必要的生存条件，如水分、空气、阳光等。最典型的是儿童出生前所处的宫内环境。一方面它是胎儿得以保护和生存的物质环境，另一方面又受母亲所处的社会环境的制约。因此对于儿童心理的发展而言，物质环境和社会环境是不可分割的。

社会环境主要是指人所处的社会地位、家庭情况、全部的人际关系和周围的社会风气等社会生活条件，集中表现在以下两个方面。

（1）使心理发展的可能性变为现实。儿童心理发展的可能性由遗传因素提供，但是如果没有社会环境的作用，可能性就难以变成现实性。比如，遗传因素提供了婴儿直立行走和语言表达的可能性，但在教养不良条件下的婴儿，直立行走及语言表达的时间大大推迟。和野生动物在一起生活的婴儿，即使长大，也不会直立行走和语言表达，也没有人类的表情和动作。只有在正常的人类生活环境中，婴儿直立行走和语言表达的可能性才能变成现实。

（2）决定着心理发展的方向、速度和水平。社会生产力的发展水平影响着心理发展的方向和水平。人的心理智力并不是简单地随着自然界的变化而变化，而是随着如何学会改变自然而变化。随着生产力的发展，儿童的生活环境变得丰富多彩，为儿童学习自然提供了无限广阔的舞台。因此，儿童心理的发展比婴幼儿期速度更快而且水平更高。

2. 教育　在人的心理发展中起主导作用。教育是社会环境的一种影响因素，它不同于环境的自发影响，尤其是学校教育，它是有目的、有计划、有组织的活动过程。教育的主导作用具体表现在以下三个方面。

（1）学校教育可以决定儿童心理发展的方向。教育是有计划、有目的、系统的活动过程。教育可以按照一定目的，采取一定手段，积极地施加影响，使儿童心理向社会所希望的方向发展。我们要求儿童身心全面发展，那么学校就可以从德智体美劳等方面进行引导，把儿童培养成优秀的社会主义建设者和接班人。

（2）教育可以促进先天素质的发育和弥补先天素质的不足。

（3）教育能选择、控制和利用环境因素，同时也可以改变儿童在环境中受到的不良影响。选择、控制和利用环境中有利的因素对学生进行教育,如观摩、布置良好的学习环境等,可以促进儿童良好的心理品质的形成。如果学生在学校带有某些不良心理特点或行为,也可以通过教育的手段对其不良行为进行矫正。

(三) 实践活动是个体心理发展的基础

儿童在环境中生活,他们只有在与周围环境相互作用之后,才能接受环境对他们的影响,而这种相互作用主要是通过实践活动来完成的。幼儿期的主导活动是游戏,他们通过游戏来反映、认识外部世界。进入学龄期以后,学习开始成为他们的主导实践活动。通过不同年龄段的学习,儿童的心理发展达到不同的水平。儿童活动形式的变化,使得儿童活动内容逐渐丰富,其自我意识、独立性、主动性逐渐得到发展,他们对周围环境的认识、态度、行为方式、评价能力等也发生重大变化,其个体的心理特征逐步形成。由于儿童个体社会实践活动的丰富性和独特性,其心理发展也表现出不同程度的差异性。

(四) 心理内部矛盾是儿童心理发展的动力

儿童心理发展的内因就是指儿童心理内部矛盾的斗争。内部矛盾表现为新的需要与原有的心理水平之间的不平衡。如在学习活动中,教师向学生提出了新的要求,但儿童的原有心理水平不能满足这种需要,这时儿童就表现出与现实的学习环境的不平衡,为了保持平衡,儿童就产生了新的需要。这个新的需要与原有的心理水平之间,便产生了矛盾和斗争,矛盾的发展和解决,促进了儿童心理的发展。因此教师必须了解儿童原有心理水平,适当地提出新的要求,才能激发儿童产生新的学习需要,从而促进儿童心理的发展。

任务二　心理发展的理论

长期以来,哲学家、社会学家、科学家及宗教学者等对人的发展问题争论不休,心理发展的理论通常包括遗传决定论、环境决定论、二因素论、内外因论及生物社会论。

一、遗传决定论

遗传决定论的创始人是英国的高尔登,其撰写了《遗传的天才》一书。他的书中写道:一个人的能力是由遗传得来的,他受遗传决定的程度,正如一切有机体的形态及躯体组织之受遗传决定一样。

遗传决定论者霍尔主张复演说,他认为儿童在胎儿期和出生后的发展分别是动物和人类进化的复演。他有一个著名的观点:一两的遗传胜过一吨的教育。

遗传决定论者认为,儿童心理的发展是由先天、不变的遗传所决定的,儿童心理发展的过程就是这些先天遗传的自我发展和自我暴露的过程,与外界影响、教育无关。外界影响和教育即使对儿童心理发展起作用,最多只能促进或延缓素质的自我发展和自我暴露,不能改变它的本质。

高尔登曾做过一项家谱研究,他选出 977 个英国名人,包括政治家、法官、军官、文学家、科学家和艺术家等,调查他们的亲属,看有多少人与他们一样著名,结果他们的亲属中有 332 人和他们有同样的名声。另外,他又调查了 977 个他所认为的普通人,结果他们的亲属中只有一个名人。高尔登认为:这样显著的差别就是能力受遗传决定的证明。他说:他所要证明者,乃具有天赋才能的人,虽然最初出身微贱,环境极坏,但终能成名。反之,处境优越的人并不能成名,除非他同时具有天赋的才能。

二、环境决定论

环境决定论的典型代表是美国的行为主义心理学家华生,他在《行为主义》一书中写道:给他一打健康的婴儿,一个由他支配的特殊环境,让他在这个环境里养育这些婴儿,不论这些婴儿的父母的才干、爱好、倾向、能力和种族如何,他保证能把其中任何一个训练成为任何一种人物——医生、律师、美术家、大商人,甚至乞丐和强盗。在《婴儿心理的研究》一文中,他认为五岁以前婴幼儿的人格,可任由我们的意志造成或毁灭它。

环境决定论的观点是人们的行为取决于外界刺激(刺激-反应)。环境决定论者纽曼(Newman)等人对出生后不久就分开抚养的同卵双生子的智商发展情况做了研究,结果显示,当同卵双生子的教育条件相差显著时,可以证明环境对智力发展的作用。中国的学者郭任远先生也持有这种观点,他在《心理学与遗传》一书中明确指出:一切个体的成形都是环境的刺激所使然,不是为遗传所预定。具有某种特殊反应性的生殖细胞在什么环境就变成什么个体,就产生何种行为。他种生物是这样,人类也是这样。个人之所以为个人,完全是社会环境所造成,生长在什么样的环境就变成什么样的人。

三、二因素论

二因素论的代表人物有斯特恩、吴伟士和格赛尔。斯特恩在《早期儿童心理学》中认为:心理的发展并非单纯的天赋本能的逐渐显现,也非单纯地对外界影响的接受或反应,实为内在的品质及外在的环境合并发展的结果。吴伟士认为:遗传和环境的关系,不似相加的关系,而较似相乘的关系。个人的发展依赖于他的遗传与环境两方面,就像矩形的面积依赖于高也依赖于长一样。格赛尔认为:先天的成熟和后天的学习是决定儿童心理发展的两个基本因素。

四、内外因论

内外因论典型代表是现代瑞士著名的心理学家皮亚杰,它从内外因相互作用的观点看待心理发展的规律。他认为:儿童心理的发展不是简单的刺激到反应,而是刺激和反应之间的可逆关系。发展不是完全由外部刺激所控制,主体的组织活动和外界刺激中的联系同样重要。

五、生物社会论

生物社会论的典型代表是法国著名的儿童与教育心理学家瓦龙。他既强调生物方面的因素,也强调社会的影响,主张从生物和社会的辩证关系角度比较全面地理解儿童心理发展。他认为,研究儿童不能与其周围环境(物质的与社会的)相脱离,不能把儿童看作是孤独的、与世隔绝的生物体,而应把他看作在越来越高水平上,与他的生活环境经常不断地建立起辩证关系的生物体。因此他很推崇巴甫洛夫学说,认为巴甫洛夫学说能够揭示人以及任何生物体与其周围环境的有效相互关系的规律。同时他强调儿童身上既有社会起源的因素,又有生物起源的因素。这两个方面因素在儿童身上交织着,相互对立,相互包含。社会因素通过复杂的生物因素才能起作用,而生物因素又是由人类长期社会生活条件所决定的;婴儿在出生时生物因素还不够成熟,有赖于后天的社会因素才能生存下来。

项目二　健康与心理卫生

一、健康新概念

世界卫生组织(WHO)对健康的定义:健康,不仅仅是没有疾病和身体虚弱现象,而是一种在身体上、心理上和社会上的完好状态。之后,世界卫生组织再次补充健康的定义,提出健康还包括道德健康,即健康是指一个人在身体健康、心理健康、社会适应健康及道德健康四个方面皆健全。

二、心理卫生(心理健康)概念

一般认为心理卫生是以积极的、有效的心理活动,平稳的、正常的心理状态,对当前和发展着的社会、自然环境以及自我内环境的变化具有良好的适应功能,并由此不断地发展健全的人格,提高生活质量,保持旺盛的精力和愉快的情绪。

三、心理卫生标准

关于心理卫生的标准,国内外学者主要是从个体的认知、情绪、意志、人格、行为、社会适应、人际关系等方面的表现和特点来加以确定的。我国学者对心理卫生的标准也提出了本土化的观点。

(一) 心理卫生三标准

我国精神卫生专家许又新教授提出以下三个标准,他强调不能孤立地考虑某一标准,要对三类标准进行综合考察。

1. 体验标准　体验标准是指个人的主观体验和内心世界的状况,主要包括是否有良好的心情和恰当的自我评价等。

2. 操作标准　操作标准是指通过观察、实验和测验等方法考察心理活动的过程和效率,其核心是效率,主要包括个人心理活动的效率和个人的社会效率或社会功能。如工作及学习效率高低,人际关系和谐与否等。

3. 发展标准　发展标准是指着重对人的个体心理发展状况进行纵向考察与分析。主要看发展是否与年龄相符,有无反映发育迟滞的低龄行为表现等。

(二) 心理卫生其他标准

心理卫生标准是心理卫生概念的具体化。国内外学者提出的心理卫生标准不尽相同,但一般包括以下七个方面的内容。

1. 智力正常　智力正常包括分布在智力正态分布曲线的正常范围之内者,以及能对日常生活做出正常反应的智力超常者。它是保证个体进行学习、生活和工作最基本的心理条件,是个体胜任学习、工作任务,适应环境变化的最基本的心理保证。

2. 情绪良好　情绪良好包括能够经常保持愉快、开朗、自信的心情,善于从生活中寻求乐趣,对生活充满希望。一旦有了负性情绪,能够并善于调整,具有稳定的情绪。

3. 意志健全　人的意志可通过行为表现出来,而行为又受意志支配,心理健康者的意志与行为是统一、协调的。意志健全主要表现在意志品质上,心理卫生的个体的自觉性、果断性、坚持性和自制性协调发展,学习、生活的目的明确,能根据现实需要调整行动目标;能果断做出并执行决定,能专注于学习或其他活动并在活动中克服困难,坚持不懈地为实现目标而奋斗;能为实现目标而自觉地约束自己,克制自己不合理的欲望,抵制各种外部诱惑。

4. 人格完整　心理卫生的最终目标是培养健全的人格和保持人格的完整,包括人格要素完整统一,无明显缺陷和偏差。具有正确的自我意识、不产生自我同一性混乱。能以积极进取的人生观作为人格的核心,并以此为中心把动机、需要、态度、理想、目标和行为方式统一起来。

5. 人际和谐　人际和谐包括乐于与人结交,既有稳定而广泛的人际关系,又有自己的朋友;在交往中保持独立而完整的人格,有自知之明,不卑不亢;能客观评价别人,取人之长补己之短,宽以待人,乐于助人等。

6. 自我评价恰当　比较接近现实的、正确的自我评价是个体心理卫生的重要条件。心理卫生的人能对自己做出恰当评价,能体验到自我存在的价值;同时,能接纳自我,对自己抱有正确的态度,不骄傲也不自卑。

7. 良好的社会适应能力　社会适应是指个体对社会环境中的一切刺激能做出恰当、正确的反应。较强的社会适应能力是个体心理卫生的重要特征,而不能有效处理与周围环境的关系则是导致心理障碍的主要原因。

知识链接

项目三　不同年龄阶段的心理卫生

心理卫生又称精神卫生,是对心理卫生的维护和增进。个体心理行为的成长是一个发展的过程,在时间上常划分为儿童期(胎儿期、乳儿期、婴儿期、幼儿期、童年期)、青春期、青年期、中年期及老年期。同一年龄段的人有着相似的生理、心理特点及发展水平,不同年龄段的人则有明显的差异,有着不同的心理特征或心理发展水平。由于不同年龄、不同生活时期的个体承担的家庭角色和社会角色不同,从而导致其存在不同的心理矛盾和应激,出现该阶段特有的心理卫生问题。了解不同年龄段的心理卫生问题,有助于心理卫生维护工作的开展,也有利于临床心理护理的开展。

任务一　儿童期心理特征及心理卫生

一、胎儿期心理特征及心理卫生

胎儿期是指从受精卵形成到胎儿娩出,经历约 40 周时间。

(一)胎儿期心理特征

胎儿的健康状况与父母的遗传、母体营养状态及孕期接触周边环境等因素有关。胎儿是母体的一部分,母体的任何改变和个体行为都会影响胎儿的身心发育。因此,维护胎儿期的心理卫生、发育需保证母体的身心健康。

(二)胎儿期心理卫生

落实优生优育措施,注重孕妇身心健康,加强孕期营养,避免不良环境刺激,重视胎教,促进胎儿生理和心理发育。

二、乳儿期心理特征及心理卫生

乳儿期是指从出生至 1 周岁。

（一）乳儿期心理特征

此期心理发展的主要特点是感觉、运动发展最迅速,情绪开始变化,变得复杂起来,也是产生依恋的阶段。

（二）乳儿期心理卫生

乳儿身体发育迅速,同时,其心理也开始发展。合理喂养、给予爱抚、经常陪伴等可以降低乳儿期心理卫生问题的风险。

1. 合理喂养(提倡母乳喂养)与科学断乳　一方面,母乳中有多种营养成分和抗体,母乳的温度也都适合乳儿消化吸收;另一方面,母乳喂养能增进母子间亲密的依恋关系,使乳儿获得情感上的满足,有利于健康情绪的发展。一般从 4 个月开始逐渐添加辅食,并逐渐减少母乳喂养,至乳儿自然适应断乳。断乳对孩子是一种精神刺激,过早、过晚或过急断乳都不利于其身心发育,断乳一般在乳儿 10～12 个月时进行。

2. 重视感官训练　动作和活动是心理发育的外在表现,也是心理发展的前提。通过动作和活动,乳儿的空间认知和互动能力等得到及时发展。父母要重视锻炼乳儿抬头、翻身、挺胸、坐立等能力,对乳儿进行多种动作的训练,耐心地与乳儿进行言语交流,准备丰富多彩的玩具和布置生动活泼的房间,使乳儿的眼、耳、鼻、舌、身等获得经常性的适宜刺激。

3. 情感呵护　乳儿期是情绪急剧分化、丰富、发展的重要时期。经常抚摸、搂抱、轻拍逗笑乳儿,让乳儿与母亲肌肤接触,可使乳儿获得依恋感和安全感。陪伴、爱抚、情感交流对乳儿心理卫生发展至关重要,因此,父母最好亲自抚养乳儿,避免寄养,满足乳儿的情感需要,降低乳儿出现心理问题的风险。

4. 维护正常心理发育　父母要重视心理变化趋势对乳儿心理卫生的影响,维护正常心理发育,如多带乳儿与外界接触,以避免其害怕陌生人。乳儿的哭闹并非简单的反应。研究者认为,乳儿哭闹有 5 种原因,即饥饿、困倦、身体不适、心理不适及感到无聊。父母要观察乳儿哭闹的特点,妥善应对。

三、婴儿期心理特征及心理卫生

婴儿期是指 1～3 岁的儿童,又称幼儿前期。

（一）婴儿期心理特征

动作发展意义重大,触觉在认识活动中占主导地位,依恋行为继续发展,口头语言发展迅速。较大的婴儿开始出现性别意识,初步形成自我意识,出现比较复杂的情绪体验,如羞耻感、同情心和嫉妒心等,适应、依恋等个体独特气质特征有所显现。

（二）婴儿期心理卫生

1. 训练感知、运动能力　父母应抓住感知觉和运动能力发展最重要、最迅速的婴儿期,通过多种方式与游戏训练婴儿走、跑、跳、转身、翻滚等基本动作,以促进其感觉器官的发育和肌肉力量的增强,同时发展婴儿的注意、意志、情感、自信心等心理品质。

2. 训练口头语言　婴儿期尤其是 2～3 岁期间,口语发展迅速,表现在随意模仿与不随意模仿力都特别强。所以家长首先要注意自己言语的标准性、完整性和卫生性,并利用与婴儿交往的一切机会让其早听、多听,多鼓励、常矫正,多利用物体、玩具、图片进行训练,多说完整的简单句子。不要刻意规定训练任务,更不要强迫孩子说话,让孩子在轻松愉快的情境中发展语言能力,培养孩子学习语言的兴趣。

3. 培养良好的行为习惯　要养成定时、定量用餐,独立、安静用餐的习惯和良好的睡眠节律,这些对于个体心身发育和社会适应均有重要的意义。除此以外,父母也要注意对婴儿性别意识的培养,按社会对性别的期望抚养婴儿,如挑选玩具和衣服,防范性身份障碍的发生。

4. 关注婴儿的情感需要　父母应满足婴儿的情感需求。在情感需求方面。母亲的教养行为可从反应性、情绪性和社会性刺激三个方面衡量。反应性是指对婴儿发出的信号积极应答;情绪性是指通过说、笑、爱抚等积极方式向婴儿表达情感;社会性刺激是指多进行社会性互动,如通过相互模仿学习来丰富生活、调整自己的行为,以适应婴儿的行为反应,而不是将自己的习惯强加给婴儿。

四、幼儿期心理特征及心理卫生

幼儿期是指 4～6 岁的儿童,也称学龄前期,是儿童社会化迅速发展的时期。

（一）幼儿期心理特征

幼儿期智力发展迅速,自主意识明显发展,但自制力不强,具有强烈的好奇心和求知欲。游戏成为幼儿期特殊的社会生活方式。此期是口头语言发展的关键时期,独白语和连贯语的发展是口头语表达能力发展的重要标志。除此以外,幼儿的记忆容量不断发展,但不能主动运用记忆策略,思维形式以具体形象思维为主,五六岁时才能初步形成抽象逻辑思维,获得推理能力。

（二）幼儿期心理卫生

1. 对幼儿的独立愿望因势利导　3～4 岁幼儿独立愿望增强,常按自己想法做事,表现为不听话,心理学上称为第一叛逆期。这是自我意识发展的表现,有积极的意义,应因势利导地培养其自我管理能力。

2. 玩耍与游戏　玩耍与游戏是幼儿的主导活动。玩耍与游戏是幼儿增长知识、启发思维和提高想象力的最好途径。游戏也有利于幼儿动作能力、认知能力、情绪表达能力和控制能力、人格的发展。

3. 鼓励幼儿多与同伴交往　幼儿与成人的交往不能替代幼儿与同伴的交往。幼儿与小伙伴一起玩有利于意志、性格、道德品质、自觉性、语言表达和社交能力的培养。通过与同伴交往可以克服退缩、害羞等心理。父母应创造良好的条件,鼓励幼儿与同伴一起游戏,教会他们更好地与人交流,恰当地表达和控制情绪,准确地处理内心焦虑和冲突。

4. 培养幼儿的良好习惯及独立性　幼儿有很强的可塑性,因此,父母应注意培养幼儿良好的生活方式与习惯,如让他们学会自己穿衣、吃饭、整理玩具,注意饮食卫生,讲礼貌、不自私等。父母培养幼儿的独立性,要有耐心,不要因为幼儿做得不好或溺爱孩子就替代他们做他们自己应该做的事情。

5. 促进幼儿心理品质的提升　家长要认识到幼儿出现第一叛逆期是自然的、正常的,不应严格控制而阻断幼儿心理自我发展的机会。家长要多为幼儿提供自我表达的机会或条件,提升他们的言语表达能力和记忆水平等。同时,家庭气氛、父母的言谈举止,对幼儿心理发展有重要影响,幼儿评判是非对错常常依照父母、教师的言行作标准。因此,父母及教师应给幼儿做好表率,以此提升幼儿的心理品质。

五、童年期心理特征及心理卫生

童年期是指 7～12 岁的儿童时期,属学龄阶段。

（一）童年期心理特征

童年期是个体心理发展的重要转折期。这一时期儿童情绪外露、好奇心强,自我意识不断发展和深化,个人气质和道德观念逐步形成。童年期是智力发展速度最快的时期,也是以游戏为主导转变为以学习为主导活动的时期。此期儿童认知能力发展迅速,模仿力强,常以兴趣左右自己的行为,心理压力大,学和玩的矛盾突出,性格的可塑性大,情商的培养极为重要,社会性的发展有所增加或深化,涉及亲子关系、同学关系等。

（二）童年期心理卫生

1. 培养适应能力　在学龄期,学习已成为儿童的主导活动。少数儿童不能很快适应学校生活。因此,家长要在儿童入学前帮助其调整睡眠、饮食等作息规律,使之与学校生活一致。另外,教师和家长对新入学儿童应多给予具体的指导帮助,要重视新生各项常规训练,如课堂学习常规、品德行为常规等;教师要注意教学的直观性、趣味性;注意使用肯定、表扬和鼓励的方法,以激起他们的学习兴趣和信心;要引导建立温暖快乐的学校生活。

2. 培养学习兴趣,端正学习态度　培养儿童的学习兴趣,形成负责任的学习态度。开学后的常规训练很重要,教师和家长要培养儿童良好的学习习惯,如带好学习用品,遵守秩序等。引导儿童掌握正确的学习方法,包括书写技能、识字与阅读方法、记忆方法,养成预习和复习的好习惯等。

3. 注意开拓创造性思维　对儿童的教育不但要强调传授文化知识,还应注意儿童思维的灵活性、多向性和想象力的培养。

4. 注意培养情商　情商即非智力因素,主要包括良好的道德情操,积极、乐观、豁达的品性;良好的意志品质;同情与关心他人的品质,善于与人相处,善于调节控制自己的情绪。

5. 培养良好品行,纠正不良行为　教师和家长要有意识地培养儿童的品行。根据儿童年龄进行培养:低年级注重常规训练;中年级注重热爱集体、学习和遵守纪律的教育;高年级注重社会公德、意志品质和爱国意识教育,培养文明礼貌待人及保持良好的同学关系。童年期儿童的自我控制与调节能力尚不完善,但模仿力很强,因知识经验缺乏,有时会形成不良行为习惯,如说谎、逃学、打架、欺负同学等。家长和教师应根据儿童心理特点,循循善诱,正确引导。

任务二　青春期心理特征及心理卫生

青春期是指 12～16 岁,是儿童过渡到成年,逐步达到生理上和心理上成熟的阶段。

一、青春期心理特征

（一）心身发展快速而不平衡

在青春期到来时,青少年在躯体和心理方面呈现快速发展趋势。表现为身体急剧的生长和变化,肌肉、骨骼等组织全面急剧成长,生殖系统成熟,第二性征逐渐显露。他们的记忆力处于最佳状态,形成了稳定的抽象逻辑思维能力;自我意识发展出现第二次飞跃,有强烈的自我中心倾向,过分关注自我的外部特征;重视自己的学习成绩,以博得他人的关注和尊重。生理的成熟使青少年产生成人感,他们在心理、社会交往方面总是期望以独立人格出现。其人际关系主要是与同学、父母、教师的关系得到发展并发生一些变化。由于身心两个方面发展的不平衡,成人感与半成熟现状之间的矛盾会使青少年的心理和行为发生特殊变化,出现第二叛逆期,又称为"心理断乳期"。

（二）实现自我的同一性

青少年随着身体的发育和性的成熟,逐渐产生一些新的体验,也感到周围人对他们产生新的反应,他们便力求发现自己的现实状况以及未来变化状况。伙伴的来往、新的社会关系的产生,也使他们扩大了自我活动、自我探索的空间。在这种不断认识和探索中,他们使理想的我逐步接近现实的我,使自我意识达到积极的统一。

（三）道德观和价值观的发展

青少年早期的价值观和道德观主要来自父母,他们的自尊感基本上来自父母对他们的看法。当进入中学这个较广阔的世界以后,同伴群体的价值观,以及教师和成年人的评价日益重要。他们对原先的道德观及自己的价值和能力都要重新做评价,并试图把这些价值和评价综合起来形成一个稳定的体系。

（四）依恋关系的变化

1. 独立意识的增强　随着年龄的增长,青少年与社会的交往越来越广泛。他们渴望独立的愿望日益变得强烈,与家庭的联系逐渐疏远,对父母的权威产生怀疑,甚至发生反抗行为。他们要摆脱家长和其他成年人的监护,摆脱由这些成年人规定的各种形式的束缚。

2. 伙伴关系密切　同龄伙伴是青少年在社会交往中非常重要的社会关系。进入青春期,随着活动范围的扩展,青少年对家庭的依恋逐渐转向伙伴群体,形成亲密的伙伴关系。在言行、爱好、衣着打扮等方面相互影响,对伙伴的信任胜过家长和教师。伙伴之间对共同问题的讨论及各种群体生活经验为其解决问题提供了大量的方法和技术。

（五）认知改变

青春期青少年思维更加完善,进入抽象思维阶段。开始懂得处理复杂的信息或资料。学会自我批评,能在各个方面以成年人的标准要求自己,处理问题时,能听取他人意见,考虑更多的可能性,思维活动的数量增多和质量有很大提高。

二、青春期的心理卫生

（一）渴望独立

青春期青少年渴望独立的心情日益强烈,这种"成人感"或独立性是青少年对自己认识的突出特点,他们害怕别人把自己看成是"小孩"。父母和教师对他们不恰当的评价会使他们产生逆反心理。因此,父母和教师要尊重他们的地位和权利,承认他们的独立性。遇到问题时,应对他们施以循循善诱地帮助,使他们学会客观、全面、辩证地分析问题、看待自我,防止强加于他们的做法。

（二）性心理卫生

青少年往往由于性知识的缺乏而产生心理问题。如男孩子遗精和女孩子月经时出现的紧张、恐惧情绪都可能妨碍学习,也可能使他们产生自卑感和其他心理障碍。因此,对青少年进行性心理卫生教育是刻不容缓的,家长、教师和心理卫生工作者都应重视这方面的工作,采取必要措施,加强对青少年的道德教育。

（三）青少年情绪障碍与心理卫生

青少年由于其情绪不够稳定,在面临压力性生活事件时常常表现得喜怒无常、疾恶如仇、焦虑抑郁。而这些情绪波动也可能是受家长或教师负性情绪的影响而产生的。因此,家长或教师对青少年情绪问题进行心理卫生教育时应注意,不仅要在言谈举止中做表率,而且在情绪控制方面也要做表率。对有心理障碍,如焦虑症、抑郁症、神经衰弱等的青少年,应劝其及时寻求心理咨询等帮助。

任务三　青年期心理特征及心理卫生

青年期是指 18～35 岁,又称成年初期,是人生的黄金阶段。

一、青年期心理特征

生理发育和心理发展达到成熟水平,智力水平在 25 岁左右达到顶峰。其认知能力、情感和人格发展都日趋完善,形成稳定的人生观、世界观、价值观。进入成年人生活阶段,其生活空间、社会活动日益扩大或丰富,恋爱、结婚、生子、工作等。

二、青春期心理卫生

（一）注重人际关系,适应社会变化

青年人进入社会后,面临复杂的人际关系。学习人际交往的技巧,提高人际交往的能力有益于青年人更快适应社会生活。尊重别人和真诚待人是建立良好人际关系的前提,应学会主动、热情待人,学会赞美别人,并正确对待批评等。

（二）增强择业意识,促进职业发展

青年人应结合自身的能力、兴趣和性格特征进行择业,不应只是关注经济收入,以增强工作满意度,降低职业倦怠感,减轻工作压力。

（三）学会自我调节情绪

青年人要正确客观评价自己,树立正确的人生观,保持乐观向上的人生态度,合理宣泄不良情绪,经常反省、改变自己内心的不合理观念,做情绪的主人。当情绪困扰过大时,要充分利用社会资源或心理服务专业机构,向其寻求帮助与关怀。

（四）树立正确的择偶观、正确对待爱情挫折

每个人的择偶标准不一,外在标准包括身材、外貌、个人收入、家庭经济条件等;内在标准包括学识、能力、性格、修养、品德等。青年人择偶应该把内在标准放在首位。如果在恋爱中受到挫折,应理智对待,不应采取报复手段,可通过体育锻炼、参加各种娱乐活动转移注意力,做到失恋不失德。

任务四　中年期心理特征及心理卫生

中年期是指 35～59 岁,是人生的中间阶段。

一、中年期心理特征

（一）心理发展日趋成熟

一般说来，人到 30 岁，生活方式初步定型，思想也安定下来，不再像青年时期那样充满憧憬，而是满怀信心、脚踏实地创立事业，故称"而立"之年。人到 40 岁，知识增多，阅历丰富，认识问题有了广度和深度，不容易为表面现象所迷惑，遇事比较镇定、冷静，故又称"不惑"之年。人到 50 岁，经验更丰富，学识更深广，处世更加稳重妥当，故又称"知天命"之年。所以，中年期是成就事业的黄金时期。此外，性格特征基本定型是中年人心理成熟的一大表现，即从以往成功与失败的经验教训中获得了保持个人精神状态平衡的能力，能更有效地适应社会和环境的需要，担负起社会和家庭的责任，并能妥善处理学习、工作中的矛盾。

（二）智力的持续增长和体力的逐渐衰减

中年人的智力有些部分随年龄增长逐渐衰退，但也有些部分仍然继续发展和成熟，表现为感觉思维敏捷、注意力集中、记忆力旺盛、判断力准确，能独立地观察、分析和解决问题，自我意识增强。中年人的内脏系统和器官的生理功能逐渐衰退，特别是免疫系统功能的减退，给中年人的健康带来了诸多潜在威胁。进入更年期后，女性还会出现心悸、头晕、潮热、盗汗和抑郁等身心症状，即所谓的更年期综合征，男性虽不如女性明显，在外貌和功能上也有明显的变化。

智力的继续增长和体力的逐渐衰减，会给中年人带来一系列矛盾。如高度的责任感与身心能力不足的矛盾，渴望提高工作效率与内耗的矛盾，希望健康与忽视疾病的矛盾等。

（三）集诸多矛盾于一身

中年期是创业的黄金时期，也是身心压力最沉重的时期，是集诸多压力于一身的时期。如家庭与事业的矛盾、工作与休息的矛盾、家庭内部的各种矛盾，同事之间矛盾，上下级之间的矛盾。

（四）面临着社会地位与角色的转换

中年期要承担起各种义务与责任。就家庭而言，要为子女衣食住行、道德品质、学习工作负责；要为处理家庭关系、操持繁杂的家务劳动、赡养体弱多病老人，以及子女成家立业等事务费心劳神；就工作而言，要应对职场角色、位置的变化；要承受经济压力和工作压力；要适应社会大环境各种变化等。

二、中年期心理卫生

（一）稳中求变，保持开放心态

稳定的生活环境和心理状态有利于中年人集中精力获取事业上的成功，但要注意不断接受新事物、活跃思想，防止心理僵化。

（二）努力维持心身平衡

中年人责任重、操心多，因此要注意合理用脑，处事从容，加强体育锻炼，注意调节情绪，养成良好的生活习惯和方式。

（三）做好生命转折的心理准备

人在经过更年期的转折进入老年期时，会出现一系列的生活变化，如配偶丧亡、子女离家、年老退休以及家庭社会地位的改变等,这些变化会对中年人的身心健康产生深刻的影响。对此应有充分的心理准备,以免适应困难,引起精神紧张而导致各种病症。

三、围绝经期心理特征及心理卫生

围绝经期是成年期结束进入老年期的一个转折阶段。在此阶段,由于人的大脑功能在某些方面开始衰退,内分泌系统功能减退,尤其是性激素的下降,会导致身体与心理状态明显变化,一般女性的围绝经期身心变化及其症状比男性的明显,而围绝经期是否出现明显的身心变化或能否适应这些变化取决于多种因素,如不同的身心素质和人格特征;对年龄变化的客观规律有无科学的认识以及心理准备,早年适应生活的训练以及生活经历;生活事件与人际关系的多少与好坏等。积极开展心理卫生工作,及时提供心理咨询,适当地调整生活环境和人际关系,经常给予亲切的关怀和帮助等,将有助于成年人顺利地度过围绝经期。

任务五　老年期心理特征及心理卫生

老年期是指 60 岁以后的阶段,是人生走向终结的阶段。

一、老年期心理特征

(一) 思维的变化

老年人解决问题的能力随年龄增长而下降,逻辑推理能力比年轻人差,批判性思维能力也有所下降。因此,老年人捕捉信息及使用信息的能力都有所下降,解决问题的灵活性也受到影响。

(二) 记忆力下降

老年人的机械记忆下降明显,但意义记忆相对较好,近期记忆较差,远期记忆尚好,再认能力尚好,再现能力较差,记忆速度衰退。

(三) 感知觉减退

感知觉减退表现在听力、视力、嗅觉、味觉等方面的感觉迟钝,即所谓的耳聋眼花,嗅觉、味觉不灵。

(四) 情绪改变

老年人情绪体验的强度和持久性随年龄的增长而提高,且常常趋于不稳定,表现为易兴奋、激怒、爱唠叨和与人争论,一旦发生强烈情绪,则需较长时间才能平静。

(五) 人格变化

随年龄增长老年人往往有过分关注与担心健康和经济的倾向,因此容易产生不安、焦虑、猜疑、嫉妒等心理。因逐渐失去对环境和现状的控制,所以容易怀旧和发生牢骚。

二、老年期心理卫生

随着人类生活水平和医疗水平的逐渐提高,人口老龄化成为现代化的趋势之一,促进老年人的心理卫生,保障老年人度过愉快的晚年已成为全社会关切的问题。

(一) 端正对健康与疾病的态度

老年人对疾病有三种态度:①不重视或不正视疾病;②疑病;③对健康悲观失望。这三种态度都是不正确的,应指导老年人现实地看待自己的健康与疾病,对健康始终抱着乐观的态度。

（二）调整自我意识,知足常乐

如对离退休思想准备不足的老年人而言,离退休会成为一种应激生活事件,导致强烈的情绪波动,出现焦虑、抑郁、孤独感和被社会抛弃感,因为适应不良而影响身体健康。所以应帮助老年人接受离退休是社会新陈代谢必然的现实,使其尽快适应这一人生发展的规律,珍惜美好的回忆和拥有的现实事物,经常保持愉快心情,淡泊名利、知足常乐。

（三）保持与社会接触,发展兴趣,加强活动

国内的调查表明,有 1/3 的老年人不愿意退休,健康的退休老年人中有 50% 希望继续工作,1/3 的退休老年人有自己的兴趣和爱好活动,46.2% 的老年人认为工作或劳动是为社会尽责,27.1% 的老年人认为工作会使他们愉快,24.6% 的老年人把工作视为获得经济上补偿的途径。这些数字表明,老年人参加社会工作,是人生价值观的体现,他们力图摆脱衰老的感觉,回归社会,通过新的社会身份找到精神寄托与生活动力,以此修身养性,保持心理平衡,促进身体健康,为社会发挥余热。

（四）保持家庭和睦,家庭成员互敬互爱

家庭是老年人生活的主要场所,家庭和睦可以使老年人安享天伦之乐,家庭的感情关系对老年人的身心健康影响很大。若家庭尊老传统受到破坏,子女对老年人的生活不闻不问,把老年人视为勒索服役的对象,则老年人易产生焦虑、抑郁情绪,甚至会有前景渺茫和万念俱灰的感觉。在此人生逆境中,假如老伴还在,尚可相依为命,相互照应体贴,一旦老伴去世,孤单一人,更难适应这种凄凉的晚景,所以帮助丧偶老年人在自愿的前提下,重组家庭,也是孤寡老年人心理卫生的一个重要环节。

（李神美　姚淳　曹文婷）

直通护考

模块四　应激与心理健康

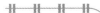

扫码看课件

学习目标

1. 识记：正常与异常心理的判断，心理挫折和心理防御机制，心理应激与应对。
2. 理解：心理健康的概念，应对方式。
3. 应用：健康和心理健康的概念。

重点和难点：

重点：能准确区分正常心理与异常心理，采取正面积极的心理防御机制，应对各种心理挫折，保持心理健康。

难点：心理应激是如何影响心理健康，在应激过程中如何提升心理耐受力、承受力、适应力，如何用积极良好的应对模式来保证身心健康。

项目一　概　　述

我们过去习惯于从生物医学的角度来判定健康和疾病的问题，认为生物学的医学指标是判断健康和疾病的最终标准。以前所说的健康，就是没有躯体症状，用医学测量的方法找不到身体哪一部分有病态的证据。所谓疾病，就是生物医学统计常模可检测到的，身体内某项指标出现偏离正常值的化学或物理变化，作为疾病诊断的重要依据。所以现代健康概念，不仅仅包括生物学的健康，还包括心理学、社会学和道德伦理这样一些方面的完满状态。医学模式也从单一的生物医学模式转变为生物-心理-社会医学模式，在这种医学模式下，其中的应激与心理健康方面的内容，得到了生物学、心理学、社会学等不同领域专业学者的关注和重视。

医学心理学认为，疾病与健康不是对立的，而是相互依存、互为转化的统一体。从健康到疾病，或者从疾病到健康，都是生命的一种形式、一种连续过程，它是动态变化的，呈现不同层次的适应水平和不同阶段的状况。在健康和疾病所呈现的生理、心理、社会的关系中，发现许多社会因素都必须通过心理的中介作用，才引起心身两个方面不同程度的反应变化，这些社会因素也必须成为心理应激后才能对健康或疾病发生影响，既能致病也能治病。社会因素能否影响个体健康或疾病，不仅取决于社会因素的性质和意义，还取决于个体对心理应激事件的认知、评价和应对。心理应对模式是个体主动适应和调节应激事件，与环境保持相对和谐一致的重要策略，也是个体保持健康和抵御疾病的重要心理防御机制。

52

任务一　健康与心理健康的概念

案 例 导 入

　　王先生是位事业有成的成功人士,拥有一般人所没有的丰裕生活,豪车、别墅、美满的家庭,在多地置有房产,收入稳定且较高,有着体面的职业和受人尊重的个人行业地位。

　　但近几年,他自己觉得生活质量在急剧下降。睡眠不好,早起无力,性功能也在下降,夫妻生活不和谐,容易发脾气,对老婆多疑。一天从早到晚头晕晕的,感觉很沉,好像戴了个帽子一样。胃口也不好,什么都不想吃,腹部经常难受。想调理一下身体,吃了很多昂贵的进口保健品,但也没见有什么效果。

　　他对工作没有激情,也没有效率,以前的勤奋劲头不知道跑到哪里去了。每次上班,到了单位后觉得没劲又很想回家,回家了又记挂单位里的事想回去,内心纠结烦恼,郁郁寡欢。

　　为了让自己开心点,他想了很多的办法,比如和朋友聊天、吃饭、喝酒、美容健身、出国旅游等,结果一段时间后还是闷闷不乐。最后发展到出现胸闷、心慌、六神无主等症状,住院检查身体指标、功能基本良好,就是莫名的心理负担很重,严重的时候甚至有了自杀的想法,觉得活着没意义,最后入院治疗。

　　提问:

　　该病人入院后身体医学指标基本符合临床标准,那病人是疾病的还是健康的? 什么是焦虑症? 什么是适应障碍? 护士应从哪些方面对病人进行评估? 针对病人情况护士如何处理? 病人目前存在的主要护理问题是什么? 如何为该病人做心理护理?

　　分析提示:

　　王先生入院后,诊断为中度焦虑症伴随适应障碍,为躯体和心理亚健康状态。护士应通过全面收集病人相关资料,收集病人健康史信息,对病人生理、心理、社会功能等方面做护理评估及护理诊断;在做好病人情绪观察和疾病护理的同时,主要做好心理护理;告知病人心理疾病和生理疾病是一样的,需要医患配合,并尽量减轻病人的心理负担。

一、健康的概念

　　康宁是我们国学文化中五福临门中的一福,是我们民族崇尚健康、安宁的一个美好愿望。什么是健康,在不同的历史时期,不同医家都有不同的表述,对健康的认识也不尽相同。最早,人们对健康的认知停留在身体没有疾病,但随着社会的发展,人类的疾病谱与死亡谱发生了重大变化,影响人们健康的因素包含了不良生活方式、应激事件、环境恶化等心理、社会、自然因素。因此,自世界卫生组织成立以来,不断完善有关健康概念。1948年世界卫生组织提出:健康,不仅仅是没有疾病和身体虚弱现象,而是一种在身体上、心理上和社会上的完满状态。之后,又提出了新的健康概念,健康还包括道德健康。

可见健康的概念内涵已从生物学的一个方面逐步扩展到心理学、社会学和道德伦理方面，这是迄今为止有关健康的较全面、科学、系统的概念。与此同时，现代辩证唯物健康观认为：健康与疾病不是对立的，是一个由量变到质变、不停动态变化的过程，生命的历程就包含了健康与疾病（图4-1）。

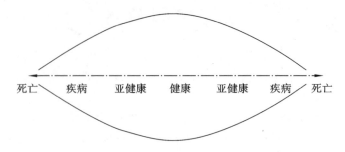

图 4-1　健康序列分布图

二、心理健康的概念

第三届国际心理卫生大会（1946年）提出：所谓心理健康是指在身体、智能以及情感上，在与他人的心理健康不相矛盾的范围内，将个人心理发展成最佳的状态。因此，心理健康是指各类心理活动正常、关系协调、内容与现实一致和人格处在相对稳定的状态。心理健康包含了个体对自然、社会环境足够的心理能力即适应力、耐受力、承受力。

理解心理健康应注意三个层面：①心理健康属医学心理学的范畴，是一门学科，即心理健康学；②心理健康实践，包含了心理健康的宣教、自我调整、心理干预与治疗等多方面的工作；③心理健康状态，包括了一个人知、情、意一致以及具有相对稳定的人格状态，和足够的环境适应力、耐受力、承受力。

（一）评估心理健康的三类标准

许又新（1988）提出心理健康可以用三类标准（或从三个维度）去衡量，即体验标准、操作标准、发展标准。他同时提出，不能孤立的只考虑某一标准，要把三类标准联系起来综合地加以考察和衡量。

1. 体验标准　以个人的主观体验和内心世界的状况为标准，主要包括是否有良好的情绪和恰当的自我评价。

2. 操作标准　通过观察、实验和测量等方法考察心理活动的过程和效应，其核心是效率，主要包括心理活动的效率和个人的社会效率或社会功能。如工作及其学习效率的高低，人际关系和谐与否等。

3. 发展标准　着重对人的个体心理发展状况进行纵向考察与分析。

（二）心理健康水平的标准

如何评估个体心理健康水平？国内外心理学者从各个专业的角度制定标准，如美国心理学家马斯洛提出10条标准：①有足够的适应力；②完全了解自己，并对自己的能力做出恰当的评估；③生活目标能符合客观；④能融入现实环境；⑤能保持人格的完整与稳定；⑥具备从经验中学习的能力；⑦能保持良好的人际关系；⑧具有管理情绪的能力；⑨在不违背集体意志的前提下，能有适度的个性发挥；⑩在符合社会规范的前提下，个体需求能得到恰当的满足。

我国心理学家郭念锋也提出了心理健康十条标准。

1. 心理活动强度　对精神刺激的抵抗能力。在遭遇精神打击时，不同人对于同一类精神刺激的反应各不相同,说明不同人对精神刺激的抵抗力不同。这种抵抗力就是心理活动强度,与个体的认知水平、生活经验、性格特征、神经系统类型以及当时所处的环境相关。

2. 心理活动耐受力　个体把慢性的、长期的经受精神刺激的能力,看作衡量心理健康水平的指标。

3. 周期节律性　人的心理活动在形式和效率上都有着自己内在心理过程的节律性,这个节律性是紊乱的抑或是稳定有规律的,是评估心理健康水平的重要指标。

4. 意识水平　意识水平的高低往往以注意品质的好坏为客观指标,个体在某一阶段不能专注于某项工作或某种思考,持久的注意力分散导致工作、生活上出现问题,就要引起警惕,可能其心理健康水平偏低。

5. 暗示性　易受暗示的人往往容易被周围无关的因素引起情绪的波动和思维的动摇,有时表现为意志薄弱,情绪和思维很容易随环境的变化而变化。这个也是评估心理健康水平的指标。

6. 康复能力　从精神创伤中恢复到个体常态所需要的时间、恢复程度等能力称为心理康复能力,这是评估心理健康水平的重要指标。

7. 心理自控力　情绪的强度、情感的表达、思维的方向和思维过程都是在人自觉控制下实现的。观察一个人心理健康水平时,可以从其心理自控力的高低进行判断。

8. 自信心　当一个人面对生活事件和工作时,首先会评估自己的应对能力。一些人进行这种自我评估时,会过高或过低。这种自信心的偏差所导致的后果都是不好的,因此个体是否恰如其分地表达自信,是心理健康水平的一种标准。

9. 社会交往　人类的精神活动得以产生和维持,其重要的支柱是充分的社会交往。社会交往的剥夺,会导致精神崩溃,出现种种异常心理。因此一个人能否正常与人交往,也标志着一个人的心理健康水平。

10. 环境适应能力　从某种意义上来说,心理是适应环境的工具。环境在不断发生变化,个体就需要采取主动的或被动的态度,去达到自身与环境的平衡,当外部环境突然变化而产生心理应激时,如何保证心理平衡,也反应个体心理健康水平。

（三）心理健康的目标

1. 目标界定　增强和维护心理健康是预防心理疾病最积极的手段和根本措施。心理健康的工作目标有狭义与广义之分。狭义是指预防和矫治各种心理障碍与心理疾病;广义是指增强和维护心理健康,以提高人类对环境、社会以及自身的适应与改造能力。

2. 三级预防　随着心理健康观念的深入,人们提出了心理健康的"三级预防"策略:初级预防是指通过各种形式、各种途径向人们提供心理健康知识的宣教,以防止和减少心理疾病的发生;二级预防是指尽早发现心理疾病并提供心理干预和医学治疗;三级预防是指康复、缓解或减轻慢性精神障碍病人的残疾程度,恢复部分社会功能,提高其环境适应力及协调性。

"三级预防"的策略,是把预防和治疗有机地结合起来,对心理健康研究和实践活动具有重要的指导意义。由此提出心理健康的"三级功能":初级功能——防治心理疾病;中级功能——完善心理调节;高级功能——发展健康的个体与社会。

（四）心理健康的意义

心理健康问题已成为一个世界性的问题,对维护和促进人类健康具有十分重要的意义。

1. 有助于心理疾病的防治 随着社会的变革、经济的转型，人们固有的价值观体系发生重大改变，心理矛盾和冲突越来越严重，心理疾病的发病率呈上升趋势。心理健康教育的开展，有助于防治心理疾病，从而减少心理疾病的发生，使人们更好地适应社会、适应环境。

2. 有助于人们心理健康的发展 心理健康者往往学习能力较强、效果较好、工作效率较高、生活状态和谐稳定，更能耐受挫折和逆境，并且能给周边的人群产生积极的影响。因此心理健康知识的宣传与普及，可助于人们心理健康的发展。

3. 有助于推动精神文明的建设 心理卫生事业是精神文明建设的重要组成部分，是建设精神文明的基石之一。1999 年，全国教育工作会议明确提出了要推进素质教育，培养具有良好心理素质的新一代。这更加明确了开展心理健康工作的重要性和必要性。

（五）心理健康发展简史

心理健康发展的历史源远流长。我国 2000 多年前《黄帝内经》中就记载"圣人不治已病治未病"，认识到智者之养生也，必顺四时而适寒暑，和喜怒而安居处，节阴阳而调刚柔。如是则避邪不至，长生久视。古罗马的西塞罗在《论友谊》一书中也把友谊列为有利于健康的因素。这些都表明，人们早已认识到健康与社会和谐及心理平衡的依存关系。

直到 19 世纪前，人们对心理（精神）疾病还没有明确、系统、科学的认识。许多有精神疾病的病人常在人格上、行为上受到非人道的管束和虐待。1792 年，皮纳尔医生首先提出要使精神障碍病人得到康复，除了不受束缚外，他们应该从事有益的劳动，人们要以关心的态度来倾听他们的诉说。他在所管辖的精神障碍病院中迈出了解放病人的第一步。

1843 年，美国精神病学家斯惠特撰写了世界第一部心理卫生专著，明确提出了"心理卫生"这一名词。1906 年，克劳斯登正式出版《心理卫生》一书。1908 年，美国的比尔斯以自己的亲身体验撰写了一本反映病人在精神障碍病院感受的书《一颗失而复得的心》，向有关方面呼吁，要求改善精神障碍病人的待遇，进行预防精神障碍的活动，并于同年 5 月成立了世界上第一个心理卫生组织。经比尔斯及其同仁们的努力，1909 年 2 月，成立了"美国全国心理卫生委员会"。1917 年创办了《心理卫生》科普刊物，以宣传心理卫生常识。1930 年 5 月，在华盛顿召开了包括中国代表在内的第一届国际心理卫生大会，大会产生了国际心理卫生委员会。

在国际心理卫生运动的影响下，1936 年 4 月，我国成立了"中国心理卫生协会"。但后因各种原因，工作中断了数十年，直至 1985 年才在泰安召开了中国心理卫生大会，正式重新成立了"中国心理卫生协会"。从此，我国心理卫生工作和各类学术活动如雨后春笋般普及推广开来，对维护人民健康起到了不可估量的作用。

任务二　正常与异常心理的判断

案 例 导 入

方某入院自述：我感觉自己的大脑被控制将近一年了，现在生活得越来越艰难，过去他们天天骂我、贬低我，把我搞得快疯了，我决定找到他们，问清楚，和他们做个了断。他们现在知道我要去找他们算账，就变本加厉来折磨我，让我全身抖个不停，身上肌肉不停地抖，我怀疑是被他们不停地测试、不停地被试验才这样的。我知道自己的身体出问题了，但我父母和周围人都不相信我说的，以为我有精神分裂症，就这样我又被我父母送来做治疗，你看我像有病么，我是被他们控制才这样的，现在我已经忍受不了了，睡不着觉，生活越来越糟，请你帮帮我，和我父母说清楚，让我好好睡觉。

提问：

病人被诊断为精神分裂症。精神分裂症是一组病因未明的重性精神障碍，护理人员在护理过程中，应如何区别病人的思维特征和正常人的思维特征？用什么样的标准判定正常心理和异常心理？该病人入院后床位护士应从哪些方面对病人进行护理评估？针对病人不接受自己患病的情况护士如何处理？病人目前存在的主要护理问题是什么？如何做好精神病病人的心理护理？

分析提示：

方某入院后，护士应通过全面收集病人相关资料，包括健康史，生理、心理、社会功能等方面的护理评估；由于精神疾病病因的特殊性，要求护理工作更应侧重于病人的心理、社会方面的问题，尽量解决病人的焦虑，帮助病人改变不正常的思维和行为模式，严格按照护理程序，做好护理工作和护理管理的各个环节。

一、对异常心理的一般理解

日常生活中，人们对异常心理的各种理解，符合一般的逻辑，但是不完善，主要有以下几种。

1. 从统计学角度，将异常心理理解为某种确定心理现象统计常模的偏离 例如，智商在 70 以下是智力缺陷，属于异常范围。

2. 从人类文化的角度，将异常心理判定为对某一文化方式常模的分离 由于不同文化背景下行为的标准不同，在某一文化背景下是异常的行为，在另一文化背景下却属于正常的行为，这一观点称为"文化相对论"。

3. 从社会学角度，将异常心理理解为对社会规则的破坏 任何带来威胁的破坏性行为，无论是对政治的、经济的破坏，还是对身体的破坏，如果有明确的动机及结果，触犯了社会准则，就是犯罪；如果没有任何理由，动机不明确，就被认为是异常心理。

4. 从精神医学角度，将异常心理理解为古怪无效的观念或行为 如幻觉、错觉、性倒错等这些古怪的心理现象，以及妄想、强迫观念等无效的观念，都属于异常心理。

5. 从认知心理学角度，将异常心理看作是个体主观上的不适体验 根据个体的言语信息或非言语信息（面部表情、形体表现），推断个体有着和以前不一样或者和别人不一样的感受，即为心理异常的表现。

二、判断心理正常与异常的标准

人的心理活动是非常复杂的，因此心理正常与异常之间的差别是相对的，没有一条截然清楚的界线，并且，由于心理异常的表现受许多因素的影响，包括环境条件、主观经验、当时心理状态以及不同地域社会人文背景，对于心理正常与异常判定，人们很难找出一个统一公认的判别标准。

我国心理学家李心天对区分正常与异常心理提出如下判别标准。

（一）医学标准

这种标准是将心理障碍当作躯体疾病一样看待。根据一个人身上表现的某种心理现象或行为，便可以找到病理解剖或病理生理变化的根据，在此基础上认定此人有精神疾病或心理疾病。其心理表现则被视为疾病的症状，其产生原因则归结为脑功能失调。这一标准为临床医师们广泛采用。他们深信心理障碍病人的脑部应有病理变化存在。有些目前未能发现明显病理改变的心理障碍，可能在将来会发现更精细的分子水平上的变化，认为这种病理变化的存在才是心理正常与异常划分的可靠根据。医学标准使心理障碍纳入了生物医学范畴，对心理障碍学的研究做出了重大贡献。这种标准也比较客观，十分重视物理、化学检查和心理生理测定，许多医学的概念现在仍为心理障碍学所采用。

（二）统计学标准

在普通人群中，对于人们的心理特征进行测量的结果往往显示出正态分布的规律，其中的大多数人属于心理正常范围，而远离中间的两端则被视为"异常"。因此决定一个人的心理正常或异常，就以其心理特征偏离平均值的程度来决定。显然这里"心理异常"是相对的，它是一个连续的变量。偏离平均值的程度越深，则越不正常。所谓正常与异常的界限是人为划定的，以统计数据为依据。这与许多心理测验方法的判定是相同的。

统计学标准提供了心理特征的数量资料，比较客观，也便于比较，操作也简便易行，因此，受到很多人欢迎。但这种标准也存在一些明显的缺陷。例如，智力超常或有非凡创造力的人在人群中是极少数，但很少被人认为是病态。又如，有些心理特征和行为也不一定呈正态分布，而且心理测量的内容同样受社会文化制约。所以，统计学标准也不是普遍适用的。

（三）内省经验标准

这里的内省经验指两个方面：其一是指病人的主观体验，即病人自己觉得有焦虑、抑郁或说不出明显原因的不舒适感，或自己觉得不能适当地控制自己的行为，因而需要寻求他人支持和帮助。其二是从观察者而言，即观察者根据自己的经验做出被观察对象心理正常还是异常的判断。当然这种判断具有很大的主观性，其标准因人而异，即不同的观察者有各自评定行为的标准。但由于接受过专业训练以及通过临床实践的经验积累，观察者们也形成了大致相近的评判标准，故对大多数心理障碍病人有可取得一致的看法，而对少数病人仍可能有分歧，甚至持截然相反的态度。

（四）社会适应标准

在正常情况下，人体能够维持着生理心理的稳定状态，能依照社会生活的需要适应环境和改造环境。因此，正常人的行为符合社会的准则，能根据社会要求和道德规范行事，即其行为符合社会常模，是适应性行为。如果由于器质的或功能的缺陷或两者兼而有之的原因使得个体能力受损，不能按照社会认可的方式行事，致使其行为后果对本人或社会产生不适应现象，则认为此人有心理障碍。这里正常或异常主要是与行为的社会常模比较而言的。

三、区分正常与异常心理的原则

心理学家郭念锋认为区分正常与异常心理的具体标准一时难以确定，但从心理学角度出发,可明确提出区分正常与异常心理的三个原则。

1. 主观世界与客观世界的统一性原则　因为心理是客观现实的反映,所以任何正常心理活动和行为,必须在形式和内容上与客观环境保持一致性。不管是谁,也不管是在怎样的社会历史条件和文化背景中,如果一个人说他看到或听到了什么,而客观世界中当时并不存在引起他这种感觉的刺激物,那么,我们就可认为这个人的精神活动不正常了,他产生了幻觉。另外,一个人的思维内容脱离现实,便形成妄想。这些都是我们观察和评价人的精神与行为的关键,我们称它为统一性(或同一性)标准。人的精神或行为只要与外界环境不统一,必然不能被人理解。

在精神科临床上,常把自知力作为是否有精神病的指标,其实这一指标已涵盖在上述原则之中。所谓无自知力或自知力不完整,是一种病人对自身状态的错误反应或称为自我认知统一性原则丧失。

2. 心理活动的内在一致性原则　人类的精神活动虽然可以被分为知、情、意等部分,但它自身却是一个完整的统一体,各种心理过程之间具有协调一致的关系,这种协调一致性保证人在反映客观世界过程中的高度准确和有效。比如一个人遇到一件令人愉快的事,会产生愉快的情绪,手舞足蹈,欢快地向别人述说自己内心的体验。这样,我们就可以说他有正常的精神与行为。如果相反,用低沉的语调向别人述说令人愉快的事,或者对痛苦的事做出快乐的反应,我们就可以说他的心理过程失去了协调一致性,称为异常状态。

3. 人格的相对稳定性原则　每个人在自己长期的生活道路上都会形成自己独特的人格心理特征。这种人格特征形成之后具有相对稳定性,在没有重大外界变化的情况下,一般是不易改变的。它总是以自己的相对稳定性来区别一个人与其他人的不同。如果在没有明显外部原因的情况下,这种个性的相对稳定性出现问题,我们也要怀疑一个人的心理活动是否出现异常。这就是说,我们可以把人格的相对稳定性作为区分心理活动正常与异常的标准之一。比如,一个很节约的人突然挥金如土,或者一个待人接物很热情的人突然变得很冷淡,如果我们在他的生活环境中找不到足以促使他发生如此改变的原因时,我们就可以认为他的精神活动已经偏离了正常轨道。

项目二　心理挫折与心理防御机制

任务一　心理挫折

心理挫折是指阻碍个体的需要、意志、愿望、能力施展等达成目标的一种心理体验情境。心理挫折概念包含了多方面的心理活动,概括起来有三个方面的内容:一是挫折体验,是指当个体无法达成动机、目标时的一种情境状态;二是挫折认知,是指对挫折的知觉、认识和评估;三是挫折反应,是指个体在挫折情境下所表现的情绪状态如烦恼、困惑、焦虑、愤怒等,即个体挫折感。

一般来说,挫折情境越严重,挫折反应就越强烈,两者呈正相关。挫折反应的性质、程度主要取决于个体对挫折情境的认知。个体受挫与否,是由当事人对自己的动机、目标与结果之间关系的认知、评估和感觉来判断的,个体差异很大。

案例导入

　　沈某,50多岁,为了家中的事自觉不公平而上访。经过十多年的上访,感觉身心俱疲,最近几个月,自觉恍惚,有不现实感,记忆力很差,胃部、肝部常常觉得不适,严重失眠,有轻生的想法,情绪低落,全身无力,经常头晕、头痛,脾气暴躁,所以入院治疗。

　　提问:

　　目前对病人来说最主要的护理问题有哪些？在护理评估中心理挫折对病人的心身疾病会产生怎样的影响？还需要着重了解病人哪些病史或生活习惯？如何重塑病人心理挫折的认知模式？在心理健康指导中,应重点强调哪些内容？

　　分析提示:

　　沈某被诊断为抑郁症并伴焦虑。抑郁症是以显著而持久的心境低落为主要临床特征,是心境障碍的主要类型。沈某长期遭遇上访受挫生活事件,是导致出现具有临床意义抑郁发作的重要触发条件。沈某入院后,护理人员全面收集其相关资料,包括现病史、既往史、临床表现、辅助检查结果、生活习惯以及对疾病的发生发展、治疗与护理相关知识的了解程度等。由于抑郁症临床表现个体差异较大,疗程较长,护理人员要利用会谈和观察的技巧,从生理、心理、社会文化环境等多层面去了解、评估和进行护理诊断,并根据病人的个体情况实施护理措施及心理治疗,同时根据药物类型正确指导病人使用药物,做好病情观察。

一、心理挫折理论

　　挫折理论是由美国心理学家亚当斯提出的,他认为:挫折是指人类个体在从事有目的的活动过程中,指向目标的行为受到障碍或干扰,致使其动机不能实现,需要无法满足时所产生的情绪状态。心理挫折理论主要揭示人的动机行为受阻而未能满足需要时的心理状态,并由此而导致的行为表现,力求采取措施将消极性行为转化为积极性、建设性行为。

　　在临床心理治疗与干预中,心理挫折如果仅仅是动机不能达成而受挫的话,是不能完全涵盖心理挫折的内涵的,除了需要动机受挫之外,所有能引发个体内在挫折感的生活事件(应激事件),都是心理挫折,包括如自我概念评估受挫、"公平感"受挫、规则损害受挫、选择受挫、不可抗力受挫、违背意志受挫等,这些心理挫折,和个体心理归因模式相关,不论个体采取外归因还是内归因的方式,都是通过认知等中介机制,体验挫折情境,出现应对反应。因此心理挫折理论,已经突破了动机理论的范畴。

　　心理挫折和心理应激概念的异同,体现在其内涵与外延的异同上。个体所有的心理挫折都是应激事件所致;并不是所有的心理应激,都一定会产生心理挫折,这是由个体中介机制的差异性所决定的。挫折和应激都有相同的过程模型:生活事件(应激源)、中介机制、应激(挫折)反应、应激(挫折)结果。下面是几种常见的挫折类型。

（一）需要基础上产生的动机受挫

美国心理学家马斯洛提出需要层次理论，把人的需要分为五个层次：生理需要、安全需要、归属与爱的需要、尊重需要、自我实现需要。由低到高逐渐形成并逐级得到满足，如果主客观原因而阻碍，就产生心理挫折，这个是最基本的、最广泛的心理挫折。

（二）自我概念评估受挫

自我概念是个体对自己存在状态的认知，包括对生理自我、心理自我、社会身份角色自我的认知。如果自我概念的评估没有达到个体的预期，就形成了心理挫折。比如临床上生理自我评估受挫，可能会发生疑病、癔症等；心理自我评估受挫，可能会发生自卑、自我价值感不足，甚至抑郁、焦虑、强迫症状等。

（三）"公平感"受挫

"公平感"是个体内在的主观体验，公平标准是个体受客观影响的一种主观认知，完全受认知主体的价值观、知识经验、意识形态、世界观及地域人文背景等影响。所以，当个体觉得"公平感"被破坏时，就产生心理挫折。比如很多上访户的心理挫折都属于此类。

（四）规则损害受挫

人是社会化的动物，社会规则是支撑社会有序发展的重要基础。人们需要规则，需要坚守规则、习惯规则，长此以往会产生规则下的"应该"的心理体验，当规则不被遵守或被破坏时，"不应该"挫折就发生了，这个也是国内经济社会转型期的一种普遍心理挫折。

二、心理挫折产生的原因

引起个体心理挫折的原因有主观的，也有客观的。主观原因是个体自身的局限性和内在心理冲突。客观原因主要是自然环境因素和社会因素。因此个体心理挫折与许多随机因素有关，也因人而异，且不以人的意志为转移。总之，挫折的形成是由人的认知与外界刺激因素相互作用失调所致。

三、心理挫折的表现和反应

对于同样的挫折情境，不同的个体会有不同的感受和表现，并且有很大的个体差异性。这与个体三大心理能力的高低关联极大。一是在面对心理挫折时内心的调整适应力，二是持续长久面对挫折的耐受力，三是对挫折程度的承受力。

心理挫折对个体的影响具有两面性：一方面，挫折可增加个体的心理承受能力，个体可吸取教训，改变目标或策略，从逆境中重新奋起；另一方面，心理挫折也可使人们处于不良的心理状态中，出现负向情绪反应，并采取消极的应对方式来处理挫折情境，从而导致不良情绪行为反应。

（一）焦虑

焦虑是由紧张、焦急、忧虑、担心和恐惧等感受交织而成的一种复杂情绪。它是人在遭受挫折时常见的心理反应。适当的焦虑，往往能够激发人的潜力，提高工作效率，促使人鼓足力量，去应对即将发生的危机。然而过度、长期处于焦虑状态中就会发展成为焦虑症。

（二）抑郁

抑郁是遭受心理挫折时常见的心理反应，主要表现为显著而持久的情感低落，抑郁悲观，兴趣减退，无愉快感。

（三）愤怒

愤怒是在面对挫折时的一种消极的感觉状态，一般包括敌对的思想、生理反应和适应不良的行为。

（四）攻击

攻击是心理挫折后一种平衡情绪的本能反应。遭受挫折的恶劣心境，会导致攻击被激发。内侵会引发抑郁、退缩；外侵会发生直接攻击而可能违法。

（五）偏执

有些个体在遭受挫折后个性特点会发生重大变化，固执、偏执地坚持自己的观点，即使想法不符合客观现实，却无法通过摆事实、讲道理来加以纠正。

（六）退行

退行是指个体在遭受挫折时呈现与身份、年龄不相符合的倒退幼稚行为，这是消极逃避型自我心理防御机制。

（七）妥协

妥协是和攻击相反的一种情绪反应，表现为一种容忍、忽视或无动于衷的态度。有时妥协表现为一种消极行为，幻想虚构情境来应对挫折，摆脱痛苦。

四、应对心理挫折策略

既然心理挫折是不可避免的，那么就有必要学会如何面对挫折、如何应对挫折，提高挫折承受力。

（一）对挫折的正确认识

要提高承受挫折的能力，首先要正确认识挫折，建立一个正确的挫折观。在现实生活中会遭遇种种挫折，如果总是认为生活中的挫折、困境、失败都是负面的、可怕的，受挫后往往悲观抑郁，甚至丧失了生活的勇气。事实上，所有的事物都有正反两个方面，挫折也一样，对待得当，可以成为自强不息、奋起拼搏、争取成功的动力。生活中许多优秀人物就是在挫折中成熟，在困境中崛起。相反，过于一帆风顺的生活反而会使人耽于安逸、丧失斗志，在挑战到来时措手不及。因此可以说，挫折也是一种机会，只要能坦然面对挫折，树立战胜挫折的勇气和信心，就可以适应任何变化中的环境。

（二）改变不合理观念

心理学研究表明，引起强烈挫折感的与其说是挫折、冲突，不如说是受挫者对所受挫折的认识，以及所采取的态度。一般来说不合理的观念有三个特征：一是绝对化的要求；二是过分概括化；三是糟糕至极。

1. 绝对化的要求　人们常常以自己的意愿为出发点，认为某事物必定发生或不发生。它常常表现为将"希望""想要"等绝对化为"必须""应该"或"一定要""不应该"等。如"我必须成功""别人必须对我好""我已经很清楚明白告诉你了，你就不应该犯错"等。这种绝对化的要求之所以不合理，是因为每一客观事物都有其自身的发展规律，不可能依个人的意志为转移。对于某个人来说，他不可能在每一件事上都获得成功，他周围的人或事物的表现及发展也不会依他的意愿来改变。因此，当某些事物的发展与其对事物的绝对化要求相悖时，他就会感到难以接受和适应，从而极易陷入情绪困扰和挫折之中。

2. 过分概括化　这是一种以偏概全的不合理思维方式的表现,它常常把"有时""某些"过分概括化为"总是""所有"等。用美国心理学家艾利斯的话来说,就是好像凭一本书的封面来判定它的好坏一样。过分概括化具体体现在人们对自己或他人的不合理评价上。典型特征是以某一件或某几件事来评价自身或他人的整体价值。例如,有些人遭受一些失败后,就会认为自己"一无是处、毫无价值",这种片面的自我否定往往导致自卑自弃、自罪自责等不良情绪。而这种评价一旦指向他人,就会一味地指责别人,产生怨恕、敌意等消极对抗情绪。

3. 糟糕至极　这种观念认为如果一件不好的事情发生,那将是非常可怕和糟糕的,是世界的末日。如"我没考上研究生,一切都完了""我没钱,生活就不会快乐"等,这些想法是非理性的,因为对任何一件事情来说,都会有比它更坏的情况发生,所以没有一件事情可被定义为糟糕至极。但如果一个人坚持这种"糟糕"观念时,那么当他遇到他所谓的百分之百糟糕的事时,他就会陷入不良的情绪体验之中而一蹶不振。

（三）加强修养,勇于实践

为了提高挫折承受力,就应该主动地、自觉地将自己置身于充满矛盾的、复杂的社会环境中去磨炼,在社会中学习,而不是逃避社会。同时,必须提高自身的思想修养、道德修养、知识素养,培养"慎独"精神,养成冷静思考的习惯,经常自我分析、自我反省、自我激励。从心理发展的角度看,积极主动的适应、勇敢顽强的拼搏、反复不懈的磨炼会使心理更趋于成熟,增强承受挫折、化解冲突的能力,促进心理朝着健康、向上的方向发展。

（四）培养良好的人格品质

挫折承受力与人格特征有关。性情急躁的人,他们情绪变化大,易激惹动怒,常常因为一点小事而引起挫折感;心胸狭窄的人,他们气量小、好猜疑,喜欢斤斤计较,容易体验消极的情感;意志薄弱的人,他们做事缺乏耐力和持久,患得患失,害怕困难,只看眼前利益,经不起打击和挫折;自我评估偏颇的人,他们缺乏自知之明,或者自高自大、目空一切,或者自卑自贱、畏首畏尾。

为了提高挫折承受能力,每个人都应主动地培养自己良好的人格品质,改变那些不适应发展的人格品质,重点应培养自信乐观、自强不息、宽容豁达、开拓创新等品质。自信才能乐观,乐观才能自信,两者相辅相成。当遇到挫折、困境时,如果相信自己一定能取胜,那就会积极去改变现实,克服困难,战胜挫折,这是自信的作用。因此,提高承受挫折的能力应从培养良好的人格品质入手,从细微小事中严格要求自己,努力在实践中锻炼,使自己的心理得到充分、有效的发展,心理健康达到高水平的状态。

任务二　心理防御机制

 案 例 导 入

蔡某是一名大一的女生,自述只要碰到不开心的事,就会控制不住地进食,吃撑了还想吃,最严重的时候一次吃了近十包方便面,每次吃完了就到卫生间去吐,或者拉,拉不出来就用开塞露导泻,由于吐了很长时间,牙齿釉面都被胃酸腐蚀了。有次觉得非常痛苦,就到学校附近的宾馆开了个房间,住了大约一个星期,什么事都不干,每天就是吃、吐、拉,觉得世界都是末日了,睡眠也不好,整天迷迷糊糊的,后来觉得太难受了,就在父母的陪同下住院治疗。

提问:

病人按照《中国精神障碍分类与诊断标准》(第三版)(CCMD-3),确诊为神经性贪食症。什么是神经性贪食症?和其他神经症有何区别?在护理评估中心理防御机制和神经性贪食症有怎样的关联?对病人来说最主要的护理问题有哪些?还需要着重了解病人哪些病史或生活习惯?如何为该病人做好心理护理?

分析提示:

神经性贪食症是一种进食障碍,特征为反复发作和不可抗拒的摄食欲望及暴食行为,病人有担心发胖的恐惧心理,常采取引吐、导泻、禁食等极端措施以消除暴食对发胖的影响。可与神经性厌食症交替出现,两者具有相似的病理心理机制,往往是由内心无法面对和承受现实环境,导致内在资源匮乏或某种欲望缺失所引起,病人采取压抑、补偿等消极心理防御机制,逐步延展为进食障碍。护士应通过全面收集病人相关资料,包括健康史、成长史及生理、心理、社会功能等,做好护理评估、护理诊断,建立护理目标,完善护理措施,实施护理评价,做好各环节的护理工作,并根据药物类型正确指导病人使用药物,辅以心理治疗。

一、心理防御理论

"心理防御"是弗洛伊德1894年提出的心理学名词,理解这个名词,首先需要了解弗洛伊德在心理动力论中,本我、自我与超我的概念,以解释意识和潜意识的形成和相互关系。本我(完全潜意识)代表欲望,受意识遏抑;自我(显意识)负责处理现实世界的事情;超我(部分显意识)是良知(规则)或内在的道德判断。

在弗洛伊德的精神分析理论中,防御是一个很重要概念,是自我对本我的压抑,这种压抑是自我的一种全然潜意识的自我防御功能,在人格结构中它属于自我功能。当自我下意识、不自觉地感受到来自本我的冲动时,就会以预期的方式体验到一定的焦虑,并尝试用一定的策略去阻止它,这个过程就是防御,或称为自我的防御。防御是自我用来驱赶意识到的冲动、内驱力、欲望和想法的一种机制。一般来说,防御是在潜意识里进行的,因此个体并不会在显意识层面意识到它在发挥作用。根据个体防御机制运作的水平不同,所导致的结果也不同。

二、心理防御机制的概念

心理防御机制是个体面临心理挫折或冲突的情境时,在其内部心理活动中具有的自觉或不自觉地解脱痛苦,减轻内心不安,以恢复心理平衡与稳定的一种适应性倾向。心理防御机制是自我受到超我、本我和外部世界的压力时,自我发展出的一种机能,即用一定方式调适、缓和冲突对自身的威胁,使现实允许,超我接受,本我满足。其积极意义在于能够使个体在遭受困难与挫折后减轻或免除精神压力,恢复心理平衡,甚至激发个体的主观能动性,以顽强的毅力克服困难,战胜挫折;其消极意义在于使个体可能因压力的缓解不足、心理挫折应对不良,而出现退缩、回避、恐惧等而导致心理疾病。合理的心理防御机制有利于身心健康,防御过度则对身心健康有害。

三、心理防御机制的类型

根据精神分析理论,心理防御机制是许多变态心理发生的基础。因此,按心理防御机制与心理疾病的密切程度,一般可分为:①精神病性防御机制,如否认、曲解、外射等,这些机制常被精神障碍病人极端地使用;②神经症性防御机制,如合理化、反向作用、转移、隔离等;③不成熟型防御机制,如退行、幻想、内射等,多发生于幼儿时期,但也被成年人所采用;④成熟型防御机制,如幽默、升华、压抑等,是一些较有效的心理防御机制。

(一) 压抑

压抑是各种心理防御机制中最基本的方法。此机制是指个体将一些自我所不能接受或具有威胁性、痛苦的经验及冲动,在不知不觉中从个体的意识中排除、抑制到潜意识里去,好像是遗忘了一样。这是一种选择性遗忘,不是真正的遗忘,事实上它仍然在我们的潜意识中,在某些相关联的时候,它的内驱力会影响我们的行为,以致在日常生活中,我们可能做出一些自己也不明白的事情。精神分析学派主张将潜意识意识化,并呈现出来,以了解影响我们行为的因素,且再次呈现的时候,也是个体重新面对、重新认知、重新评估的过程,益于消化、减轻或免除个体挫折体验。最简单的例子就是人们常把自己不愉快的经历或见不得人的遭遇"遗忘",一些众所周知的事,偏偏忘记,似乎未曾发生。这种"遗忘"和因时间过久而发生的自然遗忘不同,它并未真正消失,而是转入了潜意识境界,从而避免因提到此事而引起痛苦。当然,这不一定有效,也无助于实际问题的解决。从心理治疗的角度看,应该帮助病人将其挖掘和宣泄出来,这样才有益于身心健康。

(二) 否定

否定是一种比较原始而简单的心理防御机制,其方法是借着扭曲个体在创伤情境下的想法、情感及感觉来逃避心理上的痛苦,或将不愉快的事件"否定",当作它根本没有发生,来获取心理上暂时的安慰。"否定"与"压抑"极为相似。但"否定"不是有目的地忘却,而是把不愉快的事情加以"否定"。

心理学家通过一些实验研究发现,否定(拒绝面对现实)和错觉(对现象有错误的信念)对某些人在某些情况下是有益健康的。但也指出,否定与错觉并不是适用于每一种情况,不过在无力面对现实与环境的情况下,适度否定与错觉仍不失为有效的适应方式。一般常见病的病人或正常人中,有时也有人会采用否定的办法,不愿接受现实。例如,孩子突然意外离去,有些母亲会拒不承认孩子离去的现实。

(三) 退行

退行是指个体在遭遇到挫折时,表现出与其年龄所不符的幼稚行为反应,是一种年龄倒退现象,也称为心理年龄退行。退行行为不仅见于小孩,有时也发生于成人,本来应该运用成人的方法和智力来处理事情,但在某些情境中,会采取较幼稚的行为反应。如果个体持久退行,一直使用与其年龄不符的幼稚方法来应对困难,回避义务与责任,博取别人的同情,骗取别人的照顾与呵护,其退行就是一种异常心理症状了。比如,有人因在股市中发生严重的亏损,心理年龄一下子退行到六七岁,吃饭要喂,大多数的语言和行为都与六七岁的孩子一样。

在临床心理治疗中,有时个案会退行到某个年龄段,在那个年龄段里补偿他所失去的或缺陷的部分,重新成长起来,这时的心理退行,就成了一个治疗康复过程。

(四) 潜抑

潜抑是个体把意识中对立的或不能接受的冲动、欲望、想法、情感或痛苦经历,不知不觉地、无意识地压制到潜意识中去,以至于当事人不能察觉或回忆,以避免痛苦。就是说,我们被触发的感受,通常我们会做出自然与直接的表达,但在特别的情境下,基于各种原因,我们会无意识地将真正的感受做了压制。潜抑和压抑这两种形式有相同的地方,都把不愉快的感受抑制进潜意识,然后在不知觉的情况下呈现出来,不同的地方在于压抑是有意识地去抑制,而潜抑是无意识地去抑制。比如有个男性病人个案,一听到邓丽君的歌,就会莫名地哭泣流泪,经过催眠回溯,原来他四五岁的时候,妈妈意外离去,当时妈妈离去的时候,邻里街上都在放邓丽君的歌,他把妈妈离去的伤痛,无意识地抑制进了潜意识,当外界的条件一致或相似的时候(比如播放当年邓丽君的歌)就会把伤痛呈现出来。

(五)反向形成

当个体的欲望和动机,不为自己的意识或社会所接受时,唯恐自己会做出,将其压抑至潜意识,并再以相反的行为表现在外显行为上,称为反向形成。换言之,使用反向者,其所表现的外在行为,与其内在的动机是相反的。在性质上,反向形成也是一种压抑过程,合理使用反向形成心理防御机制,可缓解个体的焦虑,调节与外在环境的适应性,但如过度使用,不断压抑内心的欲望或动机,且以相反的行为表现出来,则会形成严重心理困扰。在很多精神病病人身上,常可见此种防御机制被过度使用的情况。比如一些青春期的女生明明喜欢异性,却出于一些固化的观念,拒绝异性,甚至认为与异性的接触都是肮脏和恶心的。

(六)合理化

当个体的动机未能实现或行为不能符合社会规范时,尽量寻找一些合乎自己内心需要的理由,给自己一个合理的解释,以掩盖自己的过失,以减免焦虑、痛苦,维护自尊免受伤害,此种心理防御机制称为合理化。

合理化就是制造"合理"的理由来解释并遮掩自我的伤害。事实上,在人生的不同遭遇中,除了面对错误外,当我们遇到无法承受的心理挫折时,可短暂地采用这种方法以减缓内心的痛苦,避免心灵的崩溃,可能在寻找"合理"理由时,还会找到解决问题的方法。但个体如果经常使用"合理化"心理防御机制,会引发严重的心理、精神层面的问题。合理化有许多形式,酸葡萄心理和甜柠檬心理是其中典型的两种。《伊索寓言》中,一只爱吃葡萄的狐狸,发现葡萄架上挂满了葡萄,很想摘下来吃,但又够不着,狐狸不承认自己没能力吃上葡萄,反说葡萄是酸的,自己根本不想吃,这就是酸葡萄心理。又如自己的孩子天资差,则说"傻子有福";钱被人偷去了,又说"财去人安"等。与此相反,在得不到葡萄只有柠檬的时候,认为柠檬也是甜的,这就是所谓甜柠檬心理。即凡是自己的东西都是好的,以此减轻或平息内心的欲望和不安,达到自我安慰的目的。

(七)仪式与抵消

由于个体有意或无意犯错而令他人无辜承受伤害、损失,个体用象征性的仪式或行动,来尝试抵消补偿,以减轻个体心理上的内疚和罪恶感的方式,称为仪式与抵消。例如,在婚礼上主持人不小心摔碎了碗,声音很大让很多人吓了一跳,主持人为了弥补这个失误,就合掌说"岁岁(碎碎)平安"。这种心理防御机制如果过度使用,也会造成严重的心理疾病。

(八)理想化

在理想化过程中,当事人往往对某些人或某些事与物做了过高的评价。这种高估的态度,很容易将事实的真相扭曲或美化,以致脱离了现实。注意区别合理化和理想化的异同,合理化是个体为不当的观念或行为寻找合理的理由,让自己坚信这个观念或行为是对的;理想化是美化自己所拥有的人或事,让自己坚信拥有是值得的,哪怕事实是有缺陷的。持续过度使用理想化心理防御机制,会引发夸大妄想、钟情妄想等。

（九）转移

转移是指原先对某对象的情感、欲望或态度、情绪等,因某种原因(如不合社会规范或具有危险性或不为自我意识所允许等)无法向其对象直接表现,而把它转移到一个较安全、自我意识所允许的对象身上,以减轻自己心理上的焦虑。有位被上司责备的先生回家后因情绪不佳,就借题发挥骂了太太一顿,而其太太莫名其妙挨了丈夫骂,心里不愉快,刚好儿子在旁边吵闹,就顺手给了他一巴掌,儿子平白无故挨了巴掌,满腔怒火地走开,正好遇上家中小黑狗向他走来,就顺势踢了小黑狗一脚,这就是个典型的转移例子。

转移有多种,有替代性对象(或目标)的转移、替代性方法的转移、情绪的转移。合理使用转移心理防御机制,对个体会有一定的益处,过度使用则易造成伤害。

（十）投射

弗洛伊德于1894年提出此概念,用以分析及了解"叙述者的内心世界"。精神分析学派认为投射是个体自我对抗超我时,为减除内心罪恶感所使用的一种心理防御机制。所谓投射,是指把自己的性格、态度、动机或欲望,投射到别人身上。比如,潜意识是很担心自己身体出状况,表现出来很担心孩子的身体状况,实际孩子身体状况是好的。再比如,自己冷了,就担心别人衣服也穿少了;自己饿了,觉得别人也饿了等,都是投射。患有妄想迫害症的病人,多采用此机制,内心憎恨别人,却疑神疑鬼,幻想别人要伤害他。

（十一）幻想

当个体无法处理现实生活中的困难,或是无法忍受一些情绪的困扰时,让自己暂时离开现实,在幻想的世界中得到内心的平静和达到在现实生活中无法经历的满足,称为幻想。很多心理学家认为个体所幻想的内容与学习经验有关(随着学习经验的增加而有不同的内容),儿童时期的幻想偏向于玩具的获得与游戏的满足,而青春期少年的幻想则偏向于英雄式的崇拜。一般而言,凡性情孤僻有退行倾向者,平常少有自我表达机会,易以幻想解除其焦虑与痛苦。

个体在幻想世界中,可以不必按照现实原则与逻辑思维来处理问题,可依个体的需求,天马行空,自行编撰,因此幻想可以说是一种思维上的退化。

幻想使个体暂时脱离现实,让情绪获得缓和,但幻想并不能解决现实问题,人必须鼓起勇气面对现实,克服困难,解决问题。经常沉湎于幻想,会使现实与幻想混淆不清,而出现癔症、妄想性障碍等精神类疾病。

（十二）补偿

"补偿"一词,首先出现于阿德勒的心理学中。阿德勒认为每个人天生都有一些自卑感(来自小时候,自觉别人永远比自己高大强壮,所产生的自卑),而此种自卑感使个体产生"追求卓越"的需要,而为满足个人"追求卓越"的需求,个体借"补偿"方式来力求克服个人的缺陷。我们使用何种补偿方式来克服我们独有的"自卑感",便构成我们独特的人格类型。因此阿德勒主张,欲了解人类的行为,根本上必须掌握两个基本的观念——自卑感和补偿。

当个体因本身生理或心理上的缺陷致使目的不能达成时,改用其他方式来弥补这些缺陷,以减轻其焦虑,建立其自尊心,称为补偿。补偿具有一种向后拉(补救)以防向前倒(失败、障碍)的功效,对个体的心理及行为而言,有些益处,但使用错误补偿方式对个体的心理及行为而言则有害而无益了。补偿可分为消极性补偿、积极性补偿、过度补偿三种类型:①消极性补偿是指个体采取消极的方式来弥补自身缺陷,如喝酒消愁、暴饮暴食、疯狂购物、异常装扮吸引别人注意等,对个体本身没有带来帮助,有时甚至带来更大的伤害。②积极性补偿是指以适宜的方式来弥补其缺陷,若运用得当,会给我们的人生带来一些好的转变。③过度补偿指个体否认其失败或某一方面缺点的不可克服性,却加倍努力改变,企图予以克服,结果反而超过了一般正常的程度。

我们可以发现在不完美的人生里,或多或少都会使用补偿方法来克服缺陷,唯一差别在有人因生理上缺陷,有人因心理上缺陷,有人因社会性缺陷,有人因过错上的缺陷等,而使用各种不同的补偿方式。

(十三)认同

认同,是指人对自我及周围环境有用或有价值的判断和评估。人是需要被肯定的,所以学术界一致认为认同是协助人格发展的重要方法。认同的意义在于消除个体在现实生活中因无法获得成功或满足时,产生的挫折所带来的焦虑和不安。认同可借由心理上分享他人的成功,为个体带来不易得到的满足或增强个人的自信。

(十四)升华

"升华"一词是弗洛伊德最早使用的,他认为将一些本能的行动如饥饿、性欲或攻击的内驱力转移到一些自己或社会所接纳的范围时,就是升华。升华是一种很有建设性的心理防御机制,也是维护心理健康的必需品,如将一些本能冲动或生活挫折中的不满、怨恨转化为有益世人的行动。

项目三　心理应激与应对

随着社会的迅速发展,人们的生活节奏不断加快,竞争日趋激烈,各种心理应激事件随之增多。心理应激作为一个不断发展的概念,成为多学科关注的一个重要研究领域,正在被不同领域的学者不断修正、充实和发展。它主要研究生活事件影响健康的原因、机制与规律特点,应激源是如何导致心身疾病的。因此,掌握心理应激理论,有助于认识心理社会因素在疾病发生发展过程中的作用规律,维护个体心理社会因素的动态平衡,降低各种心理社会因素的负面影响,对维护与促进人类的身心健康具有重要意义。

案 例 导 入

某病人,女,年龄,42岁,职业为建筑设计工程师。被人殴打有多处外伤,肾挫伤入院治疗。自我陈述:自从经历被他人暴力殴打后,经常恶心、头晕、头痛。反复闯入性联想创伤事件情境,失眠多梦,有被害妄想,安全感极度缺乏,过度警觉,有惊恐反应,内心痛苦,心情压抑、低落。害怕乘坐电梯,让陪护反复检查病房门窗。诊断为创伤后应激障碍(PTSD)。

提问：

护理人员要了解什么是创伤后应激障碍,重大生活应激事件会对病人产生怎样的影响? 病人应采用怎样的应对方式? 这种应对方式对疾病有何重大影响? 在护理工作过程中需要从哪几个方面做好护理评估? 如何确立护理目标和护理工作内容的重点? 需要着重了解病人有哪些病史或生活习惯?

分析提示：

按照《精神疾病的诊断和统计手册》第四版修订版(DSM-Ⅳ-TR)分类模式,创伤后应激障碍的发生与很多因素相关联,其中重大创伤性应激事件是发病的基本条件,具有极大的不可预期性,是一种延迟性、持续性的心身疾病。其是由于受到异乎寻常的威胁性、灾难性心理创伤,导致延迟出现和长期持续的一种心理障碍,是一种应激反应致使心理无法平衡的状态。病人入院后,护士应通过全面收集病人相关资料,包括健康史、成长史,以及生理、心理、社会功能等,做好护理评估。在药物治疗的同时,加强心理干预和常规护理,转换病人的应对方式。

任务一　应　　激

心理应激是一种每人都能体验到的情绪状态,它给我们的生活、工作以及身体健康带来明显影响,表现出既有利又有害的双重性。

一、心理应激的概念

"应激"一词源自英文"stress",含义是压力、紧张、应力,是指一个系统在外力作用下竭尽全力对抗时的超负荷状态。1936年,加拿大病理生理学家塞里首先将应激的概念引入生物学和医学领域,之后,不同领域的学者纷纷对其进行研究,使应激的概念在不同时期、不同领域,各有侧重。

在医学心理学界,普遍认为心理应激是个体"觉察"到各种刺激对其生理、心理及社会系统构成威胁时出现的整体反应,这类反应可以是适应或适应不良。

近年来,国内一些学者提出应将心理应激看作是由应激源(生活事件)到应激反应的多因素作用的"过程"。

二、心理应激过程

心理应激过程如图 4-2 所示,可分为应激源、中介机制、应激反应和应激结果四个部分。

(一) 应激源

应激源是指能引起个体心理应激反应的所有刺激物。具体来讲,就是日常生活中面临的各种生活事件,包括来自生物的、心理的、社会的,以及自然环境、人文背景下的各种事件。

1. 应激源的分类

1) 按应激源的来源分类

(1) 内部应激源:产生于个体内部的各种需求或刺激。包括身心两个方面,如身体层

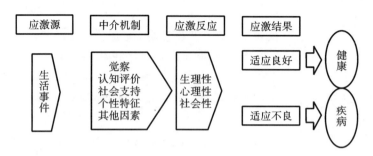

图 4-2　心理应激过程

面的疾病或伤害;心理层面的难受、悔恨、不得志、期望过高等。

(2)外部应激源:产生于个体外部的各种需求或刺激,包括自然环境和社会环境两大方面。自然环境方面有污染、噪声、灾害、气候变化等;社会环境包括人际环境、家庭环境、工作环境、学习环境等。

2)按事件的性质分类

(1)躯体性应激源:作用于人的躯体而直接产生刺激作用的刺激物,包括各种物理、化学与生物刺激,如高温、噪声、辐射、电击、损伤、微生物感染以及疾病等,这类应激源在引起生理反应的同时,往往也引起人们对于躯体损伤的恐惧和焦虑。

(2)心理性应激源:主要是指导致个体产生焦虑、恐惧和抑郁等情绪反应的各种心理困境,如个体的强烈需求、不切实际的预测、过高期望、不祥预感、工作压力、人际矛盾、心理冲突和各种挫折等。心理应激源和其他类型的应激源显著不同的是其直接来自大脑的觉察认知评判系统。

(3)社会性应激源:社会生活情境和事件,如社会政治与经济的转型、社会的动荡与自然灾害以及日常生活、工作中的种种困扰,婚姻、家庭、孩子教育问题等。

(4)文化性应激源:语言、风俗习惯、生活方式、宗教信仰等方面的改变造成的刺激或情境。最为常见的如由一种语言环境进入另一种语言环境,由一个民族进入另一个民族,由一个地域进入另一个地域等,个体不得不面对不同的生活习俗、信仰、价值观,以适应新的人文环境。

3)按事件对个体的影响分类

(1)正性生活事件:个人认为对自己具有积极作用的事件,如晋升、提级、立功、受奖等。但也有在一般人看来是喜庆的事情,而在某些当事人身上却产生消极的体验,成为负性事件,如结婚可能会引起某些当事人心理障碍。

(2)负性生活事件:个人认为对自己产生消极作用的不愉快事件,这些事件都具有明显的厌恶性质或带给人痛苦悲哀心境,如亲人死亡、患急重病等。有研究表明,负性生活事件对身心健康的影响高于正性生活事件。

2. 应激源的量化　美国华盛顿大学医学院的精神病学家霍尔姆斯等对 5000 多人进行了社会调查和实验,利用所获得的资料编制了社会再适应评定量表(SRRS),量表列出了 43 种生活事件(表 4-1),每种生活事件标以不同的生活变化单位(1ife change units,LCU),以表示其对个体的心理刺激强度,其中配偶死亡事件的 LCU 分值最高,为 100,表示个人去重新适应时所需要付出的努力最大。研究发现,若一年内 LCU 累计不超过 150,则来年感到严重不适或患病的可能性只有 33%;若一年内的 LCU 为 150~300,则来年患病的可能性为 50%;若一年 LCU 累计超过 300,则来年患病的可能性高达 70%。当然这种分析有一定的片面性和较绝对化,在应用时还应考虑个体生理和心理素质对健康的影响,而且霍尔姆斯等心理学家汇集的 43 项生活事件,只是社会性应激源的一部分。可用"微应激源"和"日常困扰"来描述人们日常遭受的应激事件,这类事件具有心理应对的持久性的特点。

表 4-1　社会再适应评定量表(SRRS)

生 活 事 件	LCU	生 活 事 件	LCU
1.配偶死亡	100	23.子女离家	29
2.离异	73	24.姻亲纠纷	29
3.夫妻分居	65	25.个人突出成就	28
4.拘禁	63	26.配偶参加或停止工作	26
5.家庭成员死亡	63	27.学业起始或结束	26
6.个人受伤或患病	53	28.生活条件发生变化	25
7.结婚	50	29.个人习惯改变	24
8.被解雇	47	30.与上级矛盾	23
9.复婚	45	31.工作时间或条件发生变化	20
10.退休	45	32.家居环境改变	20
11.家庭成员健康变化	44	33.转学	20
12.妊娠	40	34.消遣娱乐的变化	19
13.性生活问题	39	35.宗教活动改变	19
14.家庭添员	39	36.社会活动的变化	18
15.调换工作岗位	39	37.少量负债	17
16.经济状况改变	38	38.睡眠习惯改变	16
17.好友丧亡	37	39.家庭成员数量改变	15
18.工作性质改变	36	40.饮食习惯改变	15
19.夫妻不睦	35	41.休假	13
20.中量借贷	31	42.圣诞节	12
21.归还借贷	30	43.轻微违法活动	11
22.工作责任的变化	29		

(二) 中介机制

中介机制是指应激源与应激反应之间的联系环节。人的一生中会面对无数应激源。只有那些对个体有意义的应激源才能引起心理应激反应。应激源是否引起心理应激,引起什么样的应激反应,在很大程度上取决于中介机制。

1. 觉察　每个人都以自身的不同方式来觉察环境刺激,这就是同一应激源引起不同反应的原因,是个体觉察到刺激情境对自身的影响。觉察是决定个体对环境刺激是否引起防卫和抵抗的关键,涉及个体对信息处理的水平,取决于气候、饮食、药物、生物关系以及特殊环境等外部条件,也受到个体的遗传和既往经历等内在因素的影响。

2. 认知评价　认知评价是个体对生活事件的性质、程度和危害性的认识和判断。认知评价在生活事件到应激反应的过程起重要的中介作用。对同样的应激源,个体因需要、人格特征、生活经历、适应性、应对能力、社会支持程度、身体素质、功能状态等不同,而产生不同的认知评价,出现应激反应的强弱也不同,有人甚至不出现反应。一个具有威胁性的事件，可因未被觉察或个体对它做出积极的评价而不引起心理应激；而那些不可控制或不可预见的事件会引起较强的心理应激。因此，在临床实践中，医务人员应尽量给病人提供信息，以减轻心理应激。

3. 社会支持 社会支持通常是指来自社会各方面包括父母、亲戚、朋友、同事、伙伴，甚至陌生人等社会人群以及家庭、单位、党团、工会、社团等组织，给予个体精神或物质上的帮助及支持的系统。社会支持分客观支持和主观支持：客观支持，即实际社会支持，包括物质上的援助和直接服务；主观支持指主观体验上的或情绪上的支持，即领悟社会支持，指个体感到在社会中被尊重、被支持和被理解的情绪体验和满意程度。其中领悟社会支持通过对支持的主观感知这一心理现实影响着人的行为和发展，更可能表现出对个体心理健康的增益性功能。社会支持能够缓解个体心理压力，消除个体心理障碍，在促进个体的心理健康方面起着重要作用。

许多研究证明，社会支持是影响个体应激反应结果的重要中介变量，它有减轻个体应激反应的作用，与应激引起的心身反应呈负相关。

4. 个性特征 个性与生活事件、认知评价、应对方式、社会支持和应激反应之间存在较大的相关性，个性特征是影响个体应激反应结果的核心因素。许多资料证明，个性特征和生活事件量表分之间特别是主观事件的频度以及负性事件的判断方面，有很大的关系，决定个体对各种内外刺激的认知倾向，从而影响对个人现状的评估。不同类型的个性特征在面临应激时会有不同的应对策略。

（三）应激反应

应激反应是心理学的重要概念，是指个体经认知评价而察觉到有应激源威胁时所产生的各种心理、生理、社会、行为方面的变化，是一种综合的反应，可分为以下两类。

1. 心理行为反应 个体的心理行为反应从形式上可分为情绪反应、认知反应和综合行为反应三种，其中情绪反应与健康和疾病的联系最为密切。

1）情绪反应 个体在心理应激时，产生什么样的情绪反应以及其强度如何，受很多因素的影响且差异很大。一般情况下，应激源消除这些情绪即可消失。

（1）焦虑：人预期将要发生危险或不良后果时所表现的紧张情绪。焦虑是心理应激反应中最为常见的情绪反应。伴随焦虑产生的交感神经系统的活动增强可提高人对环境的适应能力和应对能力，是一种保护性反应。但焦虑过度或不适当对个体则是非常有害的。

（2）恐惧：一种企图摆脱已经明确的有特定危险的情绪反应。恐惧通常伴随着回避行为，即避免进入危险的境界或从威胁环境中逃走。适度的恐惧有一定的积极意义，因为适度的恐惧能促进个体产生积极的应对行为。例如，司机驶入危险地段时，由于害怕发生意外，才会更加注意行车安全。严重的恐惧则可能造成失控行为。

（3）抑郁：表现为悲哀、寂寞、孤独、丧失感和厌世感等消极的情绪，伴有失眠、食欲减退、性欲降低等。抑郁常由亲人丧亡、失恋、失学、失业和长期病痛等原因引起，属外源性抑郁；还有一种属内源性抑郁，与大脑自主调适心境情绪功能下降和遗传变异生物信号传递紊乱等内在素质相关。

（4）愤怒：一个人追求某一目标过程中遇到障碍或受到挫折时的情绪反应。人在愤怒时，生理、心理会发生一系列的变化，适度的愤怒有助于克服其所遇到的障碍。但是，过度愤怒可使人丧失理智或失去自控而导致不良后果。愤怒情绪经过适当疏导，在一定程度上可以得到化解，如果处理不当，则可激化，并有可能导致攻击性行为的发生。

2）认知反应　适度的心理应激反应有助于个体增强认知能力,使注意力集中、思维活跃、动作灵敏、警觉水平提高,借助于自我防御机制适应外界环境的变化,并对自己的应对效果做出新的评估,以减轻应激所引起的内在紧张和痛苦情绪。但超强、持久的心理应激则会使个体认知能力下降。常见的认知反应有意识障碍,注意力受损,记忆力、思维力、想象力减退等。

3）综合行为反应　当个体经受应激源刺激后,会有意识或无意识在行为上发生变化,以恢复环境的稳定性。积极的综合行为反应,会为个体减轻压力,甚至可以激发个体的主观能动性,克服困难,战胜挫折。而消极的综合行为反应会使个体出现逃避与回避、退行与依赖、敌对与攻击、失助与自怜及物质滥用等行为。

积极的综合行为反应有问题解决策略及情绪缓解策略两种。问题解决策略包括了寻求社会支持;获得解决问题需要的信息;制订需要解决问题的计划;面对问题找到切入点等。情绪缓解策略包括宣泄情绪;改善认知结构;身心放松训练;转移关注焦点等。

消极的综合行为反应短期可以减轻应激对个体的影响,但长远观察会引发不良的心理结果。

(1)逃避与回避:逃避是指已经接触到应激源后而采取的远离应激源的行动,主要表现为逃到另一现实中。如某大学生学习成绩一直很好,但因某种原因而考试失败受到挫折后,一改过去刻苦学习的精神状态,转向消遣娱乐,试图以学习之外的活动避开因学习压力给自己带来的焦虑与不安;回避是指事先知道应激源将要出现,在未接触应激源之前就采取行动远离应激源。

(2)退行与依赖:心理退行是个体受到挫折时,用与其年龄不相符合的幼稚方式应对环境变化或满足自己的欲望。根据临床研究发现,退行行为是不自觉的无意识的心理防御,目的是减轻个体心理上的压力和痛苦,退行行为必然伴随心理依赖。多见于病情危重经抢救脱险后的病人及慢性病病人或遭受重大挫折的病人。

(3)敌对与攻击:攻击是在应激源刺激下个体以攻击方式做出的反应,表现为不友好、谩骂、憎恨或羞辱别人等敌对情绪。攻击对象可以是人或物,可以针对别人也可以针对自己,如临床上某些病人自己拔掉引流管、输液管,不肯服药的自损自伤行为等。敌对与攻击共同的心理基础都是愤怒。

(4)失助与自怜:失助是一种无能为力、无所适从、听天由命、被动应对的行为状态,通常是在经过反复应对无效,无法控制心理应激情境下产生的。失助使人不能主动摆脱不利的情境,从而对个体造成伤害性影响,须加以引导和矫正。自怜是自己可怜自己,对自己怜悯惋惜,其心理基础包含对自身的焦虑和愤怒等成分。自怜多见于独居、对外界环境缺乏兴趣者,当他们遭遇心理应激时常独自哀叹、缺乏安全感和自尊心。倾听他们的申诉并提供适当的社会支持可改善他们的自怜行为。

(5)物质滥用:某些人在心理应激情况下会通过吸烟、喝酒或服用某些药物来达到暂时麻痹自己、摆脱自我烦恼和困境的目的。这种不良的生活方式通过负强化机制,会逐渐成为个体的一种不良生活习惯。

2. 生理反应　个体在心理应激状态时常伴有不同程度的生理反应。这些生理反应主要是大脑通过神经系统、内分泌系统和免疫系统进行调节的。同时,这些生理反应又通过反馈机制反作用于三大系统,使机体尽可能从应激所造成的紊乱中恢复过来。这既是机体对应激的适应过程,也是异常情况下应激导致心身疾病的发生机制。

(1)心理-神经机制:通过交感神经-肾上腺髓质轴进行调节。当机体受到某些应激源的强烈刺激后,经过大脑皮质的认知评价,可使中枢神经系统兴奋,引起交感神经-肾上腺髓质系统的活动明显增强,肾上腺素和去甲肾上腺素的大量分泌,导致心排血量增加、血压升高、血糖升高,反应速度提高,这一系列的变化都为机体应对应激源提供了充足准备。短时间内这些反应有利于机体发挥潜在能力,使机体适应环境的急剧变化。但持久或强烈的应激反应可使机体内部的能量耗竭,并可引起自主神经功能紊乱,导致多种心身疾病。

(2)心理-神经-内分泌机制:通过下丘脑-腺垂体-肾上腺皮质系统进行调节。心理应激时,下丘脑肽能神经元分泌激素促进腺垂体的活动,腺垂体分泌促肾上腺皮质激素促进肾上腺皮质活动,肾上腺皮质分泌糖皮质激素,可使血糖水平升高、蛋白质分解、游离脂肪酸增加,以增加机体对有害刺激的耐受性。

(3)心理-神经-免疫机制:有关免疫学的研究表明,在应激反应过程中,免疫系统和中枢神经系统进行着双向调节。一般认为,短暂而不太强烈的应激不影响或略增加免疫功能,强烈的应激则显著抑制细胞免疫功能。长期而又强烈的应激会造成皮质激素分泌持续增加,引起胸腺和淋巴组织退化、萎缩,抗体反应抑制,巨噬细胞活动能力下降,最终导致机体免疫功能低下。

(四)应激结果

适度的应激对人体健康和功能活动有促进作用,但长期、强烈的应激则使人难以适应,最终导致心身疾病的产生。

1. 适应良好 当应激源作用于个体时,个体保持内外生理、心理环境平衡,这就是适应良好。因此适度的应激反应能使人产生良好的适应结果,对提高个体面对应激刺激的适应力是有帮助的,会促进个体成长和发展、维持人正常社会功能活动。

(1)有利于促进身心健康发展:有研究表明,幼年期经历适度的心理应激会导致明显的发展变化,可培养提高其在后来生活中的应对和适应能力,更好地对抗和耐受各种致病因子的侵袭和各种紧张性刺激。而那些幼年期"过度受呵护"的孩子,一旦脱离家庭走向社会,则往往会遇到适应问题,在遭遇持久或强烈的心理应激后可能会出现不良后果,如退学、患病等。健全的人格和适应生活变化的良好功能是个体在社会生活与实践过程中长期应对各种刺激而逐渐形成的,是心理健康的重要标志之一。

(2)有利于维持正常心理和生理功能活动:人的一生会遇到各种矛盾和挑战,适当的刺激和应激有助于维持人的生理、心理及社会功能。在解决矛盾、应对挑战时既会有紧张、劳累和痛苦,也会带来成功的喜悦、轻松和欢乐。工业心理学的有关研究表明,工人在从事单调、重复、缺乏挑战性的工作时,很容易进入疲劳状态,表现出注意力不集中、情绪不稳定、工作效率下降、事故增多等。这说明工人的生理、心理及社会功能受到了单调操作的抑制或损害,一旦增加工作的变动性和挑战性,就能改善工人的身心功能,提高功效。可见,适度的应激可帮助人消除厌烦情绪,提高学习、工作和生活的兴趣。因此,我们可以通过常参加各种紧张性比赛、从事某种冒险活动等,以增强应对每种应激的能力,维持自身的正常功能活动。

2. 适应不良 心理应激引起的心理、生理反应若过于强烈、持久,就会导致相应的临床症状出现,给人们带来身体不适和精神痛苦。由于应激反应存在个体差异,故临床表现也不尽相同。

(1)急性心理应激综合征:急剧严重的精神创伤体验会导致有些个体出现急性心理应激综合征,常表现为较强烈的心理与生理反应,常见的有三种临床综合征:一是急性焦虑反应,表现为烦躁、震颤、过敏、厌食、腹部不适等症状与皮肤湿冷、瞳孔扩大、心动过速、血压升高等体征;二是血管迷走反应,表现为头晕、虚弱等症状与皮肤湿冷、面色苍白、出汗、心动过缓、血压下降等体征;三是过度换气综合征,出现心悸、呼吸困难、窒息感、胸部压迫感等症状与手足痉挛体征。

(2)慢性心理应激综合征:处于慢性应激状态的人其典型综合征是"神经血管性虚弱",常有头痛、胸痛、心悸、呼吸困难、易疲劳等表现,因此常辗转于临床各科与各医院之间,但达不到消除病痛的目的。

(3)加重精神和躯体疾病:心理应激可加重一个人已有的疾病或导致疾病复发。如高血压病人与人争吵后发生脑出血,冠心病病人在观看足球赛时发生心肌梗死等。

3. 适应障碍　个体经历应激事件后出现反应性情绪障碍、适应不良行为障碍和社会功能受损。情绪障碍如焦虑、抑郁及有关的躯体症状,但尚不能达到焦虑症和抑郁症的诊断标准;还会有品行障碍以及心理退行。

4. 诱发新的疾病　心理应激引起内环境紊乱,使人们处于对疾病的易感状态。在此基础上,如有其他致病因素侵袭或个体有不良遗传素质,就很有可能诱发新的疾病。至于患哪种疾病,主要取决于致病因素的性质和遗传素质,心理应激主要作为一种非特异性的致病因素起作用。

任务二　应对方式

一、应对概念

应对又称应付,由于应对可以被直接理解成个体解决生活事件和减轻事件对自身影响的各种策略,故又称应对策略,是个体对抗应激的一种手段,是心理应激的中介机制。"应对"一词,首先由精神分析学派提出,其概念也逐渐发生了变化。以前"应对"被视为"适应过程""行为""认知活动和行为的综合体"。随着认知应激理论研究的发展,比较认同的"应对"概念是个体在处理心理应激时的种种认知行为和策略,是保持心理平衡的一种手段。也是个体在应激状态下,有意或无意地采取一些方法、使自身适应或摆脱某种应激情境的过程。

应对的功能主要体现在两个方面:一是改变现存的人与环境的关系,称为问题指向性应对;二是对应激性情绪或生理性唤醒的控制,称为情绪关注性应对。问题指向性应对是通过改变个体的行为或改变环境条件来对抗应激;情绪关注性应对是通过应对以调整情绪并维持一个适当的内部状态以便较好地处理各种信息。伴随着次级评价(简称次评)个体会同时进行相应的应对活动,如果评价为事件是可以改变的,采用的是问题指向性应对;如果评价为事件是不可改变的则往往采用情绪关注性应对(图4-3)。

对于应对形成机制或者应对方式内部构成,学术界早期的素质性观点和情境性观点在描述应对过程中可以相互补充。素质性观点涉及个体通常偏好的应对方式,以此改变应激性情境对个体的影响;而情境性观点强调个体如何应对特殊环境中的应激事件,反映了个体处于应激时的努力状况。

二、应对方式的种类

(一) 从应对与应激过程的关系看

应对活动涉及应激作用过程的各个环节,包括生活事件(如面对、回避、问题解决)、

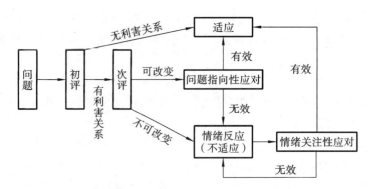

图 4-3　认知评价在应对过程中的作用

认知评价(如自责、幻想、淡化)、社会支持(如求助、倾诉、隔离)和心身反应(如放松、服药)。从这一角度所进行的应对研究曾被称为过程研究。

（二）从应对的主体角度看

应对活动涉及个体的心理活动(如再评价)、行为操作(如回避)和躯体变化(如放松)。

（三）从应对的指向性看

有的应对策略是针对事件或问题的,有的则是针对个体的情绪反应的,前者曾被称为问题指向性应对,后者为情绪关注性应对。

（四）从应对策略与个性的关系看

可能存在一些与个性特质有关的、相对稳定的和习惯化的应对风格或特质应对。与前述的过程研究相对应,以特质应对理念进行的应对研究曾被称为特质研究。

（五）从应对是否使自身适应或摆脱某种情境看

应对形式分为无意识应对和有意识应对。

1. 无意识应对　无意识应对是个体在心理应激时,为对抗、缓解或摆脱应激源引起的心理紧张时不知不觉所采用的自我保护机制,又称心理防御机制。它属于精神分析理论的概念,是一种潜意识的心理保护机制,有两种作用:一是积极的作用,它能暂时地减轻心理症状,使个体有更多的机会去寻找应对挫折更为有效的方法;二是消极的作用,使个体依赖于心理防御,逃避现实,不能有效地从根本上去解决问题。心理防御机制是常见的心理现象,几乎每个人都在不知不觉中使用,但若使用不当或过多地依赖,也是不正常的,甚至表现为某种病态。

2. 有意识应对　有意识应对是指个体在心理应激时,积极、主动地调整自己的心态,重新修正目标改变认知和行为,以保持心理平衡,达到适应的过程。主要方式有以下几种。

（1）消除或回避应激源:人们在日常生活中要尽可能获得心理应激的完整信息,制订计划消除应激源。如改善人际关系、排除干扰、改进学习方法、提高学习成绩等,从根本上消除应激源;对于难以避免或无力消除的应激源,可采取回避的方法,即视而不见,听而不闻,远离应激源,以减少心理应激反应的发生。

（2）正确面对,适度压抑情绪反应:日常生活中每个人都不可避免地会遇到各种困难和挫折,面对这些应激要冷静地分析原因,总结经验教训;改变消极认知,消除不合理的信念,换位思考,对应激源进行合理的再评价,增强战胜困难的信心,同时,还应用意志力量适度地压抑愤怒、焦虑等不良情绪反应,以保持平衡的心理状态,促进个体身心健康。

(3)面对现实,修正目标:有许多心理压力和挫折感来源于个体脱离现实,对客观事物绝对化的要求,或对自己估计过高。为减轻应激强度,缓解或摆脱应激源引起的心理紧张,必须根据客观实际情况建立适宜的期望目标,这样能增强成就感和自信心。

(4)改善周围环境,争取社会支持:心理应激时,可通过改善自身的人际关系,获得社会支持系统的关心、指导和帮助,或改变造成心理应激的环境,使心身紧张状态得以缓解,从而有效地应对应激。

(5)寻找精神宣泄方法,掌握放松技术:日常生活过程中,个体遭受应激时,自己应寻找一种能使自己自由表达受压抑情感的情境,让内心痛苦得到宣泄,紧张情绪得到缓解。如愤怒时找一个合适的地方宣泄情绪,痛苦时大哭一场,心烦时找知己倾吐一番等。人们也可通过适当的活动,如散步、游泳、打拳、跳舞、唱歌、听音乐、练书法、聊天、冥想、练瑜伽、放松训练等,放松紧张的心身状态。

(6)重新建立新的生活方式:对长期慢性心理应激或慢性心身疾病的病人来讲,将以上各种方法结合起来,重新建立一套适合自身的生活方式,对改善心身状态,提高生活质量是非常重要的。

三、应对的影响因素

研究证明,应对与各种应激有关因素存在相互影响和相互制约的关系。应对与生活事件、认知评价、社会支持、个性特征、应激反应等各种应激有关因素相关,还与性别、年龄、文化、职业、身体素质等有关。

四、应对干预

应对干预又称应对指导,是指通过对应对环节进行心理干预,以提高个体应对策略的过程。应对干预具体方法如下。

(1)指导个体通过"问题解决"的应对方法,从根本上消除应激源。

(2)指导个体进行"再评价"应对,使之改变认知评价,以减轻应激反应。

(3)提供或帮助寻求社会支持,即采用"求助"的应对方式。

(4)分散注意,即采用"转移"的应对方式。

(5)指导个体进行一定的放松训练,即"松弛"应对。此外,催眠、暗示、运动,甚至使用药物等方法,也可视为应对干预手段。

五、心理防御机制

心理防御机制可视为个体应对策略之一。前述应对活动是为了缓冲应激对个体自身的影响、摆脱心身紧张状态的心理适应过程,是意识性的心理和行为策略;而心理防御机制则是潜意识的。当本我的欲望与客观实际条件出现矛盾而造成潜意识心理冲突时,个体会出现焦虑反应,此时潜意识的心理防御机制就起到减轻焦虑的作用。虽然,心理应激理论和精神分析理论不属于同一范畴,应对和防御机制分别属于意识和潜意识领域,但也存在着内部联系:两者都是心理的自我保护措施;通过意识的训练可将防御机制转变为习惯化的应对活动如否认、升华、转移、幽默等;许多心理防御机制可以直接表现出外部行为活动,也是可以被观察的。心理防御机制的理论在前文已做详述。

知识链接

直通护考

(金小丰 粟幼嵩 卢秀琼)

模块五　心理障碍和心身疾病

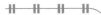

扫码看课件

学习目标

1. 识记:心理障碍和心身疾病的基本概念。
2. 理解:非器质性睡眠障碍、非器质性性功能障碍、常见心身疾病的识别干预。
3. 应用:神经症性障碍、抑郁障碍和自杀问题的识别干预。

重点和难点:

重点:恐惧性焦虑障碍、其他焦虑障碍、强迫障碍、疑病障碍的临床表现和干预要点。

难点:分离(转换)性障碍、抑郁障碍的临床表现和干预要点,自杀问题的评估和干预。

项目一　概　　述

随着生物医学模式向生物-心理-社会医学模式的转变,人们越来越关注心理和社会因素在疾病发生和发展中的作用。国内有研究显示,综合性医院住院病人中,因各种原因出现或伴发精神心理障碍的比例达到 29% 以上,门诊初诊病人,最终诊断是躯体器质性疾病的病人略高于 1/3,有近 1/3 的病人其实是精神心理障碍,剩余 1/3 的病人则是与心理因素密切相关的躯体疾病,即心身疾病。

关于"心理障碍"的概念,从广义上讲,可以认为和"精神障碍"是同义词。精神障碍是指在各种因素的作用下造成的心理功能失调,出现感觉知觉、思维、情感、行为、意志以及智力等精神活动方面的异常,常常需要用医学的方法进行干预的一类疾病。由世界卫生组织编制的《疾病和有关健康问题的国际统计分类》(ICD),被许多国家采用,1992年出版的第十版(ICD-10)使用至今,分为 21 章,包括临床各科的疾病以及影响健康的因素,其中第 5 章专门描述精神与行为障碍,只有该章的名称为"障碍",其他章都称为"疾病"。从这个角度看,其实"精神疾病"和"精神障碍"也是同义词。

但是在现实生活中,因为语言习惯和对精神病的污名化,"精神疾病"或"精神病"会加重病人和家属的精神负担和压力,可能会产生病耻感。而人们更加愿意接受"心理障碍"这个词,相对而言,"心理"对于"精神",前者会让人听上去感觉舒服些,同理,"障碍"相比"疾病",也会让人心里好受点。

在心理学领域尤其是临床心理学和咨询心理学学科领域,更加习惯使用"心理障碍"这个词,相应的有异常心理学或者变态心理学课程。而在医学领域尤其是精神医学学科领域,更加习惯使用"精神障碍"这个词,相应的有精神病理学或者症状学课程。其实所谓"异常心理"和"精神症状",本质上是一回事,只是两个学科的视角有差异,心理学视角的任务是非医学的心理咨询师发现异常心理后及时转诊给精神科医师,而医学视角的任务是精神科医师识别精神症状后明确诊断和治疗。

关于心身疾病,也有广义和狭义的概念,从广义来讲,个体生活在一定的自然环境和特定的社会环境下,生物因素和心理社会因素都对个体发生某种疾病起着作用,广义的心身疾病包含了所有的疾病;而狭义的心身疾病,则是指发病与心理社会因素密切相关,特别是和情绪因素密切相关的,往往累及植物神经所支配的组织或脏器,导致这些组织或脏器出现结构改变和功能障碍的躯体疾病。

知识链接

项目二　心理障碍

在精神科临床诊疗中,有一种比较笼统的分类方法,即根据症状表现是否有幻觉、妄想等精神病性症状,以及病人的现实检验能力、自知力是否受损,将精神障碍分为精神病性障碍和非精神病性障碍。前者包括精神分裂症、妄想性障碍、伴有精神病性症状的躁狂或抑郁症等,后者包括神经症性障碍、躯体形式障碍、进食障碍、非器质性睡眠障碍、性身份障碍、性偏好障碍、多动障碍、抽动障碍等。通俗地理解,精神病性障碍就是比较严重的疾病,非精神病性障碍相对较轻。本项目中,将按照ICD-10第5章精神与行为障碍分类,重点介绍一些常见的非精神病性障碍。

任务一　神经症性障碍

知识链接

神经症性障碍,简称为神经症,包括一组病因、发病机制和临床表现不同的精神障碍,说明这一组精神障碍可能具有异质性的特征。但同时,它们又有如下一些共同的特征:①起病常与心理社会因素有关;②病人病前具有某种个性特征;③症状没有相应的器质性病变基础;④社会功能相对完好;⑤自知力充分。

一、恐惧性焦虑障碍

知识链接

案例导入

我不敢坐地铁

小李,女,27岁。因为"害怕乘坐地铁和火车一年"前来心理科门诊就诊。

现病史:病人一年前的某天,在上班乘坐地铁时,突然出现头晕、胸闷症状,当时正值上班高峰时间,地铁车厢里非常拥挤,病人几乎"晕倒",地铁工作人员拨打120,急救人员赶到后,病人头晕、胸闷症状自行缓解,随后到医院检查,未发现明显躯体疾病,医嘱门诊随访。几周后,病人在乘坐地铁时又出现同样的状况,又去医院检查还是未发现躯体疾病。病人因为工作需要到外地出差,在乘坐火车时,同样出现头晕、胸闷症状,在列车停靠最近的站点后,工作人员送病人去附近医院检查,仍旧没有发现躯体疾病。由于多次出现类似情况,导致病人害怕乘坐地铁和火车,影响正常工作,最后不得不辞职。

过去史:无特殊。

个人史:个性较内向。

家族史:否认两系三代有精神异常。

体格检查:未发现明显阳性体征。

精神检查:意识清晰,交谈合作,情绪稍有焦虑,谈到坐地铁和火车的经历时会有恐惧感,出现轻微手抖,未见幻觉、妄想等精神病性症状,求治欲强,自知力存在。

以下为医生和小李之间的一段对话。

医(医生):请介绍一下自己的状况。

患(病人):我这一年过得很艰难,不敢坐地铁和火车,自己都不知道是为什么,就是不敢,为了这个事情,工作也没了。

医:第一次出现这个情况的时候,有什么特别的事情发生吗?

患:第一次就是感觉胸口闷,透不过气,头很晕,可能那天早高峰时间,地铁里太挤了,我前一天好像没睡好,一早又起来赶去上班。那天真的吓死我了,地铁工作人员帮我叫了救护车,我在那之前从来没上过救护车。

医:当时你出了地铁车厢,感觉怎么样?

患:他们扶着我坐在站台的椅子上,我感觉稍微好点,站台比车厢里好,后来救护车到了,我感觉胸口不那么闷了。

医:后来你出现过好几次类似的情况吗?

患:是的,我也觉得奇怪,好几次看医生都说身体没病,但是坐地铁就会害怕。后来我干脆就不坐地铁了,但是上班经常迟到,领导总是批评我。

医:如果你在马路上,远远看到地铁站的标识,有什么感觉?

患:有时候会想到之前的事情,会怕的,还会腿软,不敢朝那边走过去。

医:如果不经过地铁站,会怎么样?

患:一切正常,没什么反应。

医:那次出差坐火车是什么感觉?

患:我上了火车,就害怕,高铁车厢都是密封的,开车后不到站点中途不会停车,我想下去,但是没法下去。

医:你工作经常出差吗?

患:最近半年出差多,我没法去,领导说这样子不行,我也实在是没办法,只能辞职了。

医:这份工作你喜欢吗?

患:工作挺好的,收入也不低,如果我可以坐火车,不会辞职的,现在这样影响工作,公司不养闲人,我也不能赖着不走。

……

临床诊断:场所恐惧

提问:

1. 小李是否存在躯体疾病未被查出?

2. 小李害怕的对象是什么?

分析提示：

1. 小李有头晕、胸闷等症状，但经过多次检查均未发现明显躯体疾病，症状没有相应的器质性病变基础，这是神经症性障碍的基本特征之一。

2. 小李每次坐地铁或者火车，会出现恐惧的表现，地铁和火车对于她来说，是特殊的场所，相对封闭，无法随意进出，如果她不能"逃离"现场，恐惧情绪会加重。

（一）概述

恐惧性焦虑障碍在国内习惯简称为"恐惧症"，是以恐惧症状为主要临床表现的神经症性障碍。病人所害怕的客体或处境在其身体之外，其实当时并无危险，但病人出现恐惧，发作时往往伴有显著的植物神经症状，病人知道这种害怕是过分的、不应该的、不合理的，但无法克制恐惧，并且要极力回避所害怕的客体或处境。

（二）病因和发病机制

1. 遗传因素　有研究发现场所恐惧症病人的近亲中，该症发病危险率（11％）较对照组（4.2％）高，同时发现场所恐惧症病人的亲属中惊恐障碍的患病率也高，提示场所恐惧症可能与遗传有关，并和惊恐障碍有一定联系。

2. 生化因素　约50％社交恐惧症病人，出现恐惧时，血肾上腺素浓度升高，而惊恐障碍病人惊恐发作时无这种现象。静脉滴注乳酸盐，可引起惊恐障碍病人的惊恐发作，但不会引起恐惧症病人发生惊恐，提示两种障碍有不同的生化基础。

3. 心理学理论　精神分析学派认为恐惧症主要是悬而未决的儿童期的俄狄浦斯情结冲突的结果。而行为主义学派的条件反射理论认为，恐惧症是因某些无害事物或情境与令人害怕的刺激多次同时出现，形成条件反射成为病人的恐惧对象，并引起焦虑，促使病人采取某种行为加以回避；若回避行为减轻了病人的焦虑，则成为一种强化因素，并通过操作性条件反射，使这种行为固定下来。

（三）临床表现

1. 恐惧症状的临床特征　在恐惧症中，诱发焦虑的主要原因是容易识别的，而且是并无危险的外在情境或物体，由此导致病人对这些情境或物体的特征性回避或怀着恐惧情绪去忍受。其特点如下：①对某些客体或处境有强烈恐惧，恐惧的程度与实际危险不相称；②发作时伴有植物神经症状，如头晕、昏倒、心慌、颤抖、出汗等；③对恐惧对象有回避行为；④知道这种恐惧是过分、不合理、不必要的，但无法控制。

2. 临床类型

（1）场所恐惧症：病人主要表现为不敢进入商店、公共汽车、剧院、教室等公共场所或者是黑暗空旷的场所，担心忍受不了那种场合下将要产生的极度焦虑，因而回避。有的病人甚至根本不敢出门，对配偶和亲属的依赖感非常强烈。在恐惧发作时，还可能伴有抑郁、强迫及人格解体等症状。

（2）社交恐惧症：病人主要表现为在社交场合下感到害羞、局促不安、尴尬、笨拙、怕被别人耻笑等。他们不敢在人们的注视下操作、书写或进食；他们害怕聚会，害怕与人近距离相处，更害怕组织以自己为中心的活动。有的病人不敢当众演讲，不敢与重要人物谈话，担心届时会出现"脸红"的现象（赤面恐惧）；有的病人害怕并回避与别人的目光相遇（对视恐惧）。病人恐惧的对象可以是陌生人，也可以是熟人，甚至是自己的亲属、配偶,较常见的恐惧对象有异性、严厉的上司以及未婚夫或未婚妻的父母等。

（3）特定恐惧症:病人对某一特定的事物（除场所和社交外）有一种不合理的恐惧。例如,害怕接近特定的动物,害怕高处、雷鸣、黑暗、飞行、在公厕大小便,害怕接触特定疾病的病人等,促发恐惧的情境单一、具体。特定的恐惧一般在童年或成年早期就出现,如果不加以治疗,可以持续数十年。导致功能受损的程度取决于病人回避恐惧情境的难易程度。多数病人的恐惧限于某一特殊对象,但也有少数病人在消除了对某一物体的恐惧之后,又出现新的恐惧对象。

上述三种类型可以单独出现或合并出现。

（四）干预要点

1. 行为治疗 恐惧症的首选治疗。首先要了解病人的恐惧是如何形成的,尤其是要了解首次发病时的情境,详细评估病人的个性特征以及精神刺激因素,采用适当的行为治疗,如系统脱敏治疗或满灌治疗。行为治疗的局限是,只强调可以观察到的行为动作,只是所谓"治标",疗效是否持久,尚须更多的验证。

2. 药物治疗 从严格意义上来说,并没有消除恐惧情绪的所谓特效药物。苯二氮䓬类抗焦虑药和以普萘洛尔为代表的β受体阻滞剂对恐惧症的躯体症状治疗效果很好,能减轻或消除植物神经症状。三环类抗抑郁药物多塞平、阿米替林、氯米帕明以及选择性5-羟色胺(5-HT)再摄取抑制药(SSRI),对恐惧症伴有焦虑的病人很有帮助。

二、其他焦虑障碍

案 例 导 入

反复发作的"心脏病"

王先生,男,35岁。因为"半年内反复多次胸闷、气急、心悸发作"由心内科转诊至精神科就诊。

现病史:病人半年前的一天下午,开车出小区正要转弯到主干道,另一辆汽车从他旁边擦肩而过,病人当时就感觉突然心跳加快、胸口闷,透不过气,立即开车返回小区并回家休息。两天后的中午,在公司午休时又突然出现胸闷、心慌、大汗淋漓、手脚发抖,同事发现他面色苍白,担心他是心脏病发作,拨打120急救电话,由救护车送到附近医院急诊,检查心电图心率124次/分,提示"窦性心动过速",其他检查均未发现明显异常,经过十几分钟休息后病人症状缓解,自行回家。之后病人分别在不同场合（家里、小区花园、超市等）出现过类似发作,每次都像"心脏病",去医院急诊,除了心电图显示"窦性心动过速"之外,其他各种检查均未发现明显异常,急诊医师予以"麝香保心丸"备用,嘱休息、观察、随访。半年来病人多次发作,无明显诱因,有时去急诊,有时休息数十分钟后自行缓解。不发作时,病人无特殊症状,但会担心再发"心脏病"。病人空闲时也曾到医院心内科门诊就诊,经过多次检查也未发现躯体异常,最后有一位内科医师建议病人转诊至精神科。

过去史:无特殊。

个人史:性格较急躁。

家族史:否认两系三代有精神异常。

体格检查:未发现明显阳性体征。

精神检查:意识清晰,交谈合作,情绪稍有焦虑,在说到一些经历时会有恐惧感,出现轻微手抖,未见幻觉、妄想等精神病性症状,求治欲强,自知力存在。

以下为医生和王先生的一段对话。

医:请你谈谈"心脏不舒服"时的感觉。

患:这种感觉实在是不好受,心脏"咚咚咚咚"跳得特别难受,憋着一口气,都喘不过来,腿发软,整个人都要倒下去。

医:当时有没有昏迷? 自己有意识吗?

患:感觉像是要晕过去,但其实自己是知道的,他们送我去医院,或者是打120急救电话,我都是记得的。

医:这种发作不是一次两次,有好多次,每次感觉都一样吗?

患:差不多,都是有那种"快要死掉"的感觉,很恐怖。

医:发作有什么规律? 比如特别的场合、特别的时间?

患:这个没有规律,突如其来,说发就发,很难预测的,讲不清楚。

医:你之前也看过很多医生,都说你心脏没问题,你是怎么看的呢?

患:一开始我也觉得很奇怪,内科医生说我心脏没问题,但又开了麝香保心丸的药,这不是很矛盾吗? 如果我心脏没病,为什么还要开心脏救急的药? 如果开药代表我心脏有病,那医生又为什么说我心脏没问题? 发作的时候真的像快要死掉的感觉,心跳得很厉害,很难受,但有时候过十几分钟,自己也会好。后来有医生说我是焦虑,是心理疾病,让我看精神科,我自己上网查了下资料,也觉得像。

……

临床诊断:惊恐障碍

提问:

1. 王先生到底有没有"心脏病"?

2. 王先生发作时有什么特殊体验?

分析提示:

1. 王先生每次发作虽然有明显的胸闷、气急、心悸等症状,但经过多次检查,除了心电图显示"窦性心动过速"之外,未发现其他异常,心内科医师也排除了他患有心脏疾病。

2. 王先生发作时,有一种"快要死掉"的感觉,非常害怕,这是濒死恐惧感,是惊恐障碍的典型症状。

(一) 概述

在国内所谓的"焦虑症",是狭义的概念,是指 ICD-10 中的"其他焦虑障碍",主要有惊恐障碍和广泛性焦虑障碍,并不包含恐惧性焦虑障碍。病人常伴有头晕、胸闷、心悸、呼吸困难、口干、尿频、尿急、出汗、震颤和运动性不安等症状,其焦虑并非实际威胁所引起,其紧张程度与现实情况很不相称。

(二) 病因和发病机制

1. 遗传因素　焦虑倾向作为一种人格特质,至少部分由遗传决定。有焦虑倾向的人在不良社会环境影响或应激状态下,较易产生病理性焦虑,尽管引起焦虑的直接原因是社会或环境因素,但其潜在的原因是遗传因素。早期的家系调查发现,焦虑障碍病人近亲的患病率(15%)明显高于一般居民(5%);也有研究结果表明,单卵双生子的同病率(5%)比双卵双生子高(2.5%)。

2. 生理和生化因素　相关研究发现,焦虑障碍和脑干特别是蓝斑、边缘叶有关。而去甲肾上腺素、多巴胺、5-羟色胺、γ-氨基丁酸等神经递质,以及乳酸盐代谢,与焦虑障碍的发病有关系。

3. 心理学理论　精神分析理论认为,焦虑源于内在的心理冲突,是病人早年经历中被压抑在潜意识中的冲突在成年后被激活。行为主义理论认为,焦虑是通过学习所获得的对可怕情境的条件反射。

（三）临床表现

1. 惊恐障碍　这是一种突如其来的惊恐体验,仿佛窒息将至、疯狂将至、死亡将至。病人宛如濒临末日,或奔走,或惊叫,惊恐万状、四处呼救。发作时伴严重的植物神经功能失调,具体主要有三个方面症状:①心脏症状,胸痛、心动过速、心跳不规则;②呼吸系统症状,呼吸困难、有窒息感;③神经系统症状,头痛、头晕、眩晕、晕厥和感觉异常。也可以有出汗、腹痛、全身发抖或全身瘫软等症状。发作通常起病急骤,终止也较快,一般持续数十分钟便自行缓解,也有部分病人需经若干天才能完全恢复。发作过后病人仍心有余悸,不过焦虑的情绪体验不再突出,而代之以虚弱无力感。

2. 广泛性焦虑障碍　病人长期感到紧张和不安,做事时心烦意乱、没有耐心,与人交往时紧张急切、极不沉稳;遇到突发事件时惊慌失措、六神无主,极易朝坏处着想,即便是休息时,也坐卧不宁、担心飞来横祸。病人如此惶惶不可终日,并非由客观存在的实际威胁引起,而是一种连本人也难以理喻的主观过虑的表现。

（1）植物神经功能失调:症状经常存在,表现为心悸、心慌、出汗、胸闷、呼吸急促、口干、便秘、腹泻、尿频、尿急、皮肤潮红或苍白。

（2）运动性不安:表现为舌、唇、指肌震颤,坐立不安、搓手顿足、肢体发抖、全身肉跳、肌肉紧张性疼痛等。

（四）干预要点

1. 惊恐障碍　药物治疗对惊恐障碍效果明显,可以在药物控制症状的基础上,配合心理治疗。

（1）药物治疗:常用的有苯二氮䓬类、β受体阻滞剂、三环类抗抑郁药以及选择性5-羟色胺再摄取抑制药(SSRI)。

（2）心理治疗:支持性心理治疗、松弛疗法等均可配合药物治疗。

（3）避免不必要的检查以及非精神科的会诊。

2. 广泛性焦虑障碍

（1）心理治疗:支持性心理治疗、松弛治疗、行为治疗、催眠治疗等均可应用,其他如音乐治疗、生物反馈疗法也有一定疗效。

（2）药物治疗:不是首选治疗手段,如果心理治疗后仍持续存在明显的焦虑症状,可用药物治疗。苯二氮䓬类药物的使用最普遍,丁螺环酮相对苯二氮䓬类药物没有明显成瘾性,选择性5-羟色胺再摄取抑制药(SSRI)、β受体阻滞剂也有一定效果。

三、强迫障碍

案 例 导 入

洗不干净的手

小红,女,25 岁。因为"反复洗手半年,伴情绪紧张和失眠"就诊。

现病史:半年前的一天中午,病人在人行道上行走,迎面过来一名路人,与她面对面走过时,对方突然打了两个喷嚏,病人当时感觉似乎有唾沫星子溅到自己手上。回家后病人立即洗手,皂液搓手再用清水冲干净,循环了近十遍,洗了十几分钟才感觉洗干净了。当天晚上睡觉时又反复回想中午的过程,越想越觉得恶心,想了两个多小时还没睡着。之后病人渐渐出现洗手频率增加,每天要洗十多次手,每次洗手时间也延长,从十几分钟到几小时,最长的一次,夜间连续洗手十小时,整夜没睡觉。病人为此感到痛苦,一方面理性上觉得没必要这样没完没了地洗手,但另一方面又无法控制地要去洗手,有时候尝试控制自己,却没有用。

过去史:无特殊。

个人史:个性追求完美。

家族史:否认两系三代有精神异常。

体格检查:未发现明显阳性体征。

精神检查:意识清晰,交谈合作,情绪焦虑,主观有痛苦的体验,存在明显的强迫性思维和行为,反复地担心怀疑手被污染,在反复洗手时,理性上知道没有必要,也有反强迫意向试图阻止自己洗手,但不能奏效,未见幻觉、妄想等精神病性症状,求治欲强,自知力存在。

以下是医生与小红的一段对话。

医:第一次长时间洗手,当时是怎么想的?

患:那天中午路上遇到一个人,就和我面对面走过的时候,打了喷嚏,我感觉有唾沫星子溅到我手上了,想想真是恶心,回家后马上洗手,洗了好几遍。

医:后来你洗手越来越多,但并没有遇到第一次那样的事情。

患:是的,以后没有遇到过别人朝我打喷嚏,但是这件事就像阴影一样,我一直在想,想的时候感觉好脏、很恶心。

医:想多的时候,有什么感觉?

患:感觉很难过、痛苦、烦。

医:那么你自己觉得,到底手有没有洗干净呢?

患:有时候觉得没洗干净,要多洗洗,有时候觉得其实已经洗干净了,但是又不想停,很矛盾。

医:这种矛盾像是一种恶性循环,会让你无所适从并加重痛苦的感觉?

患:是这样,感觉很差。

医:有时候理性上知道没必要这么想,也没必要洗很多次手,但就是控制不了?

患:是的,有时候一边洗手一边就在想不要洗了,但是无法停下来。有时候不洗了,开始还好点,没多久又更加痛苦,反而洗手洗得更多。

······

临床诊断:强迫障碍

提问:

1. 小红的手到底有没有洗干净?

2. 从理性上讲,小红的现实检验能力有没有受损?

分析提示:

1. 小红反复多次洗手,有时候自己还感觉脏,其实已经很干净了,有时候自己也意识到没必要再洗,但是无法控制。

2. 小红虽然在行为上反复洗手,但是理性上是知道自己洗干净了,意识到没有必要再洗,只是在行为上无法停止,这是强迫障碍病人的症状表现,强迫症状与病人主观上的反强迫意向在做"斗争",产生痛苦和焦虑的情绪,病人的现实检验能力是存在的。

(一) 概述

强迫障碍是以强迫观念、强迫冲动或强迫行为等强迫症状为主要表现的一种神经症性障碍,病人深知这些观念和行为不合理、不必要,但却无法控制或摆脱,病人有意识的自我强迫和反强迫并存,二者的尖锐冲突使其焦虑和痛苦。病人体验到观念或冲动来源于自我,但违反自己意愿,虽极力抵抗,但无法控制;病人意识到强迫症状的异常性,但无法摆脱。

(二) 病因和发病机制

1. 遗传因素 强迫障碍病人与双亲的同病率为 $5\%\sim7\%$,远远高于普通人群,单卵双生子中的同病率高于双卵双生子,这些均提示强迫障碍的发生,有一定遗传因素。

2. 生理和生化因素 有研究发现强迫障碍病人的血清催乳素增高,且女性明显。而5-羟色胺的浓度水平和强迫障碍的发病密切相关。

3. 心理和社会因素

(1) 在人格特征方面,约1/3的强迫障碍病人病前具有拘谨、犹豫、节俭、过分仔细、要求完美的个性特点。

(2) 精神分析理论认为,强迫障碍是强迫性格的进一步病理性发展,由于防御机制不能妥善处理强迫性格形成的焦虑,于是产生强迫症状,强迫症状形成的心理机制包括固着、退化、孤立、反应形成等。

(3) 行为主义理论以两阶段学习理论来解释强迫症状,在第一阶段,通过经典条件反射,某种特殊情境引起焦虑,为了减轻焦虑,病人产生回避反应,表现为强迫性仪式动作,如果借助仪式动作或回避反应可使焦虑减轻,则在第二阶段通过操作性条件反射,使这类强迫行为得以重复出现。

(4) 在社会环境方面,工作过分紧张、要求过分严格、处境不佳等因素均可造成长期的紧张、焦虑和不安,重大的精神刺激更易使人忧心忡忡、惶惶不安,于是反复思考检视过去,揣测担忧未来,继而演变成强迫症状,这些症状具有保护性回避反应的性质。

(三) 临床表现

强迫障碍的基本症状包括强迫思维、强迫情绪、强迫意向、强迫动作和行为,病人可以存在一种症状,也可以几种症状并存,对强迫症状有一定的自知力,理性上知道这类思维或行为是不合理的或是不必要的,试图控制但不能成功。

1. 强迫思维　主要有强迫性怀疑、强迫性联想、强迫性穷思竭虑、强迫性回忆等。

(1)强迫性怀疑:病人对自己言行的正确性反复产生怀疑,明知毫无必要,但难以摆脱。例如,晚上睡觉前怀疑自己是否把门窗都关好。

(2)强迫性联想:病人见到一个词、一句话或者脑海中出现一个观念,便不由自主联想到另一个词、一句话或者另一个观念,如果联想的词句或观念与原来的意义相反,则称为强迫性对立。

(3)强迫性穷思竭虑:病人对日常生活中的常规事物或自然现象,反复思索、刨根问底,明知缺乏现实意义、毫无必要,但不能控制。如:反复思考为什么苹果叫"苹果"而不是其他名称,为什么 $1+1=2$ 而不是其他数字等。

(4)强迫性回忆:病人对经历过的事件,不由自主地在脑海中反复呈现,无法摆脱,感到苦恼。如果这种回忆达到表象程度,则称为强迫性表象。

2. 强迫情绪　病人对某些事物不必要地担心或厌恶,明知没有必要,但无法摆脱。

3. 强迫意向　病人反复体验到想要做出某种违背自己意愿的动作或行为的强烈内心冲动,知道没有必要,努力控制自己不做,但难以摆脱这种冲动。例如,一个人站在山顶上,内心有一股冲动要跳下去,但自己又不会跳下去。

4. 强迫动作和行为　病人常出现强迫性洗涤、强迫性检查、强迫性询问、强迫性仪式动作等。往往是继发于强迫思维的不由自主的顺应性行为,由此可暂时减轻强迫思维引起的焦虑。

(四) 干预要点

强迫障碍的治疗,以药物治疗合并心理治疗,效果更好。

1. 药物治疗　三环类抗抑郁药氯米帕明用于强迫障碍的疗效是肯定的,但有明显的抗胆碱能和抗肾上腺素能副作用。选择性 5-羟色胺再摄取抑制药(SSRI)应用广泛,疗效明确。对于难治性强迫障碍病人,可合并使用小剂量抗精神病药以提高疗效。

2. 心理治疗　认知-行为治疗是对强迫障碍有效的心理治疗方法之一,行为治疗主要运用暴露和反应预防两种方法。森田治疗对强迫障碍同样有效,特别是在绝对卧床期结束时,症状改善幅度较大,病人对治疗理念"顺其自然、为所当为"领悟得越深刻,远期疗效越好。

3. 手术治疗　极少数严重病例,药物和心理治疗无效,且病人本人有意愿,可转精神(功能神经)外科进行手术治疗。

四、疑病障碍

 案 例 导 入

患了"肝癌"只能等死

梅梅,女,42 岁。因为"反复就诊'肝癌'九个月"由肿瘤科转诊至精神科。

现病史:九个月前,由于闺蜜患肝癌去世,病人非常伤心,之后开始关注自己的身体健康。病人想到之前经常和闺蜜一起吃饭,知道闺蜜有乙肝病史,担心自己被传染。病人在网上查询乙肝和肝癌的相关信息,联想到自己和闺蜜的接触,感到害怕,于是到医院检查,结果并没有发现有异常。病人不放心,又到另一家医院检查,还是未发现异常的结果。对此病人并不满意,在之后的半年多时间里,病人反复数十次奔波于各大医院,内科、外科、传染科、肿瘤科、中医科等科室轮流就诊,尽管各科医师反复告诉她并没有患肝癌,各种辅助检查均提示正常,但对于医师的解释,病人并不相信,认为医师是在安慰她或者是水平差,病人觉得自己就是得了肝癌,医生再不给她治疗,她只能等死。有肿瘤科医师建议她转诊至精神科,病人感到医生是在说她"脑子不正常",是在推卸责任,并因此到医院行政部门投诉。病人家属在刚开始的时候,陪她到医院看病,时间长了,家属也感到厌烦,觉得病人是"无病呻吟、没事找事",家庭关系也由此出现冲突。

过去史:无特殊。

个人史:性格敏感多疑,易受暗示。

家族史:否认两系三代有精神异常。

体格检查:未发现明显阳性体征。

精神检查:意识清晰,交谈合作,存在明显的疑病先占观念,对所谓"肝癌"感到焦虑和痛苦,担心自己不治而亡,对于之前给她看病的医生感到不信任和抱怨,未见幻觉、妄想等精神病性症状,自知力受损。

以下是医生与梅梅的一段对话。

医:你好! 是有什么原因让你来这里就诊?

患:他们肿瘤科医生推卸责任,查不出我的病,说我是脑子不正常,让我来看精神科。

医:你认为之前的医生不负责任,能感觉到你的抱怨。

患:是的,明明我得了肝癌,他们非要说我没病,说是我自己乱想,你说这种医生说的是什么话。

医:请你详细说说肝癌是怎么回事。

患:大半年前我的闺蜜去世了,她以前有乙肝,后来癌变了,发现了没多久就不行了。我和她从小一起长大,一起上学,你说我心里有多难过,她小孩还小,妈妈就没了,我感到她小孩真是可怜。想想自己和她同龄,自己小孩也小,我万一有个三长两短,我的孩子怎么办? 因为以前经常和她一起吃饭,我也担心被传染乙肝,乙肝有很多癌变的,不治之症啊。

医:看得出,闺蜜去世,你很伤心,你也很担心自己的身体和孩子的未来。

患:嗯,我后来上网看了很多乙肝和肝癌的事情,感觉自己好像有点像,我去看医生,检查下来没有,一开始我还有点轻松,后来想想不对,万一这家医院没查出来呢,我还是要换一家医院再看。

医:后来你看了几家医院?

患:数不清了,十几家,周围大医院都去过,总共几十次了。

医:检查结果怎么样?

患:都说没有问题。

医:你看了很多医院很多科室,内科、外科、传染科、肿瘤科,中医西医都有,不同的医生都说看不出有病,那你怎么想?

患:我应该是患肝癌了,有的医生是在安慰我,还有很多医生就是水平差、不负责,根本就是没有看出来。

医：按照你的说法,如果医生没看出来,会怎么样?

患：他们不给我治病,我就会很快死掉。

医：你非常担心这一点,那你家里人怎么看这件事?

患：我老公也不好,帮着医生说话。一开始他对我蛮好的,陪我去医院看病,后来开始嫌弃我了,说我装病,现在都不陪我,都是我一个人去医院检查,回去还嘲笑我,有时候还骂我神经病。

医：你感到老公不理解你。

患：是啊,神经病,我怎么可能有。

……

临床诊断：疑病障碍

提问：

1. 梅梅为什么不相信检查结果和医生的解释?

2. 梅梅有没有神经病?

分析提示：

1. 梅梅的个性特点是敏感、易受暗示,闺蜜去世作为生活事件,加上她对该事件的错误认知,形成对所谓"肝癌"的先占观念,疑病障碍的基本特征就是持续存在的先占观念,尽管检查结果阴性,还有医生的合理解释,但都很难打破梅梅的这种观念。

2. 梅梅被诊断为疑病障碍,属于精神(心理)障碍的范畴,而神经病是指神经系统的器质性疾病,在日常生活中,许多非医学专业的民众,往往会把"精神病(障碍)"和"神经病"的概念混淆,其实两者是不同的,属于不同的临床专科范畴。

(一) 概述

疑病障碍属于躯体形式障碍的一个亚型,病人担心或相信自己患有某种严重的躯体疾病,对自身的健康状况或身体的某一部分过分关注,其关注程度与实际健康状况很不相称,经常叙述不适并四处求医,但各种客观检查的阴性结果和医师的解释均不能打消病人的疑虑。疑病障碍病人担心或相信自己患严重躯体疾病,这是一种持续的先占观念,病人趋向于把问题看作是纯粹躯体方面的问题,因而往往首先就诊于综合性医疗机构的相关临床科室,几乎没有首诊于精神卫生专科的案例。

(二) 病因和发病机制

确切病因尚不明了,主要由心理因素造成。精神分析理论认为,疑病障碍病人往往不善于探究自己内在的心理世界,因此而坚持躯体性的病因。疑病障碍病人的人格基础有共同的特点,内向、孤僻、固执、敏感、多疑、易受暗示,对周围事物缺乏兴趣,对身体健康过度关注,具有自恋倾向。部分疑病障碍病人的直觉和认知异常,他们常夸大正常的感觉,对思维和情绪引起的躯体症状做出不恰当的解释,导致形成疑病观念。从社会环境角度看,有些疑病障碍病人正是由于症状的存在,可以支配或操纵家庭和社会关系。

(三) 临床表现

疑病障碍的特征是有担心或相信患有严重疾病的先占观念,尽管没有相应的器质性疾病而且有医生的详细解释,但病人仍然不相信阴性检查结果。疑病性主诉可有如下表现。

1. 生理性警觉　警觉性增高,有焦虑、睡眠障碍。

2. 关注躯体　密切监测自身的躯体情况,注意所有与自己所担心疾病的信息,反复思考有关躯体的主诉。

3. 回避　避免与所担心的疾病的相关因素接触,用刻板的观点和行为来指导饮食或生活方式。

4. 检查　反复自我测查,反复查阅相关疾病的资料,反复去医院就诊和寻求保证。

（四）干预要点

1. 治疗关系　对于疑病障碍的治疗,首先要考虑建立良好的治疗关系,因为大部分疑病障碍病人不愿考虑除了躯体因素之外的其他因素（心理和社会因素）,如果对病人所谓的"躯体症状"予以否定,可能导致病人的不信任,在详细检查明确排除躯体疾病的基础上,巧妙机敏地婉拒不必要的检查,可以把针对疑病的治疗方法,向病人解释为是对其所谓"躯体症状"的诊治方法之一,在治疗早期,如果已经建立了信任的治疗关系,病人还是愿意接受的。

2. 心理治疗　疑病障碍主要的治疗方法,目的在于让病人逐步了解所患疾病的性质,改变其错误的观念,解除或减轻精神因素的影响,使病人对自己的身体情况与健康状态有一个相对正确的评估。

（1）支持性心理治疗:给予病人解释、指导,使其了解疾病症状有关的知识,缓解焦虑和抑郁情绪,树立治疗信心。

（2）精神分析治疗:帮助病人探究并领悟症状背后的内在心理冲突,以利于改善躯体的症状。

（3）认知治疗:认识矫正,对于疑病观念明显且有疑病性格的病人,有远期疗效。

（4）森田疗法:使病人了解自身的健康实质并没有严重问题,采取接纳和忍受症状的态度,继续工作、学习和顺其自然地生活,以提高生活质量。

3. 药物治疗　主要目的是对症处理病人的焦虑、抑郁情绪,可用苯二氮䓬类、三环类抗抑郁药和选择性 5-羟色胺再摄取抑制药（SSRI）以及镇痛药、镇静药等。另外,对确实难以治疗的病例,可尝试用小剂量非典型抗精神病药物,如喹硫平、利培酮等,以提高疗效。

五、分离(转换)性障碍

案　例　导　入

突然"中邪"了

小凯,男,14 岁。因为"突然失忆一天"就诊。

现病史:病人昨天下午放学回家后,母亲和他说今天要去数学老师家补课,病人表现一脸茫然,母亲感觉奇怪,反问他这个学期已经持续两个月了,每周六去数学老师家补课,但病人表示没有这回事,母亲越发觉得奇怪,随后的交谈发现病人丧失了和学校有关的记忆,病人不认识老师和同学,和学校有关的事情也都不记得。母亲非常害怕,病人像是"中了邪"似的。当天晚上母亲从病人的一名关系要好的男同学处了解到事情经过,病人暗恋班里的一名女生,昨天是该女生的生日,病人要送给她生日礼物,但又怕被拒绝,于是请那名关系要好的男同学帮他"壮胆",下午放学,病人请男同学陪他一起去找那名女生,想当面送给她生日礼物,没想到遭到那名女生拒绝,生日礼物也被对方扔在地上,病人当时懵住了,什么话也没说,女生走了后,男同学陪同病人回家,其间病人一直没有说话。

过去史:无特殊。

个人史:初二学生,成绩中等,性格内向、敏感。

家族史:否认两系三代有精神异常。

体格检查:未发现明显阳性体征。

精神检查:意识清晰,交谈合作,对学校有关的记忆受损,不记得相关老师和同学,对送礼物被女生拒绝的事件完全遗忘,对已经掌握的知识没有遗忘,对本人和家庭成员的定向未见异常,情感反应平淡,自知力受损。

以下为医生与小凯的一段对话。

医:同学,你好。今天来这里是因为什么呢?

患:我也不知道,是妈妈带我来的。

医:妈妈说你昨天在放学后发生了一些事情,你愿意告诉我吗?

患:我不记得了,不知道什么。

医:能再想想吗?

患:真的不知道。

医:昨天下午你和小军(病人关系要好的男同学)一起回家的吧?

患:不认识小军。

医:本来今天你要去数学老师王老师家补课的。

患:不记得有王老师这个人。

医:你叫什么名字呢?

患:小凯。

医:你妈妈叫什么名字?

患:夏婷(化名,回答正确)。

医:你在什么学校上学?

患:不知道,忘了。

医:学校里有哪些老师和同学你熟悉的?

患:我不记得。

医:你学过的知识记得吗?

患:你是指哪方面的?

医:考考你数学,学过几何了吗?

患:学过。

医:直角三角形的三条边,长度有什么规律?

患:两条直角边长度的平方的和等于斜边长度的平方(回答正确)。

……

辅助检查:脑电图示"未发现异常",头颅CT示"未发现异常"。

临床诊断:分离(转换)性障碍(分离性遗忘)

提问:

1. 小凯是否有智力低下?

2. 如何解释小凯的遗忘?

分析提示:

1. 小凯突然出现对学校有关的记忆受损,不记得相关老师和同学,但对已经掌握的知识并没有遗忘,能正确回答学过的几何知识,并不存在智力低下。

2. 小凯想给暗恋的女生送生日礼物被拒绝,而且对方还把礼物扔在地上,对小凯来说,这是一个强烈的精神刺激,由这个精神刺激产生遗忘,遗忘的内容也与此有关,这种遗忘是选择性的,并不是由于器质性疾病导致的。

（一）概述

分离(转换)性障碍(又称为癔症)的特点是部分或完全地丧失了对过去的记忆、身份意识、即刻感觉以及身体运动控制四个方面的正常整合能力。所谓"分离"症状,是指对过去的记忆、现实环境定向和自我身份识别的障碍;而"转换"症状,是指在生活事件、处境影响下,由精神刺激导致的躯体症状,从本质上讲,这种躯体症状是个体内在的冲突引起不愉快情绪的"变形形式",而且一旦转化为躯体症状,情绪反应便消退。因为转换症状和躯体疾病的症状容易混淆,所以必须在排除器质性疾病的基础上,才可以诊断。

（二）病因和发病机制

1. 精神心理因素 各种不愉快的情绪体验,如愤怒、惊恐、委屈等精神创伤,常常是初次发病的诱因,以后因联想或重新体验到初次发作时的情绪可再发病,并且多由暗示或自我暗示而引起。

2. 个性易感素质 许多在受到刺激后发病的病人,往往具有如下的人格特征:①情感丰富但肤浅,好似一名蹩脚的演员,凭情感分辨好恶,即所谓的"情感逻辑";②以自我为中心;③暗示及自我暗示性强;④想象丰富,甚至以幻想代替现实。

3. 社会文化因素 风俗习惯、宗教信仰、生活观念等,对本障碍的发生、发作形式和症状表现等也有一定影响。

4. 遗传因素 部分病人有家族遗传史,另外躯体疾病也可引起自我暗示,削弱神经系统功能,可成为发病的客观条件。

（三）临床表现

1. 分离性遗忘 不是由于器质性疾病引起的记忆缺失,病人遗忘了某一阶段的经历或某一性质的事件,遗忘的内容对病人来说往往是创伤性的,病人感到痛苦。

2. 分离性漫游 具有分离性遗忘的所有特征,同时还有离家或离开工作场所外出漫游的情况发生。漫游发生在白天病人觉醒时,在漫游过程中能保持基本的自我照顾能力,如饮食、个人卫生等,并能进行简单的社会交往,有的病人以新的身份漫游。此种漫游事先无任何目的和构想,开始和结束都是突然的,一般历时数小时至数天,清醒后病人对发病经过不能完全回忆。

3. 分离性身份识别障碍 表现为双重或多重人格,病人突然失去了自己原来的身份体验,而以另一种身份,甚至是更多的身份进行日常活动。如果是以两种身份出现,称为双重人格,如果是以两种以上的身份出现,称为多重人格。病人的不同人格之间各自独立、互无联系,其中的一方几乎意识不到有其他方的存在。

4. 分离(转换)性运动障碍

(1) 肢体瘫痪:可表现为单瘫、偏瘫或截瘫,伴有肌张力增强者常固定于某种姿势,被动运动时出现明显抵抗,病程持久的病人可能出现失用性肌萎缩。

(2) 立行不能:病人取坐位和卧位时,双下肢活动正常,但站立时不能行走,若无人支撑则缓缓倒地。

(3) 缄默症和失音症:声带检查正常,病人咳嗽有声音,但无法正常说话。缄默症病人表现为不用言语而用书写或手势与别人交流。失音症病人表现为想说话,但发不出声音或者仅发出嘶哑的、含糊的、细微的声音。

5. 分离(转换)性抽搐

(1) 痉挛发作:在受到精神刺激或暗示时,病人缓慢倒地,呼之不应、全身僵直或肢体抖动,或呈角弓反张状态,病人表情痛苦,眼角含泪,一般持续数十分钟。

(2) 局部肌肉的抽动或阵挛:可表现为肢体的粗大颤动或某一群肌肉的抽动,或是声响很大的呃逆,症状可持续数分钟至数十分钟,或中间停顿片刻后再发作。

6. 分离(转换)性感觉麻木和感觉缺失

(1) 感觉缺失:表现为局部或全身的感觉缺失,缺失的感觉包括痛觉、触觉、温度觉和振动觉,感觉缺失的范围与神经解剖分布不一致。

(2) 视觉障碍:可表现为失明、管状视野、单眼复视。

(3) 听觉障碍:表现为突然失聪,或选择性耳聋,对某一类声音辨听能力缺失。

(四) 干预要点

由于分离(转换)性障碍的症状并没有器质性疾病的基础,因此心理治疗是主要的,通常应注意以下几点:①建立良好的治疗关系,给予适当的保证,不要过多讨论发病原因;②治疗前完善必要的检查以排除器质性疾病;③以消除实际症状为主要目标。

1. 心理治疗　根据病人暗示性强的特点,暗示治疗有很好的效果,尤其是对于转换症状,可以同时给予10%葡萄糖酸钙静脉注射,结合言语暗示,引导病人感受注射部位产生的皮肤温热感,暗示病人这种温热感可以对抗躯体症状。此外,催眠治疗、精神分析治疗、认知行为治疗,对分离(转换)性障碍均有疗效。

2. 药物对症治疗　如果病人有明显焦虑或抑郁症状,给予抗焦虑、抗抑郁药物,如果病人情绪激动、行为兴奋,可适当使用镇静药物。

任务二　性心理障碍

一、概述

性心理障碍指具有异常性行为的心理障碍,这些人对常规的异性性生活(指男性和女性之间的生殖器性交)没有欲望,却对所谓的"病态性行为"具有强烈的欲望,并且反复发生。从病理心理学角度而言,病态性行为属于幼年性经历的再现与延续,因缺乏排解心理困惑和应变能力所致。有的病人幼年病态性行为一直延续至成年,以男性为多,这类人的个性特征多数是不善于人际沟通,尤其不善于同异性交往,在异性面前表现羞怯、腼腆,这种拘谨的个性会导致对面临的困难缺乏应变的能力。此外,性心理障碍也可能和心理创伤有关。

然而,在不同文化背景内部以及各文化体系之间,公众的性观念是不同的,认定正常

知识链接

和异常（变态）性行为的标准差异很大。例如,性自慰（手淫）曾一度被普遍认为属于性变态的表现,但现在公认,这是一种正常的性活动。

关于同性恋和双性恋,也曾一度被认为是性变态,有研究发现,有4%～5%的人终身偏好同性之间的性行为。从1973年起,美国精神病学会不再将同性恋和双性恋视为一种疾病,认为同性性行为和异性性行为一样,也是复杂的生物和环境因素作用的结果,这些因素使个体在选择性伴侣的问题上无可避免地形成某种偏好,对绝大多数人而言,形成何种偏好是不由自主的事。DSM-Ⅲ就已经删除了同性恋和的诊断。ICD-10也删除了同性恋和双性恋的诊断名称,特别强调单纯的性指向问题不能被视为一种障碍。CCMD-3仍旧保留了"同性恋"和"双性恋"的诊断名称,属于"性指向障碍"的两种主要类型,这是考虑到有些人的性发育和性定向可伴发心理障碍,表现为个人不希望如此或犹豫不决,为此感到焦虑、抑郁及内心痛苦,试图寻求治疗加以改变。但CCMD-3也说明了起源于各种性发育和性定向的障碍,从性爱本身来说不一定异常。尽管如此,许多人还是认为同性恋和双性恋是不道德和可耻的,尤其临床医护人员以及临床心理卫生工作者,他们对待同性恋和双性恋的态度,会影响到公众的态度。本任务不将同性恋和双性恋列为性心理障碍。

综上所述,由于性心理的复杂性,性问题受到文化背景、伦理道德观的制约,以及性所特有的隐秘性,加上人类的性变量的实验可控性和可评估性难以掌握,性心理障碍的相关研究比较困难。

二、常见类型

（一）性身份障碍

1. 女性的性身份障碍 持久和强烈地因为自己是女性而感到痛苦,渴望自己是男性（并非因看到任何文化或社会方面的好处而希望成为男性）,或坚持自己是男性,固执地表明厌恶女装,并坚持穿男装,或固执地否定自己的女性解剖结构（如明确表示已经有了阴茎或即将长出阴茎,或者不愿意蹲位排尿,或明确表示不愿意乳房发育、月经来潮）。

2. 男性的性身份障碍 持久和强烈地因为自己是男性而感到痛苦,渴望自己是女性（并非因看到任何文化或社会方面的好处而希望成为女性）,或坚持自己是女性,并专注于女性常规活动,表现为偏爱女性着装,或强烈渴望参加女性的游戏或娱乐活动,并拒绝参加男性的常规活动,或者固执地否定自己的男性解剖结构（如断言将长成女人,明确表示阴茎或睾丸令人厌恶,或认为阴茎或睾丸即将消失或最好没有）。

3. 易性症 对自身性别的认定与解剖生理上的性别特征呈逆反心理,持续存在厌恶和改变自身性别的解剖生理特征以实现转换性别的强烈愿望,并要求变换为异性的解剖生理特征（如使用异性激素或进行手术）,期望成为异性并被别人接受,在未手术转换性别之前,其性爱倾向为纯粹同性恋。

（二）性偏好障碍

1. 恋物症 由于受到强烈性欲和性兴奋的联想驱使,反复出现收集某种异性使用的无生命物体,几乎仅见于男性。所恋物品是可以直接接触异性身体的,如乳罩、内裤、丝袜、高跟鞋等,不包括刺激生殖器官的性器具。病人通过抚摸闻嗅这类物品,并伴有手淫获得性满足,所恋物品是性刺激的重要来源或获得性满足的基本条件,病人为此不惜铤而走险去偷窃,一定要获得异性已经穿过或用过的而不是崭新的物品。

2. 异装症 表现为对异性衣着特别喜爱,反复出现穿戴异性服饰的强烈欲望并付诸行动,由此可引起性兴奋,几乎仅见于男性。病人并不要求改变自身性别的解剖生理特征,其穿戴异性服饰主要是为了获得性兴奋,当这种行为受到抑制无法实现时,可引起病人明显的不安情绪。

3. 露阴症　反复在陌生异性面前暴露自己的生殖器,伴有性唤起或手淫,以满足引起性兴奋的强烈欲望,但没有与所选暴露对象性交的意愿或要求,几乎仅见于男性,多发生在青春期。

4. 窥阴症　反复窥视异性下身、裸体或他人的性活动,以满足引起性兴奋的强烈欲望,可当场手淫或事后回忆窥视景象并手淫,以获得性满足,不包括观看色情音像视频。病人没有暴露自己生殖器的愿望,也没有同受窥视者发生性关系的愿望,几乎仅见于男性。

5. 恋童症　性偏好针对儿童,持续或突出地与青春期前或青春初期的儿童发生性行为,病人男性居多,由于从成年性伴侣处获得恰当的性满足受挫,便习惯地转向儿童作为替代。病人对成年异性没有性兴趣,对异性儿童迷恋,也有部分病人只迷恋同性儿童,或者对同性和异性儿童均有性兴趣。

6. 性施虐症和性受虐症　以向性爱对象施加虐待或接受对方虐待的性活动方式,作为性兴奋的主要手段,具体行为有捆绑、鞭打、针刺、火烧、吃喝大小便以及言语辱骂等,以施加虐待行为达到性兴奋目的的一方是性施虐症,以接受虐待行为获取性满足的一方是性受虐症。严重时可能发生意外导致性受虐方受伤甚至死亡。性施虐方和性受虐方,男性女性都有,也有人同时喜欢性施虐和性受虐两种方式。

7. 摩擦症　表现为在拥挤场合或乘对方不备之际,伺机以自己身体的某一部分接触和摩擦异性身体的某一部分,以达到性兴奋的目的,几乎仅见于男性。病人常反复地通过靠拢异性,紧密接触和摩擦自己的阴茎,没有与摩擦对象性交的要求,也没有暴露自己生殖器的愿望。

三、干预要点

性心理障碍,没有特效药物治疗,如果治疗旨在完全纠正性心理障碍,将是十分困难且收效甚微的。如果病人伴有抑郁、焦虑情绪,适当给予抗抑郁药物、抗焦虑药物对症治疗,可在一定程度上缓解情绪症状,但这并不是针对性心理本身。

心理治疗包括精神分析治疗、认知行为治疗、当事人中心治疗、催眠治疗,对部分病人有效。由于异常的性行为方式可能还涉及违法犯罪,应由相应的司法部门处理,精神科、泌尿外科或男性科、妇产科医师,心理治疗师,司法警察,社会工作者等不同专业领域的工作人员可以整合资源、通力合作。

易性症病人,一般期望接受激素治疗,甚至进行手术改变性别,由于涉及伦理道德因素,更需要谨慎评估。支持性心理治疗可以给予病人情感支持和鼓励,帮助他们树立信心、改善人际关系,应用性激素(一般男性易性症病人使用雌二醇,女性易性症病人使用睾酮),可以改变病人的某些外表形象,在进行心理治疗与激素治疗之后,可以尝试整形外科手术治疗,在生理解剖结构上予以转变性别。相对于女性病人的阴茎成形术,男性病人的乳房与阴道成形术效果更好。一些病人术后有一个令人满意的发展过程,另一些病人术后效果不是很理想,也有病人术后又反悔,想再次手术转变为原来的性别。

另外,性心理教育,包括儿童期性别角色教育、家庭性别教育、青春期性知识教育以及性道德和法治教育,在儿童青少年阶段,从社会环境因素的角度来看,对性心理障碍的预防有相当的作用。

任务三　抑郁障碍和自杀问题

 案例导入

对不起妻子的丈夫

阿强,男,34岁。因"情绪低落、没有动力、失眠一个月,伴有消极观念"收治入院。

现病史:病人于一个月前,因为工作的事被领导批评,之后渐渐出现情绪低落,表现为做任何事情都没有动力,无精打采、精疲力竭,病人觉得自己被领导批评,很没用,对不起妻子,不配活着,妻子发现他偷偷藏着两瓶安眠药,担心他自杀,陪他到精神科就诊,门诊收治入院。

病人发病以来,食欲减退,睡眠减少,经常凌晨三四点醒来。

过去史:无特殊。

个人史:研究生学历,国企员工,性格温和。

家族史:母亲有抑郁障碍史,长期药物维持治疗。

体格检查:未发现明显阳性体征。

精神检查:意识清晰,交谈合作,存在明显的情绪低落、思维迟缓、兴趣减退、自责,觉得对不起家人,自己一无是处,对未来没有希望,症状呈现昼重夜轻的特征,凌晨有早醒,有消极自杀的念头,可能有自杀的准备行为,尚未实施,食欲、性欲均有所减退,自知力轻度受损。

以下是医生与阿强的一段对话。

医:这些天心情怎么样?

患:很差。

医:之前发生什么事情了呢?

患:和领导相处得不是很开心。

医:能具体讲讲吗?

患:这是之前的事情,我也不想多说。

医:现在的状态,做什么事情都没有动力,是吗?

患:是的。

医:你以前有什么特别喜欢或者感兴趣的事情吗?

患:喜欢足球,喜欢看话剧。

医:现在如果让你做这些你感兴趣的事情,会怎么样?

患:没兴趣,不想做。

医:最近有没有"脑子不好使"的感觉?

患:嗯,像一团糨糊堵着,转不动。

医:这种低落的状态,一天中有什么变化? 早上、下午或者晚上,你的心情会有不一样吗?

患:我感觉白天心情更差,到了下午太阳快下山了,会好点,晚上好点。

医:你太太告诉我们,她发现你身边有两瓶安眠药,这个事情你愿意告诉我

 Note

是怎么回事吗?

患:我觉得活着很难,想一下子把安眠药都吃下去。

医:吃下去可能会有什么情况发生?

患:最好是再也不要醒来,不想活了,觉得对不起老婆,不应该再活着。

医:能告诉我,你做了什么对不起你老婆的事情吗?

患:最近我老是睡懒觉,不做家务。

医:还有什么?

患:没了。

医:你就是因为睡懒觉、不做家务,所以觉得对不起老婆?

患:是的。

医:到目前为止,这些安眠药你吃过了吗?

患:还没有,有时候想一下全吃了,有时候又不想。

临床诊断:抑郁发作

提问:

1. 阿强为什么觉得对不起妻子?

2. 阿强会不会自杀?

分析提示:

1. 阿强因为自己"睡懒觉、不做家务",觉得对不起妻子,在一般人看来很难理解,这其实是抑郁发作自责、自罪的表现,在情绪低落的基础上产生。

2. 阿强因为有自责、自罪,觉得对不起妻子,继而出现消极观念,有自杀的意图,虽然尚未实施自杀行为,但他已经有所准备,藏有两瓶安眠药,结合他存在典型的抑郁发作的症状,还是有较大的自杀风险,需要做好安全防范。

一、抑郁障碍

(一) 概述

严格来说,"抑郁症"的概念是非常模糊的,由于该病的病因未明,以至于产生各种观点,并提出不同的分类,如原发性抑郁和继发性抑郁、内源性抑郁和心因性抑郁、精神病性抑郁和神经症性抑郁、激越性抑郁和迟缓性抑郁、单相抑郁和双相抑郁、产后抑郁和更年期抑郁以及老年期抑郁等,这些分类的依据和概念有很大差异,有些概念在现在看来,已经基本淘汰。

在 ICD-10 中,用"抑郁发作"这个词来描述每次发作的抑郁,无论是初发或是复发,还是双相心境障碍中的抑郁发作,从严重程度的角度都可分为轻度、中度和重度发作;用"复发性抑郁障碍"来描述反复发作的抑郁,它们都属于心境障碍的类别。而 DSM-Ⅴ 把"抑郁障碍"列为精神障碍的一个大类,和"双相及相关障碍"处于同等的级别。本任务采用"抑郁障碍"和"抑郁发作"的名称,而不使用"抑郁症"。

抑郁障碍以显著而持久的心境低落为主要临床特征,可见心境低落与其处境不相称,情绪低落可以从闷闷不乐到悲痛欲绝,可能合并自杀企图或行为,有的病人存在明显的焦虑和运动性激越,严重者可出现幻觉、妄想等精神病性症状和木僵症状。每次发作持续 2 周以上,多数病例有反复发作的倾向,发作后大多数可以缓解,部分病人残留症状或转为慢性。

(二)病因和发病机制

1. 遗传因素　家系研究、双生子和寄养子研究以及分子遗传学研究均证明,抑郁障碍的发生和遗传基因有关。

2. 生化因素　研究发现5-羟色胺功能活性降低与抑郁障碍有关,而去甲肾上腺素功能降低、多巴胺功能降低、脑内乙酰胆碱神经元过度活动,可能导致抑郁发作。

3. 神经内分泌功能失调　抑郁障碍病人血浆皮质醇分泌过多,且分泌昼夜节律也有改变,无晚间自发性皮质醇分泌抑制,提示下丘脑-垂体-肾上腺轴(HPA)功能障碍。抑郁障碍病人血浆促甲状腺激素(TSH)显著降低,游离甲状腺素(FT4)显著增加,提示下丘脑-垂体-甲状腺轴(HPT)功能异常。

4. 心理社会因素　创伤性生活事件与抑郁障碍的发病关系密切。有报道显示近6个月内有重大生活事件者,抑郁发作的危险率可增加6倍,自杀危险率增加7倍。生活事件的严重程度与发病时间有关,遇有意外灾害、至亲亡故、较大经济损失等重大负性生活事件者,1年内抑郁发作的危险性比正常人群高。而慢性心理社会应激如失业、慢性病等也会导致抑郁发作。在西方国家低阶层比高阶层重度抑郁发作的患病率约高2倍。

需要指出的是,并非所有遭受重大事件的个体都会出现抑郁发作,抑郁障碍的发生要从遗传、生理、生化等生物因素和心理社会因素的综合作用来全面考虑,这些因素并不是单独起作用的,目前强调遗传和环境或应激之间的交互作用。

(三)临床表现

1. 心境低落　主要表现为显著而持久的情感低落、悲观,病人终日忧心忡忡、郁郁寡欢、愁眉苦脸、长吁短叹。程度轻的病人感到闷闷不乐,无愉快感,凡事缺乏兴趣,做任何事都提不起劲;程度重的病人感到痛不欲生,悲观绝望,有度日如年、生不如死感。部分病人可伴有焦虑、激越症状。典型病例的抑郁情绪具有昼重夜轻的节律特点,即情绪低落在早晨、上午更加严重,而到了傍晚、晚上有所减轻,如果病人表现出此特点,则有诊断价值。

在心境低落的影响下,病人自我评价低,自感一切都不如人,并将所有的过错归咎于自己,常产生无用感、无望感、无助感和无价值感,觉得自己连累了家庭和社会。在悲观失望的基础上,病人常产生孤立无援的感觉,伴有自责自罪,严重时可出现罪恶妄想,亦可在躯体不适的基础上产生疑病观念。另外,有部分病人可出现幻觉,以幻听较为常见。

2. 思维迟缓　病人思维联想速度缓慢,反应迟钝,思路闭塞,自觉"脑子好像是生了锈的机器"或"脑子像涂了一层糨糊一样"。有的病人主动言语减少,语速明显减慢,声音低沉,对答困难,严重者交流无法顺利进行。

3. 认知功能损害　主要表现为近事记忆力下降,注意反应时间延长,警觉性增高,抽象思维能力差,学习困难,语言流畅性差,空间知觉、眼手协调及思维灵活性等能力减退。认知功能损害导致病人社会功能受损,而且影响病人的远期预后。

4. 意志活动减退　病人的意志活动持久抑制,表现为行为缓慢、生活被动、疏懒、不想做事、不愿和周围人交往,常独坐一旁或整日卧床,不愿外出,不愿参加平常喜欢的活动和业余爱好。严重时,病人连吃、喝、个人卫生都不顾,蓬头垢面、不修边幅,甚至不语、不动、不食,可达到木僵状态,此称为"抑郁性木僵"。伴有焦虑的病人,可有坐立不安、手足无措、搓手顿足或踱来踱去等表现。

严重的抑郁障碍病人,会伴有消极自杀的观念或行为。绝望感源自消极悲观和自责自罪,病人往往会认为"结束自己的生命是一种解脱""自己活在世上是多余的人",并会使自杀企图发展成自杀行为,这是抑郁障碍最危险的症状,应提高警惕。长期追踪研究提示约 15％的抑郁障碍病人最终死于自杀。

5. 躯体症状　在抑郁发作时很常见,主要有睡眠障碍、乏力、食欲减退、体重下降、便秘、身体任何部位的疼痛、性欲减退、阳痿、闭经等。躯体不适的主诉可涉及各脏器,植物神经功能失调的症状也较常见。睡眠障碍主要表现为早醒,一般比平时早醒至少 2 小时,醒后不能再入睡,这对抑郁发作的诊断具有特征性意义。有部分病人表现为入睡困难、睡眠不深,少数病人反而表现为睡眠过多。部分病人食欲减退、体重减轻,少数病人反而出现食欲增强、体重增加。

（四）干预要点

1. 药物治疗　抑郁障碍为高复发性疾病,目前倡导全程治疗,分为急性期治疗(控制症状尽量达到临床痊愈)、巩固期治疗(防止症状复燃)和维持期治疗(防止症状复发)。维持治疗结束后,病情稳定,可缓慢减药直至停药,但应密切监测复发的早期征象,一旦发现有复发的早期征象,迅速恢复原有治疗。

药物选择有传统的三环类和四环类抗抑郁药物、单氨氧化酶抑制剂(MAOI)、选择性 5-羟色胺再摄取抑制药(SSRI)、5-羟色胺和去甲肾上腺素再摄取抑制剂(SNRI)、去甲肾上腺素和特异性 5-羟色胺能抗抑郁药(NaSSA)等。

2. 电抽搐治疗　严重的如自杀或木僵病人,以及药物治疗效果不佳的难治性抑郁障碍病人,可采用电抽搐治疗,见效快、疗效好。需要注意的是,电抽搐治疗后仍需用药物维持治疗。

3. 心理治疗　对有明显心理社会因素的抑郁障碍病人,在药物治疗的同时常需合并心理治疗。支持性心理治疗,通过倾听、解释、指导、鼓励和安慰等帮助病人正确认识和对待自身的疾病,主动配合治疗。认知治疗、行为治疗、人际心理治疗、婚姻和家庭治疗等,可以帮助病人识别和改变认知曲解,矫正病人的适应不良行为,改善病人人际交往能力和心理适应功能,提高病人的家庭和婚姻生活的满意度,从而减轻或缓解病人的抑郁症状,调动病人的积极性,纠正其不良人格,提高病人解决问题的能力和应对处理应激的能力,促进其康复,预防复发。

二、自杀及相关问题

（一）概述

自杀是指自愿并主动结束自己生命的行为,是将强烈的自杀意念付诸行动。自杀本身并不是一个疾病单元,涉及多种学科,不仅是社会问题和法律问题,也是心理问题、医学问题(包括公共卫生和精神卫生方面)。有关自杀概念的分类如下。

1. 自杀死亡　①有充分依据可以断定死亡的结局系故意采取自我致死的行为所致。②只有自杀意念而未实行者不采用此诊断;并无自杀意念,但由于误服剧毒药物,误受伤害等原因致死者不采用此诊断;伪装自杀亦不属此诊断。③自杀者可无精神障碍,如自杀时已存在某种精神障碍,则并列诊断。

2. 自杀未遂　有自杀动机和可能导致死亡的行为,但未造成死亡的结局。

3. 准自杀　又称类自杀,可以是一种呼救行为或威胁行为,试图以此摆脱困境。有自我伤害的意愿,但并不真正想死,采取的行为导致死亡的可能性很小,通常不造成死亡。

知识链接

4. 自杀观念 只有自杀意念,而未采取自杀行动。

(二) 影响自杀的因素

1. 社会文化因素 有学者认为,自杀主要是一个社会现象,是社会的原因导致了自杀行为的产生和自杀死亡的结局,社会关系的和谐程度、社会文化对自杀的态度、社会政治经济体系的稳定性都与自杀存在某种关联。

不同的社会文化对自杀有不同的评价,例如日本,传统文化对特定情况下的自杀行为持默许甚至鼓励的态度,当集体荣誉受到威胁的时候,个体的剖腹自杀被认为是一种英雄主义的解决方式。

社会对危险物品的管理与自杀方式也有关联。如:美国的枪支管制不是很严格,民众通过一定的手续可以获得枪支,枪击就成为一种重要的自杀手段;在我国农村地区,由于缺乏对剧毒农药、鼠药的严格管制,服毒自杀是我国农村地区最主要的自杀手段。

社会的经济文化的发展水平也关系到自杀发生率的高低,如媒体有无对自杀和暴力的渲染,政府有无对弱势群体的救助,是否建有危机干预的机制等都影响自杀发生率的高低。个体从出现自杀意念到最终实施自杀行为,或长或短都有一个过程,良好的医疗卫生服务尤其是公共卫生和精神卫生服务,可以有效预防个体自杀行为的发生,也可以影响自杀行为的结局。

2. 心理因素 很多关于自杀未遂和自杀意念的研究发现,自杀者比非自杀者在近期内遭遇了更多的生活事件,承受着更大的精神压力,自杀行为常常被自杀者当作是解决难题的一劳永逸的方法,这是逃避精神紧张和解决心理冲突的一种应对方式。

(1) 自杀动机:一般可分为两类。一类是人际动机,主要是想通过自杀改变别人的态度,试图威胁、说服、操纵或报复他人,其对象主要是与自杀者关系密切的人,如家人、情人以及有利害关系的其他人等,影响的目标也可能是泛化的,如社会。另一类是个人内心动机,如摆脱痛苦、献身信仰、追求来世等。

(2) 自杀前刻的心理状态:多数人在准备采取自杀行动时心情是矛盾的,他们会在生死之间反复权衡,既厌倦生活,又恐惧死亡。此时一念之差就有可能造成悲惨结局,如果能够给予自杀者及时的关心、支持和帮助,也可能终止对方的自杀行为。当然,在某些情况下,自杀也可能带有冲动性,这种情况往往较难预测和干预。

(3) 个体人格特征:有研究发现,很多自杀者平时都表现得敏感、多疑、固执、脆弱;认知范围狭窄,常常采用以偏概全或非此即彼的思维方式;多有焦虑、抑郁、愤怒、内疚等负性情绪,行为多具冲动性、攻击性和情绪化的特点;同时也缺乏良好的应对能力和解决问题的技巧。

3. 生物医学因素

(1) 遗传:研究表明自杀行为具有家族聚集性。双生子、寄养子的研究表明自杀行为具有一定的遗传性。已经发现了一些基因的改变和自杀行为、冲动性行为有一定的联系。

(2) 神经生化:中枢神经系统 5-羟色胺代谢能力下降与自杀行为相关联。

(3) 精神障碍:在自杀者中,精神障碍病人的构成比远远高于普通人群,不同精神障碍的病人发生自杀行为的危险性不同。以抑郁障碍、物质滥用与物质依赖、精神分裂症、某些类型的人格障碍病人自杀危险性为高。精神障碍与自杀行为孰因孰果目前尚无定论,有时候是精神症状导致了自杀行为的发生,有时候自杀行为也许就是精神症状的一部分。在这里需要强调的是,自杀行为本身不是某一类精神障碍,自杀的人不都是精神障碍病人,而精神障碍病人也不都会自杀。

(三)评估自杀的风险

对于有自杀企图的人,要进行风险评估,主要评估内容有以下几个方面。

1. 自杀有关的背景问题　包括个人经历、生活事件、人际交往、家庭情况、工作学习、健康状况、心理状态、人格特征等。

2. 自杀企图或行为的严重程度　需要评估的方面包括:①是否有自杀企图或自杀计划;②自杀态度是否坚决;③是否留有遗嘱;④是否已暗中备好自杀用品;⑤是否为独处者;⑥他人是否来不及干预。上述 6 个问题回答“是”的比例越高,自杀风险越高。

3. 预测近期自杀发生的危险度　有以下 8 个自杀者相关危险因素:①抑郁症状分数高;②以前有过自杀企图;③急性应激事件;④生活质量低;⑤慢性应激;⑥严重的人际冲突;⑦有自杀行为的亲属;⑧有自杀行为的朋友。30% 自杀者有 2～3 个危险因素,85% 自杀者有 4～5 个危险因素,96% 自杀者有 6 个以上危险因素,危险因素越多,自杀者近期自杀发生的危险度越高。

(四)自杀干预

1. 抢救生命　对于已经实施自杀行为的当事人,抢救生命是首要的也是唯一的任务。

2. 危机干预　对于被成功抢救的自杀未遂者、自杀时被发现及时中止者以及陷入危机准备自杀者,应给予最快捷、最有力的心理帮助,即危机干预。危机其实就是个体运用通常应对应激的方式或机制仍不能处理目前所遇外界或内部应激时所出现的一种反应,危机包含了“危险”和“机遇”双重含义,取决于当事人对应激的认知。

危机干预是一种短程的帮助过程,是对处于困境或遭受挫折的人予以关怀和帮助的一种方式,也被称为“情绪急救”。危机干预强调时间的紧迫性和干预的有效性,尽可能在短时间内帮助当事人恢复心理平衡,肯定当事人的优点或长处,确定当事人已经采用过的有效应对技巧,寻找可能的社会支持系统,明确干预目标。

危机干预的过程,可以用“六步法”来概括。

(1)确定问题:通过倾听和观察,评估当事人的心理状态,把握问题的重点,为进一步实施准确、有效的干预打下基础。

(2)保证当事人安全:面临危机的个体可能会自杀或因为精神崩溃发生意外而危及生命,必须注意防止意外发生。

(3)提供支持:告诉当事人干预工作的可靠性、有效性,提供各种心理和社会资源的支持,通过切实的行动,获得当事人的信任,重新树立信心。

(4)检查替代方法:帮助当事人分析可以利用的资源,以更加积极的思维方式代替原本消极的思维方式,寻找解决问题的新方法,发挥自己的力量。

(5)制订计划:在当事人理解并认同的基础上,制订解决问题的计划,这个计划往往是在短期可以实现的,以摆脱困境。

(6)获得承诺:如果只有计划没有行动,当事人很快又会丧失信心并再次陷入危机中,所以要获得当事人愿意按照计划去做的承诺,并鼓励当事人认真执行。

3. 心理治疗　危机干预仅仅是短期的救急,之后对于大部分自杀未遂者,尤其是那些常常出现自杀意愿的当事人来说,还是需要进一步进行系统的心理治疗。无论是支持性心理治疗、精神分析治疗、认知行为治疗,还是当事人中心疗法、家庭治疗等,都对自杀未遂者有帮助。心理治疗的目标包括:①改善当事人对自杀的认识和态度;②提高当事人的应对能力；③消除当事人的症状。

4. 药物治疗 因为自杀行为本身并不是一种疾病，当然也就没有能治疗"自杀"的特效药物。对于当事人出现的抑郁或者焦虑症状，可使用抗抑郁药物或者抗焦虑药物对症治疗，目的是改善症状、增加病人的生活乐趣，以配合心理治疗的实施。

如果当事人被明确诊断患有某种疾病（包括躯体疾病或者精神障碍），那么必要的药物治疗是要保证的。

项目三 心身疾病

心身疾病，又称为心理生理障碍，是一组发生、发展、治疗和预防均与心理因素密切相关的疾病，广义上包含了所有的疾病，狭义上是指发病与心理社会因素密切相关，特别是和情绪因素密切相关的，往往累及植物神经所支配的组织或脏器，导致这些组织或脏器出现结构改变和功能障碍的躯体疾病。常见的心身疾病有支气管哮喘、高血压、冠心病、消化性溃疡、糖尿病、甲状腺功能亢进、月经紊乱、痛经、神经性皮炎、过敏性皮炎、斑秃、湿疹、银屑病、过敏性鼻炎等，涉及临床各科。本项目将介绍若干常见的心身疾病。

任务一 概　述

诊断心身疾病，应满足以下五个基本条件：①必须具有躯体疾病；②发病前必须存在较明确的心理和社会因素，并且在疾病发展过程中，心理因素和躯体因素互相影响；③必须具有以情绪障碍为中心的临床表现；④常有一定性格缺陷等易感素质；⑤心身相结合的综合防治措施有较好的效果。

国内有研究显示，在综合性医院门诊初诊病人中，1/3左右是心身疾病，需要从生物-心理-社会的综合视角去处理。在这样的背景下，人们对精神卫生、心理问题和心身疾病越来越重视，临床各科的躯体疾病也不能仅仅从生物医学角度去治疗，会诊-联络精神医学作为精神卫生领域一个新的分支学科也在不断地发展和壮大。所谓"会诊"，是指内、外、妇、儿等临床各科医师申请对病人进行会诊，精神科医师受邀进行相关诊治活动；而"联络"是指精神科医师主动为临床各科提供的服务活动，包括常规轮转、多学科会诊治疗和支持性小组会议等。

任务二 常见的心身疾病

一、冠心病

冠心病包括冠状动脉粥样硬化使血管腔阻塞，导致心肌缺血、缺氧而引起的心脏病以及冠状动脉功能性改变（痉挛）疾病，是最常见的心身疾病。许多研究结果表明，冠心病的病因涉及多种因素，心理社会因素在冠心病的发生发展过程中起着至关重要的作用，包括：①人格特征，A型性格行为者容易发生冠心病，触发心身疾病的核心特征是含有敌意以及容易愤怒；②生活事件和心理应激，生活中的应激因素如亲人死亡、环境变化等常被认为是冠心病的重要病因之一，常见的应激源有夫妻关系不和睦、与子女关系紧张、工作不顺心、事业受挫与失败、离婚、丧偶等；③社会环境和生活方式,冠心病发病率与不同社会结构、社会分工、经济条件、社会稳定程度有一定相关性。

二、原发性高血压

高血压是以体循环动脉压增高为主要表现的临床综合征,绝大多数病人的高血压病因不明,称为原发性高血压或者高血压病,这是最早被确认的心身疾病,心理社会因素和行为因素在发病中起重要作用,包括:①人格特征,倾向于求全责备、刻板主观、容易激动,具有冲动性压抑情结但又难以控制情绪;②生活事件和心理应激,长期的慢性应激事件是促发原发性高血压的重要影响因素,应激情绪反应中焦虑、愤怒、惊恐等容易引起血压升高;③社会环境和生活方式,流行病学调查发现城市居民高血压发病率高于农村,从事注意力高度集中、精神紧张、体力活动较少的人易患高血压,而缺乏锻炼、高盐饮食、过度饮酒和超重者也容易发生高血压。

三、消化性溃疡

消化性溃疡是指发生在胃和十二指肠的慢性溃疡,急性应激可引起应激性溃疡已是共识,而慢性溃疡病人,心理因素和应激也起到一定的作用。临床观察发现,长期精神紧张、焦虑或情绪波动的人易患消化性溃疡,尤其是十二指肠溃疡,病人愈合后在遭受精神刺激时容易复发。应激和心理因素,包括严重的精神创伤、持久的不良情绪、长期的紧张刺激等,可通过迷走神经机制,影响胃和十二指肠分泌、运动和黏膜血流调控。

四、支气管哮喘

支气管哮喘是由嗜酸性粒细胞、肥大细胞和 T 淋巴细胞等多种炎症细胞参与的气道慢性炎症,使易感者对各种激发因子具有气道高反应性,引起气道缩窄。心理社会因素被认为是诱发或加重支气管哮喘发作的影响因素,家长对儿童哮喘病人要求过高、过度保护,不良的亲子关系等,均可导致儿童病人哮喘的发作。支气管哮喘病人的人格特征多表现为过分依赖,希望得到照顾。生活事件和心理应激可以诱发哮喘发作或使哮喘发作加重,包括亲人去世、家庭不和、意外事件等。

五、癌症

癌症是多因性疾病,尽管病因学十分复杂,尚未完全明了,但近年来有许多研究证实心理社会因素在癌症的发生和转归中具有一定作用。①人格特征,过分谨慎、细心、忍让、追求完美、情绪不稳而又不善于宣泄负性情绪等特征,易使个体在相同的生活环境中遭遇生活事件,在相似不幸的事件中更易产生更多的失望、悲伤、忧郁等情绪体验,这种特征称为"C 型性格行为"。②生活事件,大量研究证实,负性生活事件与癌症的发生有关,癌症病人发病前的生活事件发生率较高,尤以丧偶、近亲死亡、离婚等家庭不幸事件为显著。③应对方式,生活事件与癌症发病的关系,还取决个体对应激的应对方式,习惯于采用克己、压抑而不善于宣泄生活事件所致的负性情绪体验者,癌症发生率较高。④社会支持,有研究提示,缺乏社会支持的癌症病人复发率较高。

任务三　心身疾病的干预原则

心身疾病的治疗干预,需采用将心身相结合的原则,综合考虑生物、心理和社会因素。在条件允许的情况下,相关临床科室医师可邀请精神科医师会诊,从不同专业角度共同为病人制订最佳治疗方案。

一、药物治疗

药物治疗分为两个方面,一是积极治疗原本的躯体相关疾病,如针对高血压的降压药物治疗、针对消化性溃疡的制酸药物治疗、针对癌症的抗肿瘤药物治疗等;二是针对病人的精神症状,常见的有抑郁或焦虑情绪,给予抗抑郁药物或抗焦虑药物对症治疗。

二、心理治疗

在药物治疗的基础上,配合各种心理治疗,如精神分析治疗、认知行为治疗、支持性心理治疗等,可改善病人的症状,让病人树立战胜疾病的信心。

三、其他治疗

各种康复和物理治疗也有助于心身疾病病人的康复。

四、社会干预

良好的社会支持和家庭环境,有利于心身疾病病人的康复。这就需要整合社会资源,由社会工作者、病人的工作单位或居住社区、各类非营利社会组织等多方合作,共同为病人提供帮助。

(龚晴　张昊　益伟清)

直通护考

模块六　心理因素相关生理障碍

扫码看课件

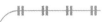

学习目标

1. 识记：进食障碍和睡眠障碍的概念。
2. 理解：进食障碍和睡眠障碍的病因、临床表现。
3. 应用：对临床进食障碍和睡眠障碍的病人做好护理及健康教育。

重点和难点：

重点：进食障碍和睡眠障碍的护理。

难点：神经性厌食症、神经性贪食症的诊断要点、心理治疗。

项目一　概　　述

　　心理因素相关生理障碍，是一组与心理社会因素有关的，以进食、睡眠及性功能异常为主的精神障碍。这组疾病与心理因素有关，但无明显精神活动或行为障碍，包括进食障碍、非器质性睡眠障碍和非器质性性功能障碍，不包括心身疾病。

　　进食、睡眠和性是人类的基本生理功能，这些生理功能是否维持正常，直接受到个体心理活动的影响。心理生理学派认为情绪对一些躯体疾病影响很大，对自主神经支配的某器官和某一系统影响更为明显，在心理社会因素的影响下，常常引起个体焦虑及一系列心理反应，导致相应的自主神经活动变化，从而引起进食、睡眠或性活动等生理功能发生紊乱，出现相应的进食障碍、睡眠障碍或性功能障碍。心理动力学派认为，未解决的潜意识的冲突是导致心理因素相关生理障碍的主要原因。现代研究表明，各种情绪状态的改变，除伴有自主神经功能和内分泌腺活动的变化外，同时也伴有神经递质和肽类物质的改变，而且机体的免疫功能也可能发生变化，这些因素互相交织在一起，共同影响着机体内环境的稳定，若防御机制遭受破坏则可致病。

　　本模块重点介绍进食障碍和非器质性睡眠障碍。

项目二　进　食　障　碍

　　进食是生物体的自然需要，是个体赖以生存的本能活动。如果进食行为异常或自然需要得不到充分的满足,不仅会干扰个体的生理平衡,影响躯体健康,而且还会引起心理行为障碍。进食障碍是以进食行为异常为显著特征的一组综合征。进食障碍主要包括神经性厌食症和神经性贪食症。神经性厌食症的主要特征是病人用节食等各种方法有意地使体重过低,拒绝保持最低的标准体重。神经性贪食症的主要特征是病人反复出现暴食以及暴食后不恰当的抵消行为,如引吐、滥用利尿剂或泻药、节食或过度运动等。

任务一　神经性厌食症

 案 例 导 入

　　江某,女,17岁,高中学生,未婚,汉族,身高169 cm,体重35 kg。病史陈述人:江某母亲,病史可靠,否认过敏史。

　　主诉:害怕发胖,节食,胃胀,体重下降1年余。

　　现病史:病人于1年半前,因为长得高经常被周围人议论,开始控制饮食,吃饭较少,过了8个月,饮食量非常少,不吃肉,不吃油,不吃米饭,会在家人不注意的时候,偷偷把饭倒掉,当时体重明显下降,家人经常劝病人多吃东西,但当时病人基本表现正常,学习未受到影响,家人未在意,又过3个月,病人经常感到乏力,上课不能集中注意力听课,脸色显苍白,体重下降了近25 kg,老师建议家长带去看医生,又过了1个月,父母带着病人到当地的第一、第二医院就诊,进行全身检查,发现病人甲状腺轻度异常,尿蛋白+++,当时医生皆认为与病人节食、营养不良有关,给予补充蛋白质的营养治疗,病人体重未见明显变化,而且病人父母也发现,病人一直认为自己很胖,吃点东西就去做各种健身运动,情绪不稳定,爱发脾气,常因小事生气,会用拳头捶打自己,想摔东西。近半年停经,5个月前,父母带着病人到医院就诊,诊断为慢性胃炎。病人吃少量的东西都会觉得胃胀,不舒服,半个月后到精神科门诊就诊,门诊以"神经性厌食症"收住院治疗。发病以来,厌食,睡眠差、早醒,二便正常,体重下降最高约30 kg。

　　既往史:既往体健。否认肝炎、结核病、伤寒等急慢性传染病病史,否认食物、药物过敏史;否认外伤、手术史,无输血史,预防接种史不详。

　　个人史:胞2行1,母孕正常,儿时生长发育正常,适龄读书,学习成绩佳,考上当地重点高中。病前性格内向、安静、交际一般。出生并生长在原籍。居住条件一般,否认到流行病疫源地,否认有疫水接触史,否认有长期放射性物质及毒物接触史,无烟酒嗜好,否认冶游史。

　　月经史:12岁初潮,月经不规律、量少,无白带,已停经半年余。

　　婚育史:未婚未育。

　　家族史:父母非近亲结婚,否认家族两系三代中其他成员有怪异性格、不良嗜好及严重神经官能症者。

　　专科检查:意识清晰,定向力完整,对时间、地点、人物及自我判断无误。无人格解体、交替人格。面色苍白、形体消瘦,接触一般,问话对答切题,交谈时未发现对答异常、答非所问现象。年貌相符,服饰整齐,无怪异服饰,注意力集中。自行步入病房,意志力可,存在节食行为,拒绝"发胖食物",生活卫生基本自理。

感知障碍:存在体象扭曲,体重指数为 11.82,病人仍认为自己很胖,会过度运动促进食物代谢,未引出幻觉、感觉增强、感觉减退、错觉。

情感障碍:未见情感明显高涨或低落,无情感倒错、病理性激情、情感爆发等表现。

思维障碍:思维连贯,交谈中关注躯体症状,如吃东西胃胀等,担心自己会发胖。未引出明显思维奔逸、迟缓、贫乏等,无内心被揭露感、被控制感及其他妄想内容。

智能水平:远时记忆正常,近时、即刻记忆略减退;无错构、虚构、遗忘等,计算力、理解判断力、一般常识均正常。

自知力:不存在,父母哄骗其是来医院治疗胃胀,被动配合。

诊断:1.神经性厌食症;2.慢性非萎缩性胃炎伴胆汁反流。

提问:如何指导病人配合治疗?

分析提示:据行为治疗的理论,我们应给病人讲述过分消瘦不仅影响身体正常发育,而且还会影响下丘脑的功能,出现内分泌功能紊乱,如闭经等。让病人认识到,女孩随着年龄的增长、进入青春期,看到同学们的体态健美苗条,从而产生羡慕感并减少食量是可以理解的。但对体重的限制应适度,应维持标准体重,绝不能无休止地减轻体重。否则,不仅不能达到健美的效果,而且严重的话会引起各种躯体合并症(如低血糖、低血压,水、电解质平衡紊乱,甚至出现休克等),影响身心健康。

经过以上解释,母女俩都很高兴,表示一定配合医生进行治疗,使体重逐渐恢复,具体治疗步骤如下。

第一步:目标选择。

基于身材与健康的双重因素,与病人一起制定目标体重,理想目标是在 12 个月内体重增加 15 kg。

第二步:目标行为的实施过程。

(1) 逐步建立正常的进食行为:首先是采取限制行为活动措施,以提高病人的治疗愿望,同时减少能量的消耗。此症状的病人为缓解对"胖"的焦虑,常会不遗余力地运动。然后帮助病人消除对进食的心理抵触和恐惧,制订合理的食谱,从低热量饮食开始(可由营养师一起共同制订进食计划),从每日 2000 kcal 左右逐渐增加到每日 3000 kcal 左右,分 3 次进餐,2 次加餐,加餐的食物应含有淀粉及脂类,以保证病人放心进食不致造成体重过重,规律的饮食习惯有助于减少对进食的强调,缓解病人对进食的压力,避免适得其反。如病人饮食逐渐改善,可逐渐放松行为限制,以正性强化病人的进食行为。

(2) 对目标行为的实施记录:每周测 1 次体重,以每周增加体重 0.5～1 kg 为宜,并记录。每天记录进食时间、地点、进食的种类/量,是否有清除行为,向陪同人员了解每次病人进食后 4 小时内是否有呕吐现象。

第三步:建立有效的督促行为指标。

每晚应检查病人执行计划的情况:如病人能按计划进食所给的食物,则给病人适当奖励;进食之后半小时内病人静坐或者静卧,保持不动,应给予表扬强化。

第四步:纠正体象障碍。

病人体重指数为 11.82,仍认为自己很胖,经常过度运动促进食物代谢。因

107

此，应告知病人体重指数是体象的一个最好的量化指标，由于病人采用不合理的控制体重的运动方式，导致体重过轻，甚至出现了闭经现象，影响身心健康。青春期女性体重指数处于正常范围时形体才正常，只有在保持正常形体的前提下，通过合理的饮食搭配、规律的进食方式，配合恰当的运动方法，才能保持身心的健康发展，才能拥有真正健美的身材。

第五步：效果巩固。

由父母监督按计划执行，住院期间护士认真做好病情观察、指导，与家属进行有效沟通。上述治疗方案实施 5 个月后，病人体重已增加了 7.5 kg。

一、概述

神经性厌食症是一种多见于青少年女性的进食行为异常，其特征为故意限制饮食，使体重下降且明显低于正常的标准，为此采取过度运动、引吐、导泻等方法。病人常过分担心发胖，甚至已明显消瘦仍自认为太胖，即使是医师的解释也对其无效。部分病人会用胃胀不适、食欲下降等理由，来解释其限制饮食的行为。本症并非躯体疾病所致的体重减轻，病人节食也不是其他精神障碍的继发症状。

二、病因和发病机制

（一）个体因素

个体因素包括生物学因素和个性因素。病人存在一定的遗传倾向和部分脑区的功能异常；典型的人格特点是追求自我控制、追求完美和独特；爱幻想，不愿长大等。在青春期即容易表现出自主性和依赖性的强烈冲突，引发进食的问题。

（二）家庭、社会因素

①父母对孩子过度保护；②父母冲突，孩子卷入其中，背负过重的心理负担；③病人的依赖性强，多与母亲的关系过于密切，依赖母亲。在现代社会文化观念中，把女性的身材苗条作为自我约束、成功的代表。所以青春期发育的女性在追求心理上的强大和独立时很容易将目标锁定在减肥上。

三、临床表现

神经性厌食症的主要临床表现为主动拒食或过分节食，导致体重逐渐减轻，形体消瘦，体象障碍及神经内分泌的改变。该症一般缓慢起病，部分病人起病前稍胖，并对体重非常敏感，喜欢苗条身段，整日关注于自身的体重、外形，严格限制每日的进食量，不愿与家庭成员一起进食，不在公共场所进食，虽已骨瘦如柴，但仍认为体胖，有的病人由于过度节食，可出现无法控制的强烈食欲，间歇贪食，但饱餐之后，便立即自行引吐、导泻，以致出现营养不良、皮肤干燥、血压和体温下降、脉搏跳动缓慢，严重者出现水、电解质平衡紊乱。由于抵抗力降低，易并发其他感染，可出现精神症状，如焦虑烦躁、抑郁悲观、失眠、注意力不集中、易激惹、强迫症状；或出现兴奋话多、欣快、日常活动增多等症状。

四、干预要点

（一）心理治疗

护士应热情、大方，以和蔼的态度与病人交谈，增强病人的治疗信心，建立良好的护患关系，为治愈疾病创造良好的条件；协助和引导病人端正对疾病的认识，要求病人积极配合。指导病人摆正饮食与健康的关系，了解食物和营养学方面的知识，正确理解健康体魄的真正内涵，理解标准体重、身材苗条与身心健康的关系，消除厌食的心理因素及错误认知，使病人保持愉快情绪，自觉克服厌食行为，实现治疗目标。同时应帮助病人家属及亲友正确认识该症的发病原因，避免对病人进食问题过分关注和不安，纠正对病人厌食症状不恰当的处理方式，协助病人建立良好而规律的生活习惯，以消除厌食行为，促进康复。

（二）认知治疗

帮助病人分析导致对进食、体重及体象认知错误的因素，并利用心理学知识，使病人认识到有能力克服这些错误的认知，最后以正确的、理性的认知和行为代替原有不合逻辑、歪曲的认知和行为。每次与病人面谈之后，可让病人自己记录面谈之后的感受及进食情况，等下次面谈再针对病人的感受及进食情况有针对性地分析、批判，并逐渐代之以合理的、现实的认知模式，使病人的厌食行为和不良情绪逐渐消退。

（三）家庭治疗

研究表明，进食行为异常与家庭关系、家庭教育模式及家庭成员的精神健康状况有关。促进家庭成员之间的良好沟通，以相互提供感情上的支持，减轻或消除病人的异常进食行为。

（四）药物治疗

抗抑郁药能改善情绪，增加体重。一般用三环类抗抑郁药，如多虑平、阿米替林、氯丙米嗪等，剂量为每日 50～150 mg，分次口服。新一代抗抑郁药，如 5-HT 再摄取抑制药：氟西汀，每日 20～80 mg，早晨服药 1 次；帕罗西汀，每日 10～75 mg；舍曲林，每日 50～150 mg，分次口服。

任务二 神经性贪食症

 案例导入

陈某，女，21 岁，专业技术人员，未婚，汉族，身高 160 cm，体重 60 kg。病史陈述人：陈某母亲，病史可靠，否认过敏史。

主诉：暴食伴呕吐、怕胖 2 年。

现病史：病人于 2 年前，因减肥需要，在持续数月的节制饮食、过度运动后，逐渐出现暴食的表现。病人难以控制进食，三餐进食量明显增多，通常早晨进食 4～5 个面包，每餐两份米饭，餐后能一口气吃 4～5 个甜筒等，食量是之前的 3～4 倍；病人上班时常有渴求食物的欲望，影响工作，每天进食次数大于 6 次，进食量大。病人体重曾经回复到 60 kg，当时未出现催吐的表现，约过半年，在

知识链接

一次大量进食后出现呕吐现象,遂开始自行大量进食后就用手指抠,进行催吐。之后病人体重基本保持在 48 kg,但仍保持大量进食,基本上每餐如此,否认使用泻药、间歇禁食。病人为此心烦、脾气大、心情差,担心自己的健康出问题,又担心家人担心自己,一个月前首次到精神科门诊就诊,医生考虑为"神经性贪食症",给予药物治疗。病人自觉服药效果不理想,暴食现象未改善,主动要求住院治疗,门诊以"神经性贪食症"收入。发病以来,病人食量大、睡眠可、心烦、二便正常。

既往史:两年前,病人因体重 60 kg 被周围人嘲笑太胖,决定减肥,通过暴走、节食,体重迅速降至 48 kg,看到食物都会想吐,没有进食欲望,之后月经数月不来,当时诊断为"神经性厌食症",但未治疗。两个月后,病人开始出现暴食。否认肝炎、结核病、伤寒等急慢性传染病史,否认食物、药物过敏史;否认外伤、手术史,无输血史,预防接种史不详。

个人史:出生并生长于原籍,家里老大,有一个小 9 岁的弟弟。足月顺产,生长发育史无异常,大专毕业后,从事工程造价工作,居住条件一般,否认到过流行病疫源地,否认有疫水接触史,否认有长期放射性物质及毒物接触史,无烟酒嗜好,否认冶游史。

月经史:14 岁初潮,月经周期为 30~31 天,每次月经持续 4~5 天。两年前出现神经性厌食症时,持续数月未来月经,经药物调整后恢复正常,无痛经史,白带正常,无异味。

婚育史:未婚未育。

家族史:父母非近亲结婚,否认家族两系三代中其他成员有怪异性格、不良嗜好及严重神经官能症者。

专科检查:意识清晰,定向力完整,对时间、地点、人物及自我判断无误。无人格解体、交替人格。接触一般,问话对答切题。年貌相符,服饰整齐,无怪异服饰,注意力集中,意志活动可,但自觉工作时集中注意力困难,经常会想进食。个人生活卫生基本自理。

感知障碍:未引出幻觉、错觉及感知综合障碍。

情感障碍:自觉心烦,控制不住地吃,再催吐,感到很痛苦,情感反应与内心体验协调,未见情感淡漠、欣快、病理性激情、情感爆发等表现。

思维障碍:思维暴露可,伴有自责,担心家人操心。无思维奔逸、迟缓、贫乏等,无妄想、强迫性思维等思维内容障碍。

智能水平:记忆力减退,远时、近时、即刻记忆可;计算力减退。理解力正常。

诊断:神经性贪食症。

提问:病人诊断依据是什么?如何指导病人配合治疗?

分析提示:我们与病人一起分析了发生贪食的原因,并给病人讲述了反复多次暴饮暴食、自我催吐行为对消化系统、神经系统及其他躯体功能的影响,使病人逐渐认识到处于青春发育期的女孩子,由于生活环境及审美观念的变化,适度关注体重及躯体形象是可以理解的。但非理性信念,如自卑、无能感、人际关系不良、认知的歪曲等,则容易导致病人对自身体重、体形及外貌的强烈关注,从而产生对进食过程的矛盾情感,发生暴食及自我催吐行为。如不及时进行心理干预,不仅会影响正常的学习生活,而且还会严重影响身体健康。

具体的治疗程序如下。

第一步：医生的态度应诚恳、耐心、严肃。对病人的痛苦给予极大的同情，与病人建立融洽的关系，为病人营造一种平等、自信的氛围，使病人愿意与医生合作与交流。通过询问病人："你有过用'吃'来解决问题的时候吗？""那请你好好想想第一次这样'吃'是因为发生了什么样的事情？""理清这些，对帮助你走出"吃"的误区，远离贪食症将大有裨益。"

第二步：协助病人认真思考，记录和分析暴食的情况与原因。病人因为男朋友与她分手，痛苦不堪，家人又不能理解病人的痛苦，病人无法摆脱失恋的痛苦，从而产生了非理性的自卑、无能感，出现人际交往不良及体胖，病人以不适当的行为方式，如暴饮暴食、自我催吐来排解情绪困扰。

第三步：对病人进行心理教育。教育内容包括暴食及催吐行为的生理后果，用催吐作为控制体重手段的无效性和危害性。为病人制订一个进食计划表，以促发病人的常规进食行为模式。病人需要学会一日三餐按时、按量进食，可在正餐之间稍稍吃一些零食；帮助病人学习健康的控制体重的方法，减少失控暴食的机会，增强病人自制力和自信心。

第四步：做好情绪管理。告知病人家属病人暴食的真正原因，取得家属的理解和支持，指导家属按照记录表内容，做好病人进食情况记录。减轻病人在进食前的焦虑，在家属陪同下，采取坐位进食，减慢进食速度，指导病人多体会食物进入胃中的饱胀感，这样也可以防止暴食的发生。一旦发生暴食现象，让病人学会自己调控自己的情绪，提醒自己避免陷入焦虑情绪中，既然已经发生了，就试着去接受。同时增强自我暗示："我不会因为一顿饭而体重暴增，我相信接下来我能控制自己，防止类似事情再次发生，慢慢地我会做得更好。"

使用放松训练技术缓解焦虑情绪。通过冥想刺激情境并加入适应性模式，可以建立新的条件性情绪反射以覆盖原有的条件性情绪反射，通过播放舒缓的音乐，使病人达到放松、宁静的状态，调动病人的积极情绪。最后通过冥想模拟刺激情境，输入美好场景模式的程序，建立新的积极的条件性情绪反射。

第五步：针对病人因非理性的信念，如自卑、无能感、人际交往不良等而出现不适当的行为方式，如暴饮暴食、自我催吐，可通过解释、疏导、辩论使病人认识到非理性信念是不现实的、无根据的，由非理性信念而产生的情绪反应、行为模式也是不适当的。使其分清理性信念与非理性信念，逐渐建立自尊、自信，改善人际交往及错误认知，以理性信念取代非理性信念。

上述治疗程序每周 1 次，每次治疗时间为 30～60 分钟，经过 12 周的治疗，病人形成正常的饮食规律，情绪稳定，贪食症状得到控制。病人精力充沛，并对今后的工作和生活充满信心。

一、概述

神经性贪食症是以反复发作性暴食，并伴随防止体重增加的补偿性行为及对自身体重和体形过分关注为主要特征的一种进食障碍。病人每次可进食大量食物，为防止体重增加和担心发胖，又自我反复采取引吐或使用导泻剂。该症多见于 15～30 岁，病人以女性多见，男女比例为 1：（5～9）。

二、病因和发病机制

神经性贪食症的发病机制尚未清楚,一般认为可能与以下几种因素有关。

(一) 心理因素

严重的情感创伤和内心冲突可引起食欲旺盛,如亲属死亡、学业上的挫折、悲观失望、缺乏自信及工作、生活中的负性刺激均可引起神经性贪食症。

(二) 家庭环境因素

家庭关系不和睦、教育方式不当、对孩子过度保护、家庭成员酗酒等是发生贪食行为的主要危险因素。

(三) 社会文化因素

受社会文化因素的影响,过分关注自身形象,极度害怕体重增加,以致出现不可抗拒的摄食行为和反复引吐或使用泻剂。

三、临床表现

神经性贪食症的主要临床表现为发作性不可抗拒的摄食欲望和行为。病人通常进食量很大、很快,一般在短时间摄入大量食物,进食时常常避开人,一个人偷偷而迅速地吃,来不及细细品味,但在公共场合则尽量克制。而后病人因担心发胖,反复自我引吐、服用泻药或利尿剂、节食及大量运动来减轻体重,随着病情的进展,病人可以根据自己的意愿吐出食物。长期自我引吐或服用泻剂等,可引起一系列躯体并发症,导致脱水和电解质平衡紊乱,引起代谢性碱中毒、低钾血症、胃肠道疾病、心律失常、月经紊乱、闭经,诱发癫痫、口腔溃疡等。

四、干预要点

(一) 行为治疗

①给病人制订近期的、切实可行的治疗目标,以增加病人的治疗信心。针对病人体形,规定每周应达到的体重数;②让病人每天坚持记录吃进的食物,并由营养师协助计算每天食物的热量,然后把每天摄入的热量及体重绘制成图表并放在房间醒目的地方,病人每周与医生分析自己记录的数据;③规定病人只能在特定的开饭时间和饭堂吃东西,进食前喝点水,咀嚼时放下筷子以放慢进食速度,培养规律的进食习惯;④定期检查目标的执行情况,如在规定的时间内体重达到了要求给予奖励,以强化其良好的进食行为;⑤调动病人的主观能动性,让其自我监控食物的摄入,建立正常的进食模式,如每日三餐进食量正常,食物品种多样化等。如果餐后病人出现自我引吐行为,则让病人自我实施一种负性刺激或医生向其实施这种负性刺激,使病人感到不快和痛苦,以逐渐消除引吐行为。

(二) 综合性心理治疗

针对神经性贪食症多因素的病因,医生可结合病人的不同情况,开展综合性心理治疗,将精神分析治疗、家庭治疗、认知治疗及心理教育等结合起来,进行综合心理干预,以减轻贪食行为,改善抑郁情绪,改变病人对体重、体形及企图通过自我引吐行为来控制体重的不恰当观念,最终使贪食症状缓解。

（三）药物治疗

1. 抗抑郁药物　可用丙米嗪及去甲丙米嗪治疗,剂量为每日 50～150 mg,分次口服。也可应用 5-HT 再摄取抑制药氟西汀,剂量为每日 20～80 mg,早晨服药 1 次,该药对神经性贪食症伴抑郁和强迫症状者疗效较好。

2. 抗癫痫药物　苯妥英钠及卡马西平对减少贪食次数有一定的疗效,有报道认为卡马西平对伴有抑郁症状者疗效较好。

项目三　非器质性睡眠障碍

睡眠是高等动物维持生存所必需的生理现象,对维持生物体的生命活动具有重要意义。人的一生中约有 1/3 的时间是在睡眠中度过,睡眠具有恢复精力、体力的功能。正常人每隔 24 小时有一次觉醒与睡眠的节律性交替。睡眠量常依年龄不同而异。

睡眠障碍是指睡眠量和质不正常以及睡眠中出现异常行为的表现,也包括睡眠和觉醒正常节律性交替紊乱的表现。睡眠障碍是一组常见疾病,狭义的睡眠障碍是指非器质性睡眠障碍,包括失眠症、嗜睡症、睡眠觉醒节律紊乱、睡行症、夜惊、梦魇等,而广义的睡眠障碍还包括发作性睡病、睡眠呼吸暂停综合征、不安腿综合征等,这些疾病往往有器质性因素,另外,精神障碍相关和躯体疾病相关的睡眠障碍,也包含在广义的睡眠障碍中。本项目主要介绍 ICD-10 中的非器质性睡眠障碍。

任务一　失　眠　症

知识链接

案例导入

王某,男,36 岁,财务主管,本科学历,已婚,汉族。病史陈述人:王某本人,病史可靠,否认过敏史。

主诉:反复睡眠差 3 年。

现病史:病人于 3 年前因为在家睡觉邻居太吵,感到烦躁,晚上睡不好,遂更换到别的较安静的住处,但感觉仍然睡不着。以入睡困难为主,一周只有 2～3 天睡得好,其他时间都要到凌晨 2～3 点才睡,有时候彻夜未眠,睡不好时心情比较差,疲惫,没精神,担心失眠引起健康问题。辞了原单位工作回老家工作,感觉在老家睡得特别好;半年前单位人事调配,自己离开熟悉的岗位,到新部门任职,再次出现入睡困难;自诉失眠开始后,每天 21 点上床准时睡觉,大脑一直处于清晰状态,在床上辗转反侧难以入睡,胡思乱想,由于过多地考虑睡眠问题,极度痛苦。反复于多家医院就医,曾服用药物改善睡眠,因为第一次吃药当晚出现头晕,之后一直认为药物副作用太大抵触药物治疗,试过各种改善睡眠的方法,但睡眠仍然没有改善。病人无明显高热、抽搐、昏迷等征象,无伤人毁物行为,否认持续性情感高涨史,否认幻觉、妄想,近一个月食欲可,二便正常,体重无明显改变。

Note

既往史:既往体健。否认肝炎、结核病、伤寒等急慢性传染病病史,否认食物、药物过敏史;否认外伤、手术史,无输血史,预防接种史不详。

个人史:出生并生长于原籍。居住条件一般,否认到过流行病疫源地,否认有疫水接触史,否认有长期放射性物质及毒物接触史,无烟酒嗜好,否认冶游史。

婚育史:已婚已育,配偶及子女体健。

家族史:父母非近亲结婚,否认家族两系三代中其他成员有怪异性格、不良嗜好及严重神经官能症者。

性格特征:性格内向,不善言谈,无特殊爱好。

生活事件:半年前单位人事调配,自己离开熟悉的岗位,到新部门任职。

专科检查:意识清晰,定向力完整,对时间、地点、人物及自我判断无误。无人格解体、交替人格。接触一般,检查合作,对答切题,语调低、语量少、语速慢。自行步入,年貌相符,服饰整齐,无怪异服饰,注意力集中,未见怪异行为,意志行为正常,生活卫生可自理,对睡眠明显关注,远时记忆、近时记忆、即刻记忆正常;自知力存在,能部分认识自身病情。

辅助检查:

MMPI:F78,K76,Hy82。SDS:58 分;SAS:67 分;SCL-90:焦虑中度,抑郁轻度。

诊断:非器质性失眠症

提问1:病人失眠可能的原因是什么?

分析提示:首先给予支持性心理治疗及睡眠行为指导,一起分析引起失眠的原因,打消病人的顾虑,增加其战胜疾病的信心。和病人探讨导致此次失眠现象的可能原因:半年前工作岗位调换,病人自己认为领导不再信任自己,内心感到沮丧、心灰意冷。引导病人在适当时机与领导沟通,说出自己内心的想法,倾听领导的真实想法,验证其认知的不合理性。与病人探讨如何更好地胜任新的岗位,制订工作计划,提升自信心;鼓励病人培养自己的兴趣爱好;探讨改变动机,提高治疗依从性。其次学习放松治疗方法,让病人积极配合。

治疗场景之一:

护士:"您好,从刚才您的描述中了解到您已受失眠困扰半年了。为了更好地帮助我了解您失眠的情况,能说说第一次失眠的情况吗?"(开放式提问)

病人:"回老家工作这几年,我睡眠虽说不是特别好,但也能接受,工作比较顺心,领导对我很信任,半年前部门领导找我谈话,我的岗位由其他人代理,我被安排在另一岗位,这个岗位我不熟悉,害怕自己不能胜任新岗位,当天晚上思来想去睡不着,我有一种被冷落、被抛弃的感觉,觉得自己处处不如人。"

护士:"谢谢您的信任,我能体会到您当时的心情,一个人离开自己熟悉的岗位到新部门工作,是需要有一段时间才可能适应的。"(共情)

病人:"我从熟悉的岗位调换到新岗位,害怕自己业务不熟悉被同事取笑,我以前工作特别认真,业务熟练,现在能力不如以前。"

护士:"这些想法您和您的领导谈过吗?"

病人:"没有。"

护士:"或许您可以找机会和您的领导交流一次,把您的想法、疑虑告诉领导,听听他的意见,看他是出于什么考虑安排您到新岗位的? 看看是不是如您所想的那样。"

病人:"适当时机我找领导谈谈心,您这么解释,我心里好像亮堂了。"

提示:病人由于一次工作岗位调整,从思想上害怕,认为自己不能胜任新工作,进而推理出自己被领导抛弃、被同事取笑的不合理认知,因此出现失眠症状。通过交谈,病人意识到自己认知有所歪曲,并鼓励病人进行现实检验。

提问2:失眠症病人常见的有哪些不良睡眠卫生习惯,不良睡眠卫生习惯对睡眠有什么影响?

分析提示:病人失眠后,往往会采取各种应对措施,较常见的是在床时间过多或在卧室中与睡眠无关的行为增多;在床上花费过多时间,会导致片段睡眠和浅睡眠;提示病人合理地睡眠,建立稳定的生物节律,养成良好的睡眠卫生习惯,改善睡眠质量。

治疗场景之二:

护士:"这次开始发现自己睡不着之后,您是怎么调节的,或者说是尝试了哪些办法来改善睡眠?"

病人:"刚刚开始睡不着时候,总担心睡不好觉,白天没精神,精力不足。因为睡不着,我就想早点上床,试试多躺一会能不能早点睡着,即使睡不着,至少我也可以多休息一会,所以比之前会提前一两个小时上床睡觉。"

护士:"那么提前上床睡觉后,您觉得晚上睡眠有改善吗?白天精神有没有更好一些呢?"

病人:"刚刚开始还好,后来越来越糟糕了,躺在床上一直想工作的事、白天的事,更心烦,担心工作,担心身体,入睡还是很困难,而且睡眠质量也觉得越来越差了,不知道怎么办才好。"

护士:"好的,我们暂且抛开这个问题,谈谈一日三餐的问题。如果我们中午没吃午饭,到晚上会怎么样?"

病人:"会觉得饿,吃饭会更香,吃得会更多。"

护士:"是的,简单理解,我们平常的身体代谢活动会消耗能量,如果摄入的能量不足以提供机体所需,我们会觉得饿,也就是下一顿会吃得更多;在目前的身体状态下,我们身体消耗的能量是相对稳定的,因此我们正常的饭量也是比较稳定的,对吧?"

病人:"是的,但这个和睡眠有什么关系啊?"

护士:"睡眠、能量、水是我们生理的需要,我们对于睡眠的需求和饮食是一样的,进食时间长了会觉得饿,清醒的时间长了会觉得犯困,如果上一顿吃得太多,吃到后面还会觉得很有食欲吗?"

病人:"不会,会觉得难受,下一顿也可能不会觉得饿了,哦,我明白了,我躺的时间太多了。"

护士:"是的,增加躺在床上的时间可能并不能获得更多的睡眠,睡眠也有可能变得更糟糕了。您这个年龄合理的睡眠时间是7～8小时,在床上花费过多时间,会导致入睡更加困难,半夜易醒以及浅睡眠。"

病人:"我明白了,我的睡眠问题是由我的工作岗位变动导致的,但是我的做法不但没能调整睡眠,反而加重了失眠,接下来我会开始调节我的睡眠时间。"

护士:"此外,白天要解决自己的问题或制订第二天的计划。烦恼会干扰入睡,并导致浅睡眠。如果您躺在床上的时候仍然在思考白天的问题,果断起床,写下日记，当您确信自己把想法都记在纸上以便您早晨起来时能'继续下去'时，再回到床上睡觉。不要想尽办法入睡，睡觉是顺其自然的事情，不要给自己施加太多压力。这样只能将问题变得更糟糕。相反，打开灯，离开卧室，并做一些不同的事情如读书也是可以的。但是这时候不要做兴奋性活动。当您感到困倦时再上床入睡。消除对失眠的恐惧心理，生活中偶尔遇到失眠，不必过分忧虑，一两夜失眠不会造成很大影响，相信自己的身体自然会调节适应，到困倦时自然就会睡眠。"

病人："谢谢，明白了，我对睡眠的努力反而加重了失眠，接下来我会配合治疗调节好睡眠质量。"

提问3：失眠症病人常见有哪些睡眠相关不良信念？

分析提示：失眠症病人存在各种不合理甚至是错误的睡眠相关不良信念往往会加重病人的焦虑情绪以及使病人养成不良睡眠卫生习惯，造成长期失眠。在治疗过程中应注意纠正病人相关不良睡眠信念，避免因不合理认知而导致病人睡眠行为不良，过度忧虑关注睡眠，使失眠症复发。

睡眠相关不良信念常见的有以下这些方面。

（1）不切实际的睡眠期望：我需要睡足8小时才能精力充沛和活动良好；别人都能睡9小时，我也要能睡9小时才可以。

（2）对造成失眠的原因的错误看法：晚上家人轻轻走路的声音都会导致我的睡眠不好；我睡觉时不能有任何声音，哪怕一根针掉在地上的声音都会影响我的睡眠。

（3）过分夸张失眠的影响：我整天烦躁、抑郁、焦虑、疲劳，无精打采，活动差，是因为我在前一天晚上没睡好觉；晚上没睡好对于健康以及认知表现有相当大的影响；如果持续睡不好，我可能会得抑郁症；如果我一两个晚上没睡好，我担心自己可能会精神崩溃；我感到失眠正在破坏我享受生活乐趣的能力，并使我不能正常做事情。

（4）对帮助睡眠的方法的不正确认识：如果晚上睡不好，白天应该要尽量找时间补充睡眠；当我入睡困难或晚上醒后再难以入睡时，我应该睡在床上，努力再睡；每天晚上11点到凌晨1点是肝功能代谢以及皮质细胞维护的时间，在这一段时间一定要睡觉；临睡前喝酒是解决失眠的好办法；安眠药是解决失眠的唯一办法；我失眠越来越重，没有人能帮我。

提问4：经过睡眠调节还是睡不着怎么办？睡前还是紧张，放松不下来怎么办？

分析提示：由于长期的睡眠结构以及习惯的形成，短期睡眠不能恢复，或是恢复期间存在波动，病人往往比较担心难以放松，难以接受睡眠不能快速恢复或是短期波动的现实，不知如何应对。

治疗场景之三：

病人："我对岗位调整的担忧已经很大程度地缓解了，也按照要求调节睡眠，我的睡眠也没办法可以马上调节过来，不能马上睡着，睡前还是会紧张，担心睡不着的时候我要怎么办啊？"

护士："好的，接下来我们来解决这个问题。您放松下来可以更快进入睡眠吗？"

病人："是的，只要睡前比较放松，我就能更快进入睡眠，白天也没有那么焦虑。"

护士："好的,您以往晚上睡不好的时候,白天上班正常的工作都能完成吗?"

病人："虽然感觉心情不好,会比较疲劳,但该做的工作我都能做好。"

护士："最糟糕的那段时间,也是如此吗?"

病人："是的。"

护士："也就是说在最糟糕的阶段,您的睡眠也还是可以支持您白天日常的工作的;最糟糕的状态也不过如此,那么现在我们只要在这个基础上逐步恢复,不要强迫自己睡眠,让自己放松下来,努力让自己在自然放松状态下进入睡眠,接下来让我们来学习一下放松训练。"

护士："现在请把您的身体调整到最舒服的姿势,今天,我将邀请您经历一种放松的感觉,您将一边聆听音乐,一边按照我的提示做一些放松的练习。请尽量让自己感到非常舒适,可以松松您的皮带,拿掉您的眼镜。

(1)腹式呼吸:轻轻闭上眼睛,深深吸一口气,屏住呼吸,慢慢地呼气—吸气—屏气—呼气,每个动作尽量保持在 3 秒钟以上。吸气时胸腔应充分扩张,膈肌下降,使腹部鼓起,呼气时使腹部凹陷。平静而有节律地呼吸。

(2)肌肉放松:请试着皱紧眉头,我们焦虑的时候就是这样。慢慢舒展眉头肌肉,眉头肌肉放松,体会眉头肌肉放松的感觉。请试试皱起鼻子,并保持,然后将鼻部肌肉放松。请咬紧牙关,我们生气、愤怒的时候就是这样,然后放松牙关,放松脸部肌肉。

现在头朝后仰,后颈部感觉发热,保持 10 秒钟后放松。头倒向右边,努力使之触及右肩,保持 10 秒钟后放松,然后头倒向左边,保持 10 秒钟后放松。完全放松颈部,放松后,微热和舒适感传遍颈部。

放松肩部肌肉,向上耸肩,尽量触及耳朵,保持 10 秒钟后放松,重复一次。双肩往背后扩展,双肩尽量往后合拢,以紧张上臂肌肉群,保持 10 秒钟后放松。双肩向前并拢,保持该姿势 10 秒钟后放松。自己的呼吸变得轻松而深沉。请双手握拳,弯放在腰间,用力握紧,保持 10 秒钟后放松。请双臂屈曲,紧张二头肌,保持 10 秒钟后放松。双臂伸直,紧张三头肌,保持 10 秒钟后放松,重复一次。

收紧腹部肌肉,保持 10 秒钟后放松,重复一次。收紧臀部的两块肌肉群,保持紧张 10 秒钟后放松。紧张大腿肌肉,就像双膝盖紧紧夹住一个硬币一样,保持 10 秒钟后放松。尽力绷脚尖,以紧张小腿肌肉,保持 10 秒钟后放松。用力抬起脚尖,保持 10 秒钟后放松。体会流入全身的放松感,与此同时,平静地呼吸。

从头到尾,再来一次……"

病人通过两个月的心理疏导,配合放松练习和药物治疗,失眠症状缓解,在新岗位上工作顺心。

一、概念

失眠症是指持续相当长时间对睡眠的质和(或)量不满意的状况,常表现为入睡困难和睡眠维持困难或早醒。睡眠时间的长短不能作为判断失眠严重程度的标准。

二、病因和发病机制

(一) 心理因素

心理因素包括各种原因引起的焦虑紧张、恐惧害怕、悲观抑郁,思虑过度。

(二) 社会因素

社会因素包括社会适应能力差,人际关系紧张;个人工作、学习、生活中的挫折和失败;日常生活中的失恋、亲人亡故等,均可造成心理问题,引起失眠。

(三) 躯体因素

躯体因素包括躯体不适、过饥、过饱、疼痛、慢性躯体疾病等。

(四) 环境因素

环境因素包括环境嘈杂、居住拥挤、灯光太亮,或突然改变睡眠环境难以适应等。

三、临床表现

在失眠者之中,难以入睡是最常见的主诉,其次是维持睡眠困难和早醒,病人的临床表现通常以上情况并存。入睡困难的病人,害怕夜幕降临,害怕上床休息,就寝前后表现出烦躁、焦虑、紧张,辗转反侧难以入眠,并经常过多地考虑如何得到充足的休息,过多考虑个人问题、健康状况及失眠引起的不良后果,久而久之,就形成了恶性循环,反而加重了失眠。

长期失眠可导致情绪不稳、个性改变,病人常常采取一些方式自我调整,如饮酒或使用镇静催眠药物来改善睡眠。这些不当的方式不能彻底改善睡眠,反而会导致形成酒精和(或)药物依赖。

四、失眠表现的量化标准

(一) 入睡困难

入睡困难是指入睡潜伏期≥30分钟。

(二) 睡眠不实

睡眠不实指睡眠中觉醒的次数过多和(或)时间过长。包括:①全夜≥5分钟的觉醒在2次以上;②全夜觉醒时间≥40分钟;③觉醒时间占睡眠总时间的10%以上。

(三) 睡眠表浅

睡眠表浅主要是指非快速眼动(NREM)睡眠Ⅲ期和Ⅳ期的深睡眠时间减少,不足睡眠总时间的10%,快速眼动(REM)睡眠比例的减少,也表明睡眠深度的不足。

(四) 早醒

早醒指睡眠觉醒的时间较平时正常的觉醒时间提前30分钟。

(五) 睡眠不足

睡眠不足指成人睡眠总时间不足6.5小时,或睡眠效率(全夜睡眠总时间与记录时间之比)≤80%,在青少年或老年人中,则应分别以睡眠效率<90%和睡眠效率<65%为睡眠不足的标准。

（六）睡眠结构失调

睡眠结构失调指 NREM/REM 睡眠周期＜3 次,和(或)NREM 和 REM 睡眠时间比例失常。

五、干预要点

（一）支持性心理治疗

护理人员应热情接待病人,善于倾听和诱导,对病人的痛苦和不适表示关注,与病人进行心理沟通,取得病人的信任,增加病人对心理治疗的依从性,提高治疗效果。

（二）睡眠卫生教育

睡眠卫生包括:①培养良好的睡眠习惯,定时作息,保持心情开朗、平静;②创造良好的睡眠环境,床铺应该舒适、干净、柔软度适中,卧室安静、光线与温度适当;③不要在睡前 6 小时内喝酒、咖啡、浓茶及吸烟,如存在失眠现象,应避免在白天喝含有咖啡因的饮料来提神;④不要在睡前大吃大喝,但可在睡前喝杯热牛奶及一些复合糖类饮品;⑤睡前 4 小时内应避免做剧烈的运动;⑥睡不着时不要经常看时钟;⑦尽量不要午睡。

（三）认知行为治疗

帮助失眠者避免与睡眠无关的行为和建立规律性睡眠觉醒模式。①床是用来休息、睡觉的地方,不要在床上读书、看电视或听收音机;②如果上床 20 分钟后仍然睡不着,可起来离开卧室做些单调无味的事情,等有睡意时再上床睡觉;③保持合理的睡眠期望,不要把所有的问题都归咎于失眠;④不要过分关注睡眠,不要因为一晚没睡好就产生挫败感。

（四）放松治疗

放松治疗是指通过训练使病人学会有意识地控制自身的心理生理活动,降低唤醒水平,以改善机体功能紊乱。应激、紧张和焦虑是诱发失眠的常见因素,放松治疗可以缓解这些因素带来的不良效应,已经成为治疗失眠症最常用的非药物疗法。

（五）药物治疗

药物治疗是治疗失眠症的主要手段之一,药物通常作用快、疗效肯定,但不合理使用会带来不良的甚至是严重的后果。目前临床用于治疗失眠的药物有镇静催眠药、抗抑郁药和抗组胺药。

任务二　嗜　睡　症

一、概述

嗜睡症是指白天睡眠过多,并非由睡眠不足,或者药物、酒精、躯体疾病所致,也不是某种精神障碍的一部分。该病病因不明确,在临床上并不常见。

二、临床表现

病人夜间睡眠时间并无减少,但白天睡眠过多,有时有睡眠发作,睡眠持续较长时间。这种睡眠发作频率不高,病人能有意识地阻止其发生。嗜睡症病人的痛苦感较失眠症病人轻。

三、诊断要点

(1) 白天睡眠过多或睡眠发作,无法以睡眠时间不足来解释,和(或)清醒时达到完全觉醒状态的过渡时间延长。

(2) 每天出现睡眠紊乱的情况超过 1 个月,或反复地短暂发作,引起明显的苦恼或影响社会或职业功能。

(3) 缺乏发作性睡病的附加症状(猝倒、睡眠麻痹、入睡前幻觉)或睡眠呼吸暂停的临床证据(夜间呼吸暂停、典型的间歇性鼾音等)。

(4) 没有可表现出日间嗜睡症状的任何神经科及内科情况。

四、干预要点

可以应用小剂量的中枢神经兴奋剂治疗,抗抑郁药物可能有效。通过支持性心理治疗,向病人进行适当合理的解释,行为上鼓励病人在白天有意识地小睡,养成良好的生活习惯。

任务三　睡眠觉醒节律紊乱

一、概述

睡眠觉醒节律紊乱是指个体的睡眠觉醒节律与其所在环境的社会要求和大多数人所遵循的规律不符合,应该睡眠的时段失眠,而应该清醒的时段嗜睡,可由多种心理因素引起。常与起居无常、频繁调换工作班次、跨时区旅行有关。

二、临床表现

病人主要表现为睡眠觉醒节律改变,别人睡眠时病人觉醒,别人觉醒时病人睡眠,病人对睡眠质量持续不满,伴有忧虑或恐惧心理,导致精神活动效率下降,妨碍社会功能。

三、诊断要点

(1) 个体的睡眠觉醒形式与特定社会中的正常情况及同一文化环境中为大多数人所认可的睡眠觉醒节律不同步。

(2) 在主要的睡眠时相失眠,在应该清醒时嗜睡,这种情况几乎天天发生并持续一个月以上,或在短时间内反复出现。

(3) 睡眠量和质及时序的不满意状态,使病人深感苦恼,或影响其社会或职业功能。

四、干预要点

措施包括使用少量药物调整夜间睡眠、逐步训练睡眠节律、养成良好的生活习惯。

任务四　睡　行　症

一、概述

睡行症俗称"梦游",是睡眠和觉醒同时存在的一种意识改变状态,常发生于非快速眼动睡眠期的第Ⅲ～Ⅳ期。病人在睡眠过程中起床在室内甚至户外行走,或者做一些简单的活动,无论是在发作后马上醒来还是早晨正常清醒,病人通常无法回忆事情经过。睡行症常发生在 10 岁前,多见于男孩,病因尚不明确,可能和神经系统发育有关,部分病人有家族史遗传史。

二、临床表现

病人处于一种睡眠和清醒的混合状态,呈现出低水平的注意力、反应性和运动技能。发作时病人会在睡眠中突然起床,到室内外进行某些活动,动作似有目的性,意识朦胧,睁眼或闭眼,面部无表情,步态不稳或敏捷。病人一般不说话,有的能避开面前的障碍物、离开卧室、偶尔还会走出家门,有的会绊倒或撞墙,甚至从楼上跌下,有面临受伤的危险。病人多数情况下会自行或在他人引导下安静地回到床上,有时会躺在地上继续入睡。症状通常发生于入睡后的 2～3 小时,历时数分钟至半小时,病人醒后常无法回忆。病人如果在发作过程中被突然唤醒,会产生恐惧情绪。

三、诊断要点

(1) 突出症状是一次或多次发作:起床,通常发生于夜间睡眠的前 1/3 阶段,走来走去。

(2) 发作中,个体表情茫然,目光凝滞,他人试图加以干涉或同其交谈,其相对无反应,并且难以被唤醒。

(3) 在清醒后(无论是在发作中,还是在次日清晨)个体对发作不能回忆。

(4) 尽管在从发作中醒来的最初几分钟之内,会有一段短时间的茫然及定向内障碍,但并无精神活动及行为的任何损害。

(5) 没有器质性精神障碍,如痴呆、躯体障碍及癫痫的证据。

四、干预要点

一般儿童病人无须特殊治疗,大多在 15 岁左右自行消失。成年病人应进一步检查以明确病因,排除器质性疾病的因素。苯二氮䓬类抗焦虑药如地西泮、三环类抗抑郁药如氯米帕明可阻断或预防睡行症发作。

任务五　夜　　惊

一、概述

夜惊是出现于夜间睡眠中的极度恐惧和惊恐的动作,伴有强烈的语言、运动形式和自主神经的高度兴奋,发作于非快速眼动睡眠期的第Ⅲ～Ⅳ期,多见于儿童,偶可延续至成年。确切病因不清楚,遗传、发育、心理因素等均可能起一定作用,部分病人有家族遗传史。

二、临床表现

病人在睡眠中出现极度的恐惧发作,伴有强烈的言语、运动形式及自主神经系统的高度兴奋，表现为突然哭喊惊叫、惊起，两眼直视或紧闭，手足乱动、坐在床上或跳到床下，常有冲向门口似乎要夺路而逃之感，但病人很少会离开房间，表情十分惊恐，气急颤抖。在发作过程中如果有人阻止，可能会导致病人出现更加强烈的恐惧。病人意识呈现朦胧状态，极难唤醒，在发作期间极有可能受伤，次日早晨醒来对发作往往不能回忆。

三、诊断要点

（1）突出症状是一次或多次如下发作：惊叫一声从睡眠中醒来，以强烈的焦虑、躯体运动及植物神经系统的亢进，如心跳过速、呼吸急促、瞳孔扩大及出汗等为特点。

（2）反复发作的典型情况是持续1～10分钟，通常在夜间睡眠的前1/3阶段发作。

（3）对他人试图平息夜惊所进行的努力无反应，且这种努力几乎总伴有数分钟的定向障碍和持续动作的出现。

（4）对发作即使能够回忆，也是十分有限的（通常只限于1～2个片段的表象）。

（5）没有躯体障碍，如脑肿瘤和癫痫的证据。

四、干预要点

偶尔发作无须特殊处理，若发作频繁，可服用小剂量苯二氮䓬类药物或者三环类抗抑郁药。

任务六　梦　　魇

一、概述

梦魇是一种被焦虑或恐惧所占据的梦境体验，可发生于任何年龄，常发作于快速眼动睡眠期，事后醒来病人能够回忆。梦魇产生的原因，可能和病人经常遭受精神刺激有关，儿童期的梦魇也与情绪发展的特殊阶段相关。

二、临床表现

病人在睡眠中被强烈的梦境体验所笼罩，伴有情绪紧张、心悸、出冷汗及脸色苍白等自主神经症状，梦魇体验十分生动，通常是危险的场景，如梦到猛兽追赶或从高处落下，可突然惊醒，醒转后警觉性及定向力迅速恢复，也可能醒后片刻又入睡。病人对梦境中的恐怖内容能清晰回忆，梦境内容往往与病人白天的活动、恐惧或所担心的事情有一定联系。

三、诊断要点

（1）从夜间睡眠或午睡中醒来，病人清晰详细地回忆强烈恐惧性的梦境，梦境通常涉及对生存、安全或自尊的威胁；惊醒可发生于睡眠期的任何时刻，但典型情况是发生在后半段。

（2）从恐惧性梦境中惊醒时，病人很快恢复定向及警觉。

（3）梦境体验本身，以及随之造成的睡眠紊乱都会令病人十分苦恼。

四、干预要点

一般情况不需要特殊治疗,对于发作频繁的病人,在排除了器质性疾病的基础上,首先应了解其心理因素,予以心理治疗,必要时可服用小剂量苯二氮䓬类药物如地西泮等。

(蔚艳萍　洪小美　张昊)

直通护考

模块七　临床心理评估

学习目标

1. 识记：心理评估、心理测验、信度、效度的概念；标准化心理测验的基本特征以及适用范围。

2. 理解：临床常用心理测验、心理评估的方法、实施原则、注意事项以及适用范围。

3. 应用：临床常用的心理测验、心理评估的基本方法，临床常用心理评定量表的使用。

重点和难点：

重点：心理评估、心理测验。

难点：信度、效度。

项目一　概　　述

病人在患病的过程中都会出现不同程度的心理变化，但是，临床上很多疾病并不单纯地认为是病理、生理、组织结构的异常所致，还有很大一部分是心理社会因素长期作用的结果。因此，了解和把握病人的心理变化对于临床护理工作者尤为重要。特鲁多说："有时去治愈，常常去帮助，总是去安慰。"临床护理工作者总是在帮助和安慰病人，最终达到病人身心治愈的目的。如何对病人的心理变化、心理问题、行为问题用心理学的方法给予科学的解释？本模块将通过介绍心理评估的概念、心理评估的一般程序、心理评估的实施，以及临床常用的心理评定量表的运用方法等内容，让大家学习如何对病人进行科学的心理评估。

任务一　心理评估的概念

心理评估（psychological assessment）旨在运用心理学的理论，通过行为观察法、临床访谈法和心理测验法等多种心理学方法获得信息，对个体某一心理现象做全面、系统和深入的客观描述，为心理诊断提供科学的参考依据。心理评估包括行为观察法、临床访谈法和心理测验法。心理测验法催生了心理评估的发展并形成了诸多有效的评估工具，如韦氏智力量表、大五人格量表、汉密尔顿抑郁量表（HAMA）、汉密尔顿焦虑量表（HAMD）、生活事件量表（LES）等。

目前,心理评估已被广泛应用于组织行为与管理,临床心理与心理咨询,军队、学校和教育等各个领域以供培养和选拔人才。

案例导入

官某,女,23岁,大学三年级学生,主诉"情绪低落、无故哭泣伴晨起干呕两个月"就诊。

现病史:病人半年前意外怀孕,于某私人妇产医院做了人工流产,此后一直觉得咽部不适,晨起干呕,近两个月以来,不思茶饭,无缘无故情绪低落,做什么都没有动力,经常不洗脸不梳头去上课,半夜哭泣,吵醒宿舍同学,后被告知辅导员,在辅导员陪同下到医院消化科、神经内科就诊。

既往史:无重大躯体疾病史。病前性格内向,话少,传统保守、易生闷气,否认两系三代中有精神疾病史,否认有躯体疾病遗传史。

体格检查、消化系统检查、神经系统检查、妇产科检查均正常。三大常规、肝功能、肾功能、血糖、心电图检查均正常。

医生建议:到心身医学科门诊就诊。

提问:

1. 根据所学心理评估内容,应该选择哪种方法收集病人资料?

2. 官同学可能发生了什么问题?问题主要是哪方面的?原因是什么?

3. 如果要做访谈,访谈提纲应该如何设计?

分析提示:

1. 躯体化与情绪的关系。

2. 躯体化是以躯体症状表达心理不适的一种现象,躯体化的原因是心理问题长期得不到解决。

任务二 心理评估的一般过程

心理评估是根据评估的目的,采用多种方法收集信息,并对所收集的信息进行分析、推断的过程。由此可见,评估的目的不同,所采用的收集资料的方法也不相同,在程序上也有一定差异。临床护理工作中心理评估的过程包括以下五个步骤。

一、确定评估目的

首先确定被评估者当前存在的主要问题。例如,被评估者有无心理障碍或异常行为,然后确定评估的目的是解决这一主要问题及应该如何解决该问题。其主要包括:进行心理或临床诊断;在进行心理或生物治疗前收集并提供被评估者的基础信息;作为心理治疗和制订治疗计划的依据之一;测定个体能力及其健康水平;供医学科学研究。

二、收集被评估者的一般资料

被评估者就医时的主诉、现病史、既往史、家族史(尤其是有相似心理行为表现的家族史)以及是否有心理障碍或者行为异常,是否有需要心理帮助的强烈愿望等。

三、发现问题

在掌握一般情况的基础上,对于被评估者明显存在的情绪、精神、躯体、行为问题做较为详细的归纳、整理,推断出可能存在的心理行为问题。

四、深入了解并分析问题

运用行为观察法、临床访谈法、问卷法及其他相关量表进一步深入研究,了解被评估者所存在的明显心理行为问题,尽可能详细到被评估者出现该种心理行为前后所发生的各种对其精神心理影响较大的社会生活事件以及可能存在的关键人物。

五、整理、分析收集的资料,做出推断

对收集的主观、客观资料进行整理、分析,写出初步的评估报告,供临床医生或其他科室医护人员参考。同时,要对被评估者及其家属以及其他相关人员进行解释,收集其他相关资料(是否有自伤、自杀等异常行为),以确定心理行为问题的进一步的处理方案。

任务三　心理评估的实施

一、心理评估人员的要求

心理现象受主观因素影响较大,为确保心理评估的客观和有效,首先要求被评估者尽可能是自愿合作,评估者与被评估者都要有合理的评估动机,其次要求被评估者要意识清醒,能掌控自己的情绪和行为表现,理性地对待评估内容和结果。心理评估是一个复杂且严肃的过程,需要评估者具备丰富的知识背景、扎实的理论基础、较强的技能水平和高尚的道德素养。

1. 评估者的态度　要求评估者对待被评估者要热情、耐心、细致,尤其要尊重被评估者,要具备严肃、科学、认真和审慎的工作态度。

2. 评估者的专业水平　评估者要具备一定的专业水平,有进行过心理学相关专业学习和实践,经过心理测评相关方面的专门训练,熟悉各种评估方法,以及评估工具的功能、特点、局限性、适用范围和优缺点。还要有与各种年龄、教育水平、职业性质、社会地位及各种疾病的人交往的丰富社会经验。

3. 评估者的道德素养　评估者要具有良好的道德修养,能够保护被评估者的利益,保守被评估者的秘密,管理好心理评估工具及所收集的资料、信息。

二、心理评估实施的原则

1. 动态实时原则　被评估者的心理活动会随着时间、环境、疾病的进展、转归等因素不断变化,心理评估应该是一个动态的过程,评估者要动态地观察、记录、收集信息,实时评估被评估者的心理及其变化。

2. 综合灵活原则　对于收集的有关被评估者的信息,要综合、系统地分析并灵活运用。知晓心理评估本身存在的局限性,不可将评估结果绝对化,根据实际情况,结合其他评估工具尤其是其他评评估工具,做出客观、科学的评估结果。

3. 尊重保密原则　心理评估是对个体心理品质的评估,没有高低贵贱之分。评估者

应该接纳被评估者所有的表现,在进行心理评估过程中,要充分尊重被评估者,不要表现出不恰当的肢体语言。在心理评估过程中主要涉及的秘密包括评估工具和评估结果。心理评估是通过个体对心理测验题目的反应间接评估个体的心理品质,为保证测验结果的真实性和可靠性,测验内容应严格保密,如果测验题目、答案以及评分结果泄露,被评估者知道测验的内容后可能会做出非真实的选择,就会对测验结果进行操纵。这也是不能在短期内重复进行心理测验的原因。这与第一条原则动态实时原则并不矛盾。对于个性特征、个性品质、应对方式以及其他精神科评定量表,一般来说在半年内不能重复测验,但对于抑郁、焦虑情绪的测验,被评估者会因为疾病的发展以及其对疾病的认知而改变,情绪也会随之变化,动态实时监测是有必要的。

三、应用心理评估方法的注意事项

心理评估为心理干预措施的设计、治疗效果的评价以及行为方式的改变提供客观的依据。评估者必须掌握各类心理评估方法的优缺点、适用范围;要熟悉各种心理评估方法的操作及结果的分析和解释,并对影响被评估者状态、评估过程、评估结果的因素有充分的认识;最后也是最重要的,要正确看待评估结果,联系实际,向被评估者及其家属客观地解释评估结果。

项目二　临床心理评估的基本方法

临床心理评估属于临床心理与心理咨询领域中的心理评估。临床心理评估主要有两个目的,一是为实施干预提供依据,二是评价已实施干预的效果。被评估者往往带着心理困惑、心理障碍及相关问题求助于心理咨询或心理治疗工作者。被评估者期望能够从心理咨询或心理治疗工作者那里获得相应的信息,如自己是否出现心理障碍,是否该换工作等,这些信息为其做后续的决策提供依据,也会辅助诸如精神科医师、心理咨询师的治疗工作。然而,心理咨询类的心理评估其实仅是临床心理与心理咨询领域中的一部分内容,完整的临床心理评估往往范围更广,还包括医疗机构中对病人的心理评估,司法机构中的心理评估,神经发育方面的评估等。心理咨询领域的评估包括兴趣的评估,生涯规划的评估,需求和价值的评估,自我效能感、生活质量、康复、职业健康的评估,以及运动人群、老年人群的心理评估。

如果仅用心理测评来对病人心理状态进行评估,显然不符合临床实际。事实上病人的心理评估如同对其病情的判断,应该综合多种手段进行。目前,国内外专家使用最多的是行为观察法、临床访谈法和量表法。其中,行为观察法、临床访谈法属于定性评估,量表法则属于量化评估。

 ＃＃＃案例导入＃＃＃

　　项目一的案例中,通过访谈,护士了解到官某失恋并于半年前不小心怀孕,偷偷去医院做了人工流产。个性保守的她,感觉到自己被抛弃,无法接受分手的事实,自我评价非常低,认为再不会有男生喜欢她了。

提问：

如为官某做心理测验,你认为应该选取哪几种评定量表?

分析提示：

心理测验的适用范围,学生通过案例了解心理测验大五人格量表、汉密尔顿抑郁量表的适用条件、范围。在使用心理测验过程中应遵守专业、客观、科学、标准化的原则。

任务一　行为观察法

一、行为观察法的概念

人的心理是通过其行为表现出来的,因此,对于个体行为的客观观察是心理评估的重要方法之一。行为观察法是指对个体可观察行为的过程或者结果进行有目的、有计划的观察记录,其目的是描述临床行为表现,评估心理活动,监测行为变化,提供客观依据。

行为观察法是临床心理评估常用的方法之一,护理人员对病人行为进行客观的观察,根据其观察结果准确评估病人的心理问题,从而实施有效的心理护理。

二、行为观察方案的设计

行为观察方案设计的水平直接影响观察的结果,为确保观察结果的客观性和科学性,在设计观察方案时,应考虑以下几个方面。

1. 观察情境　对行为进行观察既可以在自然情境下进行,又可以在实验室情境下进行,也可以在特殊情境下进行。在医院中对病人的观察大多属于特殊情境下的观察。在不同情境下,人们可能表现出不同的行为,例如,有的病人在工作单位、家庭中表现得彬彬有礼、勇敢而有担当,而当进入医院见到医生后就有可能会表现得胆小、恐惧,甚至不讲道理。因此评价观察结果时,应充分考虑观察情境对于结果的影响。

2. 观察目标　在心理评估中,观察的内容很多,如言谈举止、仪表、注意力、兴趣,各种情境下的应对行为等。而在实际观察中,必须根据评估目的明确观察目标,对准备进行观察的目标要给予明确定义,以便准确地观察和记录。

3. 观察时间　观察时间一般每次持续 10～30 分钟,避免因观察者疲劳而影响观察结果。观察次数一般根据实际情况确定,如一天内进行多次观察,则应分布在不同时段,较全面地观察病人在不同时段、不同情境的行为表现及规律,如观察期跨越若干天,则每天观察的时间应保持一致。

4. 观察资料记录

(1)叙述性记录:可采用录音、录像、笔记或三者联合使用的方法进行客观记录,也可按观察时间顺序进行简单记录,记录重要观察指标。

(2)评定性记录:根据评定量表的要求进行观察记录,如"疼痛等级 3,焦虑等级 2"等。

(3)间隔性记录:也称时间间隔样本,指在观察中有规律地每隔同样一段时间观察和记录一次,以准确反映目标行为随时间变化的特征,间隔时间根据研究需要和目标行为性质来确定。

(4) 事件记录:也称事件样本,记录在一个观察期内,目标行为或事件的发生频率,这种记录方法常联合间隔性记录在条件控制较好的观察和实验研究中应用。

(5) 特殊事件记录:在观察过程中,经常会出现一些特殊事件,观察者应详细记录那些不同程度干扰目标行为的事件,并分析这些特殊事件对目标行为产生的影响。

三、行为观察法的注意事项

为保证行为观察结果的客观性、准确性和科学性,许多研究者提出了在进行行为观察时观察者应注意的事项,具体如下。

(1) 观察者应客观、系统、全面而准确地观察目标行为,并充分意识到自己的角色。做到"客观",分清观察的结果是被观察者客观的表现还是观察者自己感觉的反应。

(2) 观察者应认识到自己对被观察者的整体印象,评价自己的主观判断是否对观察结果产生影响。

(3) 观察者需控制自己,不对那些与目标行为关系不大的特殊行为和突发事件产生兴趣。

(4) 对于与自己年龄、文化背景或价值观相差悬殊的人,观察者在分析结果时应尽可能从被观察者的角度而不是从自己的角度去理解他们的行为。

(5) 观察结果尽量采用描述性方式记录目标行为,避免使用解释方式;对观察行为的产生原因需进行合理探索和解释。

四、行为观察法的特点

与其他心理评估方法相比,行为观察法具有自身的优势和局限性。

1. 优势　行为观察法可在被观察者不知情的自然情境下进行观察,被观察者的行为表现相对真实可信;行为观察法可在其他评估方法很难实施的婴幼儿和某些特殊人群(如语言障碍者、发育迟缓儿童和聋哑人等)中进行;行为观察法操作相对简便易行,不受时间、地点或实验条件的限制和制约。

2. 局限性　行为观察法观察到的只是表面的行为表现,且观察结果还会受到观察者主观意识和自身水平的影响,结果不易进行客观比较;行为观察法只能有助于观察者了解事实现象,而无法解释现象的原因是什么。

任务二　临床访谈法

临床访谈法,是临床医务工作者(或访谈者)与病人(或被访谈者)之间所进行的有目的的会谈,是评估者收集信息、诊断评估和治疗干预的基本沟通手段。作为临床沟通的专门技术,临床访谈的目的很明确,内容和方法都是围绕目标组织设计的。

一般而言,评估者通过访谈了解被评估者的一般情况、来访目的和可能存在的问题,更需通过访谈建立初步的人际关系以保证心理测验及随后的心理咨询与治疗顺利开展。

一、访谈的内容

(一) 一般性资料访谈的内容

访谈初期的目标是获得一般性资料,即被访谈者的一般人口学信息及基本病情资料。访谈者可以按照自己的需要设计一个半定式的访谈检查表,按照规律逐一访谈。

一般性资料访谈主要围绕以下内容进行。

(1) 被访谈者的基本情况:如姓名、年龄、职业、文化程度和经济状况等。

(2) 婚姻及家庭情况:如婚姻状况、家庭成员及家庭关系等。

(3) 个人习惯:有无特殊嗜好,如吸烟、酗酒等。

(4) 健康情况:如既往史、现病史、遗传史、外伤等。

(5) 近期日常活动情况:如饮食、睡眠、疲劳及精神状况等。

(6) 生活事件:近期是否发生有意义的生活事件,如经济状况、工作状况的突然变化等。

(7) 人际关系和社会支持:如与家人、同事、朋友之间的关系如何。

(二) 心理评估资料访谈的内容

临床访谈主要围绕病史采集和精神状况检查的内容及诊断需要的资料进行。在进行心理护理前,有必要对被访谈者的主要精神状况进行粗略的检查。访谈者可根据实际情况提出问题。

(1) 你现在存在哪些主要问题和麻烦?

(2) 你能描述一下这些问题最重要的方面吗?

(3) 你的这些问题是什么时候开始出现的?

(4) 它经常发生吗?

(5) 这些问题发生后还经常变化吗?

(6) 出现这些问题后还有别的方面的相继改变吗?

在一般问题和病史访谈后,根据需要可进行心理(精神)状况检查,如感知觉阶段思维障碍、智力、定向、注意和记忆、情绪表现、行为方式和仪表、自知力检查等。

二、访谈的策略和技巧

(一) 建立良好的信任合作关系

访谈的成功与否主要取决于访谈者与被访谈者之间能否建立良好关系。以下列举的几个方面有助于良好关系的建立。

(1) 访谈者保持自然、放松和积极关注的状态。

(2) 用友好和接纳的方式交谈,维持适当的目光接触。

(3) 说话的声调平静、温和、富有感染力。

(4) 努力使交谈成为双方都积极参与的活动,不轻易中断被访谈者的谈话,对于被访谈者的言语和非言语行为都做出适当的反应。

(5) 及时发现被访谈者由于担心而产生的焦虑情绪,鼓励、安慰他们,打消被评估者的顾虑。

(二) 注意倾听的技巧

耐心、专注、诚恳地倾听被访谈者的表述是访谈取得成效的关键。倾听时应把握四个要点:距离、姿态、举止和应答。适宜的角度和距离、身体稍前倾的姿势、适当的点头微笑、注视,以及适度赞许和肯定性的语言等能体现访谈者对被访谈者的接纳、肯定、关注和鼓励等感情。良好的倾听要求访谈者不仅要注意被访谈者,而且也要注意自己。访谈中访谈者要不断反省自己,调整思维、感觉和行为,使访谈过程轻松融洽。常见的非言语行为及其解释见表 7-1。

表 7-1　非言语行为及其意义解释

非言语行为	可能表明的意义
1. 直接的目光接触	人际交往的准备就绪或意愿、关注
2. 注视或固定在某人或某物上	面对挑战、全神贯注、刻板或焦虑
3. 双唇紧闭	应激、决心、愤怒、敌意
4. 左右摇头	不同意、不允许、无信心
5. 坐在椅子上无精打采或离开访谈者	悲观、与访谈者观点不一致、不愿意继续讨论
6. 发抖、双手反复搓动、不安	焦虑、愤怒
7. 脚敲打地面	无耐心、焦虑
8. 耳语	难以泄露的秘密
9. 沉默不语	不愿意、全神贯注
10. 手心出冷汗、呼吸浅、瞳孔扩大、脸色苍白、脸红、皮疹	害怕、正性觉醒（感兴趣）、负性觉醒（焦虑、窘迫）、药物中毒

在倾听的过程中，访谈者首先以开放式提问的方式使讨论深入或推动被访谈者进行自我剖析，提问常用"什么""怎样""为什么"等词，要求被访谈者做出更详细、更广泛的回答。其次，用封闭式提问的方式收集和解释资料信息，提问常用"是不是""要不要""有没有"等词，而回答也是"是""否"式的简单答案。最后为了进一步使讨论深入，鼓励被访谈者继续表达想法和感受，访谈者需在被访谈者没有被干扰或打断的情况下，对被访谈者进行鼓励，比如"嗯……""多告诉我一些"或"所以……"，即使用被访谈者的词语或简短的表达形式，重复转达给被访谈者，不需重复被访谈者吐露的所有内容。但必须强调主要观点和感受。

在提问的过程中，访谈者的表述应清晰准确、简洁易懂，要使用被访谈者易于理解的语言，避免使用模棱两可的词语和专业术语；避免使用引导式和问句式提问，以免影响回答的客观性，例如，"你对手术是否感觉很紧张?"改为"手术前你最突出的感受是什么?"就不易导致回答被引导。

访谈中还需要对被访谈者所述的事实、信息、思想，以及行为反应及情感及时加以总结（包括内容和情感的反馈和总结），然后经过访谈者的分析综合后反馈给被访谈者。一段时间就需要一个简短的总结，既可表达访谈者在认真投入地倾听，也可验证访谈者对被评估者所讲的内容及情感理解得是否确切。

三、访谈法的局限性

访谈法是一种开放式的、灵活性较大、弹性较大的心理评估方法，访谈者可对某一问题进行深入观察和询问，但同时存在一定的局限性。

（1）访谈法最大的问题是容易产生"偏好效应"。访谈者事先或在访谈开始时所形成的对被访谈者的"印象"，很容易影响整个访谈的结果，从而导致偏差的结论。

（2）访谈法特别是非结构式访谈的信度和效度很难确定，技术掌握的熟练程度和经验的丰富与否常会对其产生明显的影响。

（3）被访谈者在访谈中有可能提供不准确的信息，从而导致访谈者错误地理解他们的本意。

（4）如果访谈双方之间语言不熟悉则容易导致理解错误，同时也很难使访谈有效进行。民族习惯和文化背景差异很大时，也很容易产生访谈偏差。

（5）访谈所需时间较多，而且对环境要求也高，因此，一般不用于大范围调查。

四、访谈法在护理中的应用

访谈法能在短时间内获得大量医生和病人的态度和期望信息，也能探索与医疗行为、医患关系有关的重要信息。对这些信息的分析有利于发现医疗服务中存在的障碍，掌握社区居民健康需求的深层次原因，了解患者的治疗期望等方面提出有益的建议。其在医学领域中的应用越来越受到重视。

面对面的访谈更加注重病人的个体化感受，与整体护理以人为本的特点相一致。目前，访谈法与护理科研的有机结合也正逐步推进。

任务三　心理测验法

一、心理测验的概念

人的心理现象与生理指标一样可以测量，心理学家常用心理测验来评估人们的某种行为，作为判断个体心理差异的方法。心理测验是指根据一定的心理学理论，在标准的情境下，使用一定的操作程序对个人的心理特征进行客观分析和描述的一种方法。

与其他心理评估方法相比，心理测验具有标准化、客观化等优点。测验的标准化问题，测验的刺激、反应的量化及分数的转换与解释方面都需经过标准化，结果客观可信；心理现象可通过一个人对测验题目的反应间接测量其心理特征，具有间接性；心理测验大都是判断个人在行为样本中所处的位置，都是与所在团体大多数人的状况比较而言的，因此具有相对性。

二、标准化心理测验的基本特征

一个标准化的心理测验应满足以下几个方面的要求。

（一）信度

信度（reliability）是指一个测验工具在对同一对象的几次测量中所得结果的一致程度，它反映了工具的可靠性和稳定性。在同样条件下，同一被评估者几次测量所得结果变化不大，说明该测验工具稳定、信度高。一个好的测验结果必须可靠、稳定，即测验结果的一致性或可信性程度高。

信度通常用信度系数来表示，其数值为 $-1 \sim +1$，绝对值越接近 1，表明测验结果越可靠；绝对值越接近 0，表明测验结果越不可靠。此外，信度的高低往往与测验的性质有关，通常能力测验的信度要求在 0.8 以上，人格测验的信度要求在 0.7 以上。信度主要有以下几个指标。

（1）重测信度（test re-test reliability）：又称为稳定性系数，它的计量方法是采用重测法，即用同一测验，在不同时间对同一群体施测两次，这两次测量分数的相关系数即为重测系数。

重测信度所考察的误差来源是时间的变化所带来的随机影响。在评估重测信度时，必须注意重测间隔的时间。对于人格测验，重测间隔为两周到 6 个月比较合适。在进行重测信度的评估时，还应注意以下两个重要问题：①重测信度一般只反映由随机因素导致的变化,而不反映被评估者行为的长久变化;②不同的行为受随机误差影响不同。

(2) 分半信度(split-half reliability):通过将测验分成两半,计算这两半测验之间的相关性而获得的信度系数。测验越长,信度系数越高。分半信度说明的是测验内部各项目之间的稳定性,但当测验中存在任选题或为速度测验时,不宜采用分半信度。

(3) 评分者信度:对于主观性题目构成的测验,随机抽取部分测验,由两个或多个评分者按评分标准打分,然后求评分者所得结果间的相关系数。

(二) 效度

效度(validity)即有效性,它是指测量工具或手段能够准确测出所需测量的事物的程度。效度是指所测量到的结果反映所想要考察内容的程度,测量结果与要考察的内容越吻合,效度越高;反之,则效度越低。它主要有以下三种指标。

(1) 内容效度(content-related validity):检验题目对有关内容或行为取样的适用性,从而确定测验是否是欲测量的行为领域的代表性取样。一般通过专家评审的方式进行。

(2) 效标效度(criterion-related validity):检验所编制的测验能否预测被评估者在特定情境中的行为表现,其关键是合理地选择效标。学业成绩常用来作为智力测验的效标,有经验的精神科医师的诊断和评定可作为人格问卷或精神科症状评定量表的效标。

(3) 结构效度(construct-related validity):检验所编制的测验反映所依据理论的程度。例如,编制一个智力测验,必定依据有关智力的理论,那么该测验反映所依据的智力理论程度用结构效度检验,因素分析是结构检验最常用的方法。

以上的三种效度是评估心理测验有效性常用的方法,临床应用心理测验时还应注意测验的增强效度。增强效度是指某些测验与其他测验或检查方法联合应用时,其准确性大大提高。例如,将精神疾病病人的临床资料与明尼苏达多相人格问卷(MMPI)的调查结果综合分析,可提高判断的准确性,提高 MMPI 的增强效度。

(1) 常模:一种供比较的标准量数,由标准化样本测试结果计算而来,即某一标准化样本的平均数和标准差。它是心理测评用于比较和解释测验结果时的参照分数标准。测验分数必须与某种标准比较,才能显示出它所代表的意义。

(2) 心理测验的标准化:标准化是心理测验的最基本要求,是指心理测验的编制、实施、记分以及测验分数解释的程序的一致性,且要有较高的效度和信度及常模资料。心理测验的标准化是一个系统化、科学化、规范化的施测和评定过程,它包括了全过程的标准化。心理测验的标准化具体体现在运用标准化的测验材料、统一指导语、统一时限、统一评分和建立常模等方面。只有心理测验中各个环节都实现了标准化,测验才被称作标准化心理测验。

项目三　临床常用心理评定量表

心理评定量表是对自我主观感受和他人行为的客观观察进行量化的描述,在临床护理工作中用于评价护理对象的精神心理症状和其他方面,常用心理评定量表按照评定者分为主观测验、客观测验;按照评定内容分为人格测验、智力测验、情绪测验、应激以及相关常用临床心理量表。

美国对心理咨询师与临床心理学家使用的心理评估工具进行了统计。按照使用频度,1989 年排名前十的分别为斯特朗-坎波尔兴趣量表、明尼苏达多相人格问卷、大五人格量表、韦氏成人智力量表、句子填空测验、本德格式塔测验、卡特尔 16 种人格因素问卷(16PF)、主题统觉测验、韦氏儿童智力量表、画人测验和房树人测验;1995 年排名前十的分别为韦氏成人智力量表、明尼苏达多相人格问卷、句子填空测验、主题统觉测验、罗夏墨迹测验、本德格式塔测验、投射画、贝克抑郁量表、韦氏儿童智力量表以及学业成绩测验。此外还有情绪量表,包括较为常用的抑郁自评量表(SDS)、焦虑自评量表(SAS),以及他评的汉密尔顿抑郁量表(HAMD)、汉密尔顿焦虑量表(HAMA)、生活事件量表(LES)等。

因此本模块主要详细介绍大五人格量表、韦氏智力量表、汉密尔顿抑郁量表(HAMD)、汉密尔顿焦虑量表(HAMA)、生活事件量表(LES)等相关常用临床心理量表的使用方法。

任务一 大五人格量表简化版

大五人格量表(NEO-FFI)是科斯塔和麦克雷于 20 世纪 80 年代编制的,人格五因素包括外倾性(extraversion)、神经质(neuroticism)、开放性(openness)、宜人性(agreeableness)和尽责性(conscientiousness)五个维度 181 个题目。1989 年出版 2004 年修正大五人格量表简化版包含 60 个题目,采用 5 点记分,完全不同意、不太同意、无法确定、比较同意、完全同意分别记 1、2、3、4、5 分。其中,反向计分题目有 25 个。五个维度分别计分,得分越高说明被评估者具有或者倾向于该性格特质。该量表国内外研究者应用较多,信度和效度较好,已被广泛应用于学术和临床研究中(表 7-2)。

NEO-FFI 计分标准如下。

外倾性:题目有 2、7、12、17、22、27、32、37、42、47、52、57,其中 12、27、42、57 为反向记分;

神经质:题目有 1、6、11、16、21、26、31、36、41、46、51、56,其中 1、16、31、46 为反向记分;

开放性:题目有 3、8、13、18、23、28、33、38、43、48、53、58,其中 18、23、28、33、48 为反向记分;

宜人性:题目有 4、9、14、19、24、29、34、39、44、49、54、59,其中 9、14、19、24、39、44、54、59 为反向记分;

尽责性:题目有 5、10、15、20、25、30、35、40、45、50、55、60,其中 15、30、45、55 为反向记分。

表 7-2 大五人格量表简化版

指导语:以下叙述是一些描述个人在日常生活中的观点和做法的句子,这些问题请按您的实际情况回答,不要猜测怎样回答才是正确的,因为这里不存在正确或错误的答案,将问题的意思看懂就可以回答,不要花很多时间去想,在相应的位置处画钩。

	完全不同意	不太同意	无法确定	比较同意	完全同意
1.我不是一个怨天尤人的人。★					
2.我喜欢周围有很多朋友。					
3.我不喜欢浪费时间做白日梦。					

续表

	完全 不同意	不太 同意	无法 确定	比较 同意	完全 同意
4.我试着有礼貌地对待遇到的每一个人。					
5.我将自己的东西保持整齐、清洁。					
6.有时候我感到愤怒,充满怨恨。					
7.我很容易发笑。					
8.一旦我发现做某些事的正确方法,我会一直采用这种方法。					
9.我很容易跟我的家人和同事起争执。★					
10.我善于督促自己,以便如期完成事情。					
11.当我处在巨大压力的情况下,有时会感到身心崩溃。					
12.我认为自己喜欢那些可以单独做、不被别人打扰的工作。★					
13.我对于在艺术和自然界中发现的图案着迷。					
14.有些人认为我自私和自负。★					
15.许多时候,事到临头了,我才发现自己还没做好准备。★					
16.我很少感觉孤独或忧虑。★					
17.我真的喜欢与人交谈。					
18.我相信让学生们听有争议性的人的演讲,只会混淆和误导他们。★					
19.我宁愿与他人合作,胜于与他人竞争。★					
20.我试图认真完成交给我的所有任务。					
21.我经常感到紧张或神经过敏。					
22.我喜欢待在有活动的地方。					
23.诗歌对我没有或极少有影响力。★					
24.我有挖苦和怀疑他人意图的倾向。★					
25.我有一套明确的目标,并且有条理地向它迈进。					
26.我有时感到自己毫无价值。					
27.我通常宁愿独自一个人做事情。★					
28.对我来说,让头脑无拘无束地想象是一件困难的事情。★					
29.受到他人无礼的对待后,我会尽量原谅他们,忘记这件事。					
30.我在安静工作之前浪费很多时间。★					
31.我很少感到害怕或紧张。★					
32.我常常觉得自己似乎充满能量。					
33.我极少注意到不同的环境所引起的气氛或感觉上的变化。★					
34.我认识的大多数人都喜欢我。					

续表

	完全不同意	不太同意	无法确定	比较同意	完全同意
35.我努力地达成自己设定的目标。					
36.我常常为人们对待我的方式而感到生气。					
37.我是个兴高采烈、精力充沛的人。					
38.我相信关于道德的议题,我们应该向宗教权威寻求答案。					
39.有些人认为我很冷漠、精于算计。★					
40.当我许下承诺时,我总被认为能够坚持到底。					
41.当事情出错时,我常常觉得沮丧,想要放弃。					
42.我不是个愉悦的乐观主义者。★					
43.有时候当我阅读诗歌或欣赏艺术作品时,我会感到震撼或兴奋。					
44.我的态度是讲求实际、脚踏实地的。★					
45.有时候,我不是那么值得信赖或可靠的。★					
46.我很少感到悲伤或沮丧。★					
47.我的生活节奏很快。					
48.我没什么兴趣思索宇宙或人类环境的本质。★					
49.我通常试着细心与体贴。					
50.我总是能将事情完成,是个有生产力的人。					
51.我常常觉得无助,并且希望有其他人来解决我面临的问题。					
52.我是一个非常主动的人。					
53.我有非常多的好奇心。					
54.如果我不喜欢别人,我就会让他们知道。★					
55.我从未能看起来有条不紊。★					
56.感到羞愧时,我真想躲起来。					
57.我宁可一意孤行,胜于领导他人。★					
58.我很喜欢理论或抽象的概念。					
59.假如必要的话,我愿意操纵别人,以达成我的目的。★					
60.对于所做的每件事我都努力成为最优秀的。					

注:★为反向计分题。

大五人格量表结果的解释及评判标准如下。

外倾性:个体对外部世界的积极投入程度。表示人际互动的数量和密度、对刺激的需要以及获得愉悦的能力,即人际卷入水平和活力水平。好交际对不好交际,爱娱乐对严肃,感情丰富对含蓄;表现出热情、社交、果断、活跃、冒险、乐观等特点。外向者乐于和人相处,充满活力,常常怀有积极的情绪体验。内向者喜欢独处,往往安静、抑制、谨慎、对外部世界不太感兴趣。内向者的独立和谨慎有时会被错认为不友好或傲慢。得分越高,性格越外向。

神经质:个体体验消极情绪的倾向。主要评估的是情感的调节和情绪的不稳定性。烦恼对平静,不安全感对安全感,自怜对自我满意,包括焦虑、敌对、压抑、自我意识、冲动、脆弱等特质。神经质维度得分高的人更容易体验到诸如愤怒、焦虑、抑郁等消极的情绪。他们对外界刺激反应比一般人强烈,对情绪的调节能力比较差,经常处于一种不良的情绪状态下。并且这些人思维、决策,以及有效应对外部压力的能力比较差。相反,神经质维度得分低的人较少烦恼,较少情绪化,比较平静,但这并不表明他们经常会有积极的情绪体验,积极的情绪体验的频繁程度是外向性的主要内容。得分越低,表示情绪越稳定;得分越高,表示情绪越不稳定。

开放性:个体想象力以及好奇心程度。评估个体对经验本身的积极寻求和欣赏以及对不熟悉情境的容忍和探索。富于想象对务实,寻求变化对遵守惯例,自主对顺从,非传统对传统,有创造性对无艺术兴趣、无分析能力等,具有想象、审美、情感丰富、求异、创造、智慧等特征。得分高的人富有想象力和创造力,好奇,对美的事物比较敏感。开放性的人偏爱抽象思维,兴趣广泛。封闭性的人讲求实际,偏爱常规,比较传统和保守。开放性的人适合教授等职业,封闭性的人适合警察、销售等。得分越高,性格越开朗,态度越开放,越容易接受新事物。

宜人性:反映个体在合作与社会和谐性方面的差异。评估个体对其他人所持的态度,这些态度包括热心对无情,信赖对怀疑,乐于助人对不合作。包括信任、利他、直率、谦虚、移情等品质。宜人性良好的个体重视和他人的和谐相处,因此他们体贴友好、大方、乐于助人、谦让。宜人性较差的个体更加关注自己的利益,他们一般不关心他人,有时候怀疑他人的动机。宜人性较差的个体非常理性,很适合从事科学、工程、军事等此类要求客观决策领域的工作。得分越高,性格越随和。

尽责性:个体在目标导向行为上的组织、坚持和动机。有序对无序,谨慎细心对粗心大意,自律对意志薄弱,包括胜任、公正、条理、尽职、成就、自律、谨慎、克制等特点。这个维度把可靠的、讲究的、有能力的个体和懒散的、行为不规范的个体做比较。同时反映个体自我控制的程度以及延迟需求满足的能力。正面表现为行为规范、可靠、有能力、有责任心,这类人似乎总是能把事情做好,处处让人感到满意。负面表现为行为不规范、粗心、做事效率低、不可靠。得分越高,责任心越强。

任务二　韦氏智力量表

智力测验(intelligence test)是评估个体一般能力的方法,是根据相关的治理概念和理论结果标准化过程编制形成的测验。智力测验是心理测验中最重要的一类测验,也是临床工作中最常用的心理测验,它不仅仅是测量智力水平,也是研究其他病理、生理、心理状况不可或缺的工具。

一、智商

学习智力测验,必须首先了解智商。欲知智商先要了解智力年龄(mental age,MA)(简称智龄或心智)。智龄是法国心理学家比奈首先提出来的,表示实际的智力水平。1908年,比奈对其早年编制的智力量表进行了第一次修订,修订后首次采用了智龄的概念,通过智龄与实际年龄(chronological age,CA)(简称实龄)的比较来衡量儿童的智力水平高低,用以说明儿童的聪慧程度。

二、韦氏智力量表

韦克斯勒于 1939 年编制了韦克斯勒-贝尔沃智力量表，之后修订成为目前使用的韦氏成人智力量表（WAIS）。随后，韦克斯勒依据 WAIS 先后编制了韦氏儿童智力量表（WISC）和韦氏学龄前儿童智力量表（WPPSI）。这样，三个量表相互衔接，可以对个体从幼年到老年几乎全生命周期的智力进行测量。之后，我国龚耀先、林传鼎、张厚粲等先后对上述三个量表进行了修订，形成了适用于我国文化背景的韦氏智力量表。

WISC 是继比奈量表之后在世界上影响较大、应用较广泛的儿童智力量表。1974 年发表的韦氏儿童智力量表修订本（WISC-R）包括十二个分测验，分测验又分为言语测验和操作测验两大类。言语测验包括常识、理解、类同、词汇、算术、背数六个分测验；操作测验包括填图、图画排列、方块图案、拼图、译码、迷津六个分测验。前五个分测验是必做的，最后一个分测验作为替换或补充。替换测验可在某一同类测验（言语测验或操作测验）失效后使用，补充测验的分数不用于计算智商。WISC-R 是目前国际心理学界公认的优秀量表，它在许多国家都有自己的修订本。该量表的第三版（WISC-Ⅲ）发表于 1991 年。

1979 年林传鼎、张厚粲等对 WISC-R 进行了翻译和修订，制定了出韦氏儿童智力量表修订本（WISC-CR）。修订工作遵循的基本原则是题目要符合中国儿童的特点，改动的题目尽可能与原题性质相似，难度接近。WISC-CR 在项目数量上与 WISC-R 相同，适用于 6～16 岁儿童。

临床上常常将韦氏智力量表用于儿童保健和优生优育智力测验中，以鉴别精神发育迟缓病人并能对其进行早期干预。韦氏智力量表可用于老年医学中，随着人均寿命的延长和社会趋向老龄化，早老痴呆和老年痴呆是老年医学中的常见疾病，智力损害是一个重要的特征，并严重影响病人及其家属的生活质量。老年人的健康问题越来越受到社会重视。韦氏智力量表还用于法医学中对罪犯的司法鉴定以及临床的心理咨询中解决儿童学习问题、行为问题等。

测验实施有一些具体要求：一般正常的三年级以上的儿童与 65 岁以下成人均可团体施测；幼儿、智力低下者和不能自行书写的老年人则可个别施测。测验开始时先发给记录纸，要求填好姓名、性别、年龄等项。然后发测验图册，请被试者打开第一页（A1），然后说："看上面一张图，图下角缺一块，请你从下列的 6 块图片中选一块最合适的补上去。你找找看，哪一块补上去最好？"先让被试者尝试一下，最后将正确答案"4 号"告诉大家，并请他们将数字"4"写在记录纸上与 A1 对应的空格里。个别施测者，由被试者指出他确认的图形，由主测人在记录纸上记录相应的号码；在被试者都掌握了方法后，接着翻到下一页（A2），并告诉大家以下每图都有缺少的一角，要求从下面的几个小块图中找到一个最合适的补上去，并把它的号码写到记录纸相应的空格内。"注意，A 的答案应是'5'。大家对一下有无选错、写错，错了可以改正。"稍停，"好，现在开始一页一页做下去。注意不要翻过了页，不要跳过去做，要对好题号写，不要写错位置。""本测验限在 40 分钟内交卷，能做多少做多少。"说完，开始计时。测验进行到 20 分钟及 30 分钟时各报一次时间，请大家在刚完成的答案下画一记号"——"。测验时间满 40 分钟时，不管是否做完，一律交卷。幼儿及精神发育迟缓者在个别施测中，当进行到 C、D、E 三单元时，每单元如连续 3 题不通过，则该单元不再往下测，未测项目都按不通过计，但 A、AB、B 三单元不管做对多少都必须做完。本测验题一律为二级评分，即答对给 1 分，答错为 0 分。被试者在这个测验上的总得分就是他通过的题数，即测验的原始分数。本测验的量表分数是先将被试者的原始分数换算为相应的百分等级,再将百分等级转化为 IQ 分数。

下面以韦氏成人智力量表为例详细介绍智力测验。

1. 测验的实施

(1) 测验材料:韦氏成人智力量表由韦克斯勒编制,之后又经过几次修订。这里我们选用的是龚耀先教授等修订的中文版本(WAIS-RC)。

本测验的全套材料包括:

①手册一本;

②记录表格一份(分城市和农村用两种);

③词汇卡一张(分城市和农村用两种);

④填图测验图卡和木块图测验图案,共一本(分城市和农村用两种);

⑤图片排列测验图卡一本(分城市和农村用两种);

⑥红白两色立方体一盒(9 块);

⑦图形拼凑碎片四盒;

⑧图形拼凑碎片摆放位置卡一张(同时做摆放碎片时遮住被试者视线的屏风用);

⑨数字符号记分键一张。

(2) 适用范围:本测验适用于 16 岁以上的被试者,分城市和农村用两种。长期生活、学习或工作在县属集镇以上的人口,称为城镇人口,采用城市式;长期生活、学习或工作于农村的称农村人口,采用农村式。

(3) 施测步骤:首先填写好被试者的一般情况、测验时间、地点和主测人,然后按测验的标准程序进行测验。

在进行成人测验时,一般按先言语测验后操作测验的顺序进行,但在特殊情况下可适当改变,如遇言语障碍或情绪紧张、怕失面子的被试者,不妨先做一两个操作测验,或从比较容易做好的项目开始。测验通常都是一次做完,容易疲劳或动作缓慢的被试者也可分次完成。下面是各分测验的具体实施方法。

①知识:包括 29 个一般性知识的题目,要求被试用几句话或几个数字回答,问题按由易到难排列。一般从第 5 题开始施测,如果第 5 题和第 6 题均失败便回头做第 1~4 题,被试者连续 5 题失败则不再继续下去。

②领悟:包括 14 个按难易程度排列的问题,要求被试者回答在某一情境下最佳的生活方式和对日常成语的解释,或对某一事件说明为什么。一般从第 3 题开始,如果第 3 题、第 4 题或第 5 题中任何一项失败,便回头做第 1、2 题,连续 4 题失败则不再继续下去。

③算术:包括 14 个算术题,依难度排列。被试者只能用心算来解答,不得使用纸和笔。一般从第 3 题开始,如果第 3 题和第 4 题均得 0 分,便进行第 1 题和第 2 题,连续 4 道题失败则停止该项测验。

④相似性:包括 13 对名词,每对名词表示的事物都有共同性,要求被试者概括出两者在什么地方相似。题目按难度排列,被试者均从第 1 题开始,连续 4 题失败时停止该项测验。

⑤数字广度:包括顺背和倒背两个部分,顺背最多由 12 位数字组成,倒背最多由 10 位数字组成,每一部分由易到难排列。任何一项试背得正确,便继续进行下一项,如果有错误便进行同项的第二次试背,两次试背均失败则停止该部分测验。两部分念出数目的速度均为每一秒钟一个数字,也不得将长数目分组念出,因为分组容易记忆。

⑥词汇:包括 40 个词汇,按难度排列,要求被试者解释词意。言语能力较差的被试者从第 1 题开始做,一般被试者从第 4 题开始,如果第 4~8 题内有 1 题得 0 分,便回头测

第1~3题。被试者若连续5个词汇解释不出则不再继续进行。

⑦数字符号:1~9诸数各有一规定符号,要求被试者按照这种对应方式,迅速在每个数字下空格内以从左到右的顺序填上相应的符号,不得跳格。被试者从练习项目开始,正式测验限时90秒。

⑧图画填充:由21张卡片组成,每张卡片上的图画有一处缺笔,要求被试者在20秒内能指出这个部位及名称,其中第一、二项失败主测人应指出缺失的部位及名称,从第三项开始不再给予这样的帮助。

⑨积木拼图:主测人呈现10张几何图案卡片,令被试者用4个或9个红白两色的立方体积木照样摆出来,在连续三项失败后停止该项测验,其中图案1或图案2两次测验均失败才算失败。连续三个0分停止该项测验。

⑩图片排列:测验材料为8组随机排列的图片,每组图片的内容有内在联系,要求被试者在规定的时间内排列成一个有意义的故事,其中第一项告之是"鸟巢"的故事,从第二项开始便不告之是何故事。如果第一、二项演示后仍失败,便停止该项测验,否则应完成全部测验。

⑪图形拼凑:共有4套切割成若干块的图形板,主测人将零乱的拼板呈现给被试者,要求他们拼出一个完整的图形。

2. 测验的记分

(1)原始分的获得:在每个分测验中,题目都是按难度顺序排列的。算术、图片排列、积木拼图、图形拼凑、数字符号和图画填充有时间限制,另一些测验不限制时间,应让被试者有适当时间来回答。对于有时间限制的项目,以反应的速度和正确性作为评分的依据,超过规定时间即使通过也记0分,提前完成的按提前时间的长短记奖励分。不限时间的项目,则按反应的质量给予不同的分数,有的项目通过时记1分,未通过记0分,如知识测验;有的项目按回答的质量分别记0分、1分或2分,如领悟、相似性和词汇测验。

在测验指导手册中对每一个分测验的评分都有详细说明。有些分测验记分很客观,对就是对,错就是错,容易记分。但有些言语测验如领悟、相似性、词汇三个分测验和知识分测验的部分测题,有各种各样的回答,有些回答没有列在测验指导手册提供的"标准答案举例"之内,这就要求主测人根据评分原则做出主观判断。

(2)原始分换算量表分:一个分测验中的各项目得分相加,称分测验的原始分(或称粗分)。缺一项分测验时,要计算加权分。

原始分按测验指导手册上相应用表可转化成平均数为10、标准差为3的量表分。分别将言语测验和操作测验的量表分相加,便可得到言语量表分和操作量表分。再将二者相加,便可得到全量表分。

最后,根据相应用表换算成言语智商、操作智商和总智商。由于测验成绩随年龄变化,各年龄组的智商是根据标准化样本单独计算的,查被试者的智商一定要查相应的年龄组。同时要将城市和农村的分清,不能用错表。

另外,在WAIS-RC的测试指导手册中,还附有各分测验的粗分转换成年龄量表分的表格。年龄量表分也是以10为平均数、以3为标准差的量表分,但它不是与被试者总体比较,而是按年龄组的成绩分别计算的。例如,一个16岁城市儿童测得原始总分为55分,先查百分等级常模表得55分相应的百分等级为70,再查智商常模表,70百分等级的智商(IQ)为108。年龄量表分主要用于临床诊断,其意义与用于计算智商的量表分有所不同。

3. 结果的解释 按照智商的高低,智力水平可分为如下若干等级,可作为临床诊断的依据(表 7-3、表 7-4)。

表 7-3 智力等级分布表

智力等级	IQ 的范围	人群中的理论分布比率/(%)
极超常	≥130	2.2
超常	120~129	6.7
高于平常	110~119	16.1
平常	90~109	50.0
低于平常	80~89	16.1
边界	70~79	6.7
智力缺陷	≤69	2.2

表 7-4 智力缺陷的分等和百分位数

智力缺陷等级	IQ 的范围	占智力缺陷的百分率/(%)
轻度	50~69	85
中度	35~49	10
重度	20~34	3
极重度	0~19	2

4. 注意事项

(1) 在操作修订的韦氏智力量表时,一定要按该量表的标准程序进行。这些程序在测验指导手册中均有规定,所以采用此量表的人员,一定要阅读测验指导手册。除非在临床应用时,因某些特殊情况,在不得已的情况下可进行适当变动。

(2) 主测人必须受过个别和团体测验的训练,掌握该量表的测量技术:提问技术、鼓励回答的技巧、书写回答格式、记分方法、记分标准、原始分(粗分)换算标准分(量表分)的方法,以及计算智商的方法、对结果进行解释等。

(3) 测验材料要进行整理、要有条理,以方便测验时取用,能得心应手,不致紊乱,不影响进行时间。主测人井井有条,被试者操作自由;主测人忙乱不堪,会对被试者的操作带来不良影响。

(4) 测验时间要选择恰当,这是与被试者建立良好协调关系所必需的。被试者应在精力充沛、身体舒适、没有急事的时候来接受测验。

(5) 主测人应努力取得被试者的合作,尽量使他们保持对测验的兴趣,如使用"好""这不会花你许多时间"等鼓励语言往往是有效的。

任务三 瑞文标准推理测验

瑞文标准推理测验(Raven's standard progressive matrices,SPM)由英国心理学家瑞文(J. C. Raven)于 1938 年创制,在世界各国沿用至今。瑞文标准推理测验测试一个人的观察力及清晰思维的能力,它是一种纯粹的非文字智力测验,所以广泛应用于无国界的智力/推理能力测试中。瑞文标准推理测验属于渐近性矩阵图,整个测验一共由 60 张图组成,由 5 个单元的渐进矩阵构图组成,每个单元在智慧活动的要求上各不相同。总的来说,矩阵的结构越来越复杂,从一个层次到多个层次的演变,要求的思维操作也是从直接观察到间接抽象推理的渐进过程。

瑞文标准推理测验按逐步增加难度的顺序分成 A、B、C、D、E 五组,每组都有一定的主题,题目的类型略有不同。从直观上看,A 组主要测试知觉辨别能力、图形比较、图形想象力等;B 组主要测试类同比较、图形组合能力等;C 组主要测试比较推理和图形组合能力;D 组主要测试系列关系、图形套合、比拟能力等;E 组主要测试互换、交错等抽象推理能力。可见,各组要求的思维操作水平也是不同的。测验通过评价被试者这些思维活动来研究其智力活动能力。每一组有 12 道题目,也按逐渐增加难度的方式排列。每个题目由一幅缺少一小部分的大图案和作为选项的 6~8 张小图片组成。测验中要求被试者根据大图案中图形间的某种关系(而这正是需要被试者去思考、去发现的),判断小图片中的哪一张填入(在头脑中想象)大图案中缺少的部分最合适,主要用于智力的了解和筛选。

瑞文标准推理测验在 20 世纪中期几经修订,目前发展成三种形式,除了上述的标准型以外,还有为适应测量幼儿及智力低下者而设计的彩色型和用于智力超常者的高级型。为了实际测试的需要,李丹等人将瑞文标准推理测验的标准型与彩色型联合使用,称为瑞文测验联合型,这样可使整个测量的上下限扩大,使用年龄范围扩大到 5~75 岁。

由于瑞文标准推理测验具有一般文字智力测验所没有的特殊功能,可以在言语交流不便的情况下使用,适用于各种跨文化的比较研究,5~75 岁的儿童、成年人、老年人皆可借此量表区分智力等级。不同的职业、国家、文化背景的人也都可以用,甚至聋哑人、丧失某种语言功能的病人及具有心理障碍的人也可以用。测验一般没有时间限制,但在必要时也可限制时间。进行个别测验时,如果记录下测试所用时间,并分析其错误的特性,还可以有助于了解被试者的气质、性格和情绪等方面的特点,一般人完成瑞文标准推理测验大约需要半小时,最好在 45 分钟之内完成。

知识链接

瑞文标准推理测验的结果将智力水平用百分等级表示。一级:测验标准分等于或超过同年龄常模组的 95%,为高水平智力;二级:测验标准分在 75% 与 95% 之间,智力水平良好;三级:测验标准分在 25% 与 75% 之间,智力水平中等;四级:测验标准分在 5% 与 25% 之间,智力水平中下;五级:测验标准分低于 5%,为智力缺陷。

另外有 A、B、C、D、E 五个项目的正确题数。A:反映知觉辨别能力;B:反映类同比较能力;C:反映比较推理能力;D:反映系列关系能力;E:反映抽象推理能力。这五个项目分别有 12 题,根据五个方面得分的结构,一定程度上有助于了解被试者的智力结构。

对分数进行解释时注意,由于瑞文标准推理测验强调推理方面的能力,并非完全的智力,目前仅用于智力方面的筛选。因此不能绝对化。

任务四　汉密尔顿抑郁量表

汉密尔顿抑郁量表(Hamilton depression scale,HAMD)是由 Hamilton 编制,是临床上评定抑郁状态时应用最为普遍的量表。该量表目前有 17 项(HAMD-17)、21 项(HAMD-21)、24 项(HAMD-24)版本。汉密尔顿抑郁量表测量方法简单,标准明确,便于掌握,适用于有抑郁症状的成人,能够较好地反映疾病严重程度,也能很好地衡量治疗效果,是经典的和被公认的抑郁评定量表。本书主要以 24 项版本为例。

一、量表内容

汉密尔顿抑郁量表内容包括抑郁情绪、有罪感、自杀、入睡困难（初段失眠）、睡眠不深（中段失眠）、早醒（末段失眠）、工作和兴趣、迟缓（思想和言语缓慢，注意力难以集中，主动性减退）、激越、精神性焦虑、躯体性焦虑（焦虑的生理症状，包括口干、腹胀、腹泻、打嗝、腹绞痛、心悸、头痛、过度换气和叹气，以及尿频和出汗）、胃肠道症状、全身症状、性症状（性欲减退、月经紊乱等）、疑病、体重减轻、自知力、日夜变化、人格解体或现实解体、偏执症状、强迫症状、能力减退感、绝望感、自卑感 24 项。

二、评定方法

HAMD 大部分项目采用 0～4 分的五级评分法。各级的标准为：0 分表示无；1 分表示轻度；2 分表示中度；3 分表示重度；4 分表示极重度。少数项目采用 0～2 分的三级评分法，其分级的标准为：0 分表示无；1 分表示轻至中度；2 分表示重度。

三、结果判定

（1）量表得分：总分越低，病情越轻；总分越高，病情越重。总分 < 8 分：正常；8～20 分：可能有抑郁症；总分为 21～35 分：可确诊抑郁症；总分＞35 分：严重抑郁症。按照 Davis JM 的划界分，总分超过 35 分，可能为严重抑郁；总分超过 20 分，可能是轻或中度抑郁；总分小于 8 分，没有抑郁。而 17 项版本的 HAMD 的划界分别为 24 分、17 分和 7 分。

（2）因子分：HAMD 可归纳为 7 类因子结构。①焦虑/躯体化：由精神性焦虑、躯体性焦虑、胃肠道症状、疑病和自知力 5 项组成（即第 10、11、12、13、15、17 项）。②体重：即体重减轻一项（第 16 项）。③认知障碍：由有罪感、自杀、激越、人格解体或现实解体、偏执症状和强迫症状 6 项组成（第 2、3、9、19、20、21 项）。④日夜变化：仅日夜变化一项（第 18 项）。⑤迟缓：由抑郁情绪、工作和兴趣、迟缓和性症状 4 项组成（第 1、7、8、14 项）。⑥睡眠障碍：由入睡困难、睡眠不深和早醒 3 项组成（第 4、5、6 项）。⑦绝望感：由能力减退感、绝望感、自卑感 3 项组成（第 22、23、24 项）。

通过因子分析，不仅可以具体反映患者的病情特点，也可反映靶症状群的临床结果。

四、注意事项

（1）HAMD 适用于具有抑郁症状的成年病人。

（2）评定的时间范围为过去 1 周内。

（3）由两名医师采用交谈与观察的方式进行检查，检查结束后，两名评定者分别独立评分。

（4）如用以疗效评估，应在开始治疗前和在治疗后各评定 1 次，以便对比疗效。

（5）HAMD 中，第 8、9 及第 11 项依据对病人的观察进行评定；其余各项则根据患者自己的口头叙述评分；其中第 1 项需两者兼顾。此外，第 7 项和第 22 项尚需向患者家属或病房工作人员收集资料；第 16 项最好根据体重记录，也可依据患者主诉及其家属或病房工作人员所提供的资料评定（表 7-5）。

（6）HAMD-21 仅 21 项，即比 HAMD-24 少第 22—24 项，其中第 7 项有的按 0～2 分的三级评分法，现采用 0～4 分的五级评分法。HAMD-17 无第 18—24 项。

表 7-5　汉密尔顿抑郁量表(HAMD-24)

姓名：　　性别：　　年龄：　　职业：　　文化程度：　　住院号：　　门诊号：

	项目	评分标准
1	抑郁情绪	0　未出现 1　只在问到时才诉说 2　在访谈中自发地描述 3　不用言语也可以从表情、姿势、声音或欲哭中流露出这种情绪 4　病人的自发言语和非言语表达(表情、动作)几乎完全表现为这种情绪
2	有罪感	0　未出现 1　责备自己,感到自己已连累他人 2　认为自己犯了罪,或反复思考以往的过失和错误 3　认为疾病是对自己错误的惩罚,或有罪恶妄想 4　罪恶妄想伴有指责或威胁性幻想
3	自杀	0　未出现 1　觉得活着没有意义 2　希望自己已经死去,或常想与死亡有关的事 3　消极观念(自杀念头) 4　有严重的自杀行为
4	入睡困难 (初段失眠)	0　入睡无困难 1　主诉入睡困难,上床半小时后仍不能入睡(要注意平时病人入睡的时间) 2　主诉每晚均有入睡困难
5	睡眠不深 (中段失眠)	0　未出现 1　睡眠浅多噩梦 2　半夜(晚 12 点钟以前)曾醒来(不包括上厕所)
6	早醒 (末段失眠)	0　未出现 1　有早醒,比平时早醒 1 小时,但能重新入睡 2　早醒后无法重新入睡
7	工作和兴趣	0　未出现 1　提问时才诉说 2　自发地直接或间接表达对活动、工作或学习失去兴趣,如感到没精打采,犹豫不决,不能坚持或须强迫自己去工作或劳动 3　病室劳动或娱乐不满 3 小时 4　因疾病而停止工作,住院病人不参加任何活动或者没有他人帮助便不能完成病室日常事务
8	迟缓	迟缓指思维和言语缓慢,注意力难以集中,主动性减退。 0　思维和语言正常 1　精神检查中发现轻度迟缓 2　精神检查中发现明显迟缓 3　精神检查进行困难 4　完全不能回答问题(木僵)

续表

	项目	评分标准
9	激越	0　未出现异常 1　检查时有些心神不定 2　明显心神不定或小动作多 3　不能静坐，检查中曾起立 4　搓手、咬手指、咬头发、咬嘴唇
10	精神性焦虑	0　无异常 1　问及时诉说 2　自发地表达 3　表情和言谈流露出明显忧虑 4　明显惊恐
11	躯体性焦虑	躯体性焦虑指焦虑的生理症状，包括口干、腹胀、腹泻、打嗝、腹绞痛、心悸、头痛、过度换气和叹息，以及尿频和出汗等。 0　未出现 1　轻度 2　中度，有肯定的上述症状 3　重度，上述症状严重，影响生活或需要处理 4　严重影响生活和活动
12	胃肠道症状	0　未出现 1　食欲减退，但不需他人鼓励便自行进食 2　进食需他人催促或请求，需要应用泻药或助消化药
13	全身症状	0　未出现 1　四肢、背部或颈部有沉重感，背痛、头痛、肌肉疼痛、全身乏力或疲倦 2　症状明显
14	性症状	性症状指性欲减退、月经紊乱等。 0　无异常 1　轻度 2　重度 不能肯定，或该项对被评者不适合（不计入总分）
15	疑病	0　未出现 1　对身体过分关注 2　反复考虑健康问题 3　有疑病妄想，并常因疑病而去就诊 4　伴幻觉的疑病妄想
16	体重减轻	按 A 或 B 评定 A　按病史评定： 0　不减轻 1　患者自述可能有体重减轻 2　肯定体重减轻 B　按体重记录评定： 0　一周内体重减轻 0.5 kg 以内 1　一周内体重减轻超过 0.5 kg 2　一周内体重减轻超过 1 kg

续表

	项目	评分标准
17	自知力	0 知道自己有病,表现为忧郁 1 知道自己有病,但归咎于伙食太差、环境问题、工作过忙、病毒感染或需要休息 2 完全否认有病
18	日夜变化	如果症状在早晨或傍晚加重,先指出哪一种,然后按其变化程度评分。 0 早晚情绪无区别 1 早晨或傍晚轻度加重 2 早晨或傍晚严重
19	人格解体或现实解体	人格解体或现实解体指非真实感或虚无妄想。 0 没有 1 问及时才诉说 2 自发诉说 3 有虚无妄想 4 伴幻觉的虚无妄想
20	偏执症状	0 没有 1 有猜疑 2 有牵连观念 3 有关系妄想或被害妄想 4 伴有幻觉的关系妄想或被害妄想
21	强迫症状	强迫症状指强迫思维和强迫行为。 0 没有 1 问及时才诉说 2 自发诉说
22	能力减退感	0 没有 1 仅于提问时方引出主观体验 2 患者主动表示有能力减退感 3 须鼓励、指导和安慰才能完成病室日常事务或个人卫生 4 穿衣、梳洗、进食、铺床或个人卫生均需他人协助
23	绝望感	0 没有 1 有时怀疑"情况是否会好转",但解释后能接受 2 持续感到"没有希望",但解释后能接受 3 对未来感到灰心、悲观和绝望,解释后不能排除 4 自动反复诉说"我的病不会好了",或诸如此类的情况
24	自卑感	0 没有 1 仅在询问时诉说有自卑感不如他人 2 主动诉说有自卑感 3 病人主动诉说自己一无是处或低人一等 4 自卑感达妄想的程度,如认为"我是废物"或其他类似情况
	总分	

任务五　汉密尔顿焦虑量表

汉密尔顿焦虑量表(Hamilton anxiety scale,HAMA)(表7-6)是由 Hamilton 于1959年编制的,最早是精神科临床常用量表之一,共包括 14 个条目。《CCMD-3 中国精神障碍分类与诊断标准》将其列为焦虑症的重要诊断工具,临床上作为焦虑症的诊断及其程度的划分依据。HAMA 适用于评定神经症及其他病人焦虑症状的严重程度,但不大适用于评估各种精神病时的焦虑症状。HAMA 与 HAMD 相比,有重复内容,比如抑郁心境、躯体性焦虑、胃肠道症状、睡眠障碍等,因此,通常将两个量表同时使用,以鉴别焦虑、抑郁哪个症状程度更加严重。HAMA 所有项目均采用0~4 分的五级评分法:0 分表示无症状,1 分为轻度焦虑,2 分为中度焦虑,3 分为重度焦虑,4 分为极重度焦虑。测评时需要 2 名评定人员进行联合检查,一般采用交谈和观察的方法,检查结束后 2 名评定员独立评分。

表 7-6 汉密尔顿焦虑量表(HAMA)

编号:　　姓名:　　性别:　　年龄:　　日期:

0 分:无症状　　1 分:轻度　　2 分:中度　　3 分:重度　　4 分:极重度

项目	症状表现	得分
焦虑心境	担心、担忧,感到有最坏的事将要发生,容易激惹。	
紧张	紧张感、易疲劳、不能放松,情绪反应,易哭、颤抖、感到不安。	
害怕	害怕黑暗、陌生人、一人独处、动物、乘车或旅行及人多的场合。	
失眠	难以入睡、易醒、睡得不深、多梦、夜惊、醒后感疲倦。	
认知功能	记忆、注意障碍,注意力不能集中,记忆力差。	
抑郁心境	丧失兴趣、对以往爱好缺乏快感、抑郁、早醒、昼重夜轻。	
躯体性焦虑	肌肉系统:肌肉酸痛、活动不灵活、肌肉抽动、肢体抽动、牙齿打战、声音发抖。	
感觉系统症状	视物模糊、发冷发热、软弱无力感、浑身刺痛。	
心血管系统症状	心动过速、心悸、胸痛、血管跳动感、昏倒感、心搏脱漏。	
呼吸系统症状	胸闷、窒息感、叹息、呼吸困难。	
胃肠道症状	吞咽困难、嗳气、食欲不佳、消化不良(进食后腹痛、腹胀、恶心、胃部饱胀感)、肠动感、肠鸣、腹泻、体重减轻、便秘。	
生殖、泌尿系统症状	尿意频繁、尿急、停经、性冷淡、早泄、阳痿。	
自主神经系统症状	口干、潮红、苍白、易出汗、起鸡皮疙瘩、紧张性头痛、毛发竖起。	
会谈时行为表现	一般表现:紧张、不能松弛、忐忑不安,咬手指、紧紧握拳、摸弄手帕、面肌抽动、不停顿足、手发抖、皱眉、表情僵硬、肌张力高,叹气样呼吸、面色苍白。 生理表现:吞咽、打嗝、安静时心率快、呼吸快(20 次/分以上)、腱反射亢进、震颤、瞳孔放大、眼睑跳动、易出汗、眼球突出。	

结果分析：　　　　　　　受测者总分：

编号	总分范围	结果分析
1	0～7 分	没有焦虑
2	7～14 分	可能有焦虑
3	14～21 分	肯定有焦虑
4	21～29 分	肯定有明显焦虑
5	29 分以上	严重焦虑

任务六　生活事件量表(LES)

　　自 20 世纪 30 年代 Selye 提出应激的概念以来,生活事件作为一种心理社会应激源对身心健康的影响引起广泛的关注,使用生活事件量表的目的就是对精神刺激进行定性和定量评估。

　　生活事件指个体生活中那些迫使人们改变现成行为方式的主要变化,如婚嫁丧娶、得子、离职、升职、降职、亲友的离世、离婚、丧偶等工作、生活、婚姻、经济状况的重大改变等。对生活事件的评价源于霍尔姆斯等于 1967 年创编的社会再适应量表(SRRS)。作者用该量表测量人们在日常生活中所遭遇的紧张性生活事件,内容包括:人际关系、学习和工作方面的问题、生活中的问题、健康问题、婚姻问题、家庭和子女方面的问题、意外事件和幼年时期的经历等。生活事件在健康和疾病中的作用,已越来越引起人们的重视。当代盛行的生物-心理-社会医学模式的特点之一,就是强调包括生活事件在内的心理社会因素在疾病发生、发展、预后和转归中的作用。对精神医学来说,其重要性更为突出。国内外的许多研究都证明心理社会应激和各类精神疾病有着极为密切的联系。

　　生活事件量表(life event scale,LES)(表 7-7)是由杨德森和张亚林于 1986 年在社会再适应量表基础上根据我国实际情况编制的。其强调个体对生活事件的主观感受,认为只有个体实际感受到的紧张焦虑等情绪反应才对身体产生影响,并且把生活事件分为正性(积极)的和负性(消极)的两大类,认为负性事件才与疾病相关。

　　LES 共含有 48 条我国较常见的生活事件,包括三个方面的问题:一是家庭问题,共28 条;二是工作学习问题,共 13 条;三是社交与其他问题,共 7 条。另设有 2 条空白项目,供被试者填写已经经历但列表中未提及的其他生活事件。

　　LES 属于自评量表,填写者必须仔细阅读并领会指导语,然后逐条一一过目,根据主测人的要求,被试者首先将某一时间范围内(通常为 1 年内)事件记录下来。有的事件虽然发生在该时间范围之前,但影响深远并延续至今,可作为长期性事件记录,然后由被试者根据自身感受而不是按照常理或伦理道德观念去判断那些经历过的事件对本人来说是好事或者坏事,影响持续的时间有多久等,对于量表上已列出但未经历的一一注明"未经历",不留空白,以防遗漏。

表 7-7　生活事件量表
（杨德森、张亚林编制）

性别____年龄____职业_____婚姻状况_____填表日期:__年__月__日

指导语:下面是每个人都有可能遇到的一些日常生活事件,究竟是好事还是坏事,可根据个人情况自行判断。这些事件可能对个人有精神上的影响(体验为紧张、压力、兴奋或苦恼等),影响的轻重程度是各不相同的,影响持续的时间也不一样。请根据自己的情况实事求是地回答下列问题,填表不记姓名,完全保密,在请在最适合的答案上打"√"。

生活事件名称	事件发生时间				性质		精神影响程度				影响持续时间				备注
	未发生	1年前	1年内	长期性	好事	坏事	无影响	轻度	中度	重度	极重度	3个月内	半年内	一年内	一年以上	
1.恋爱或者订婚																
2.恋爱失败、破裂																
3.结婚																
4.自己(爱人)怀孕																
5.自己(爱人)流产																
6.家庭增添新成员																
7.与爱人父母不和																
8.夫妻感情不好																
9.夫妻分居(因不和)																
10.夫妻两地分居(工作需要)																
11.性生活不满意或独身																
12.配偶一方有外遇																
13.夫妻重归于好																
14.超指标生育																
15.本人(爱人)做绝育手术																
16.配偶死亡																
17.离婚																
18.子女升学(就业)失败																
19.子女管教困难																
20.子女长期离家																
21.父母不和																
22.家庭经济困难																
23.欠债500元以上																
24.经济状况显著改善																
25.家庭成员重病或重伤																
26.家庭成员死亡																
27.本人重病或重伤																
28.住房紧张																

（注:左侧纵排标注"家庭问题"）

续表

生活事件名称	事件发生时间				性质		精神影响程度				影响持续时间				备注
	未发生	1年前	1年内	长期性	好事	坏事	无影响	轻度	中度	重度	极重度	3个月内	半年内	一年内	一年以上	
工作学习问题 29.待业、无业																
30.开始就业																
31.高考失败																
32.扣发奖金或罚款																
33.突出的个人成就																
34.晋升、提级																
35.对现职工作不满意																
36.工作、学习中压力大																
37.与上级关系紧张																
38.与同事、邻居不和																
39.第一次远走异国他乡																
40.生活规律重大变动（饮食睡眠规律改变）																
41.本人退休、离休或未安排具体工作																
社交与其他问题 42.好友重病或重伤																
43.好友死亡																
44.被人误会、错怪、诬告、议论																
45.介入民事法律纠纷																
46.被拘留、受审																
47.失窃、财产损失																
48.意外惊吓、发生事故、自然灾害																
49.																
50.																

正性事件分：

负性事件分：

总分：

家庭问题：

工作学习问题：

社交与其他问题：

结果分析与应用情况:

1. 测验的记分 记录事件发生时间:一过性事件如流产、失窃等要记录发生次数;长期性事件如住房拥挤、夫妻分居等不到半年记为 1 次,超过半年记为 2 次。精神影响程度分为五级,从无影响到影响极重度分别记 0、1、2、3、4 分,即无影响为 0 分、轻度为 1 分、中度为 2 分、重度为 3 分、极重度为 4 分。影响持续时间分 3 个月内、半年内、一年内、一年以上四个等级,分别记 1、2、3、4 分。

2. 生活事件刺激量的计算方法

(1)某事件刺激量＝该事件影响程度分×该事件持续时间×该事件发生次数。

(2)正性事件刺激量＝全部好事刺激量之和。

(3)负性事件刺激量＝全部坏事刺激量之和。

(4)生活事件总刺激量＝正性事件刺激量＋负性事件刺激量。

另外,还可以根据研究需要按家庭问题、工作学习问题、社交与其他问题进行分类统计。

3. 结果的解释 LES 总分越高反映个体承受的精神压力越大,95％的正常人 1 年内的 LES 总分不超过 20 分,99％的正常人 1 年内的 LES 总分不超过 32 分。负性生活事件的分值越高对身心健康的影响越大,正性生活事件分值的意义尚待进一步的研究。

4. 应用情况 LES 适用于 16 岁以上的正常人,以及神经症、心身疾病、各种躯体疾病病人以及自知力恢复的重性精神疾病病人,主要应用于以下几种情况。

(1)神经症、心身疾病、各种躯体疾病及重性精神疾病的病因学研究,可确定心理因素在这些疾病发生、发展和转归中的作用。

(2)指导心理治疗、危机干预,使心理治疗和医疗干预更有针对性。

(3)甄别高危人群,预防精神疾病和心身疾病,LES 总分高者应加强预防工作。

(4)指导正常人了解自己的精神负荷,维护身心健康,提高生活质量。

由于该类量表能够对正性和负性生活事件分别进行定量、定性评定,从而为客观分析影响人们身心健康的心理社会刺激的性质和强度提供了有价值的评估手段,在心理健康领域广泛运用。

总之,心理评估对医疗及护理质量具有重要的意义,更是护理工作过程中必不可少的环节,在日常临床护理过程中,大多数病人伴有不同程度的心理问题,通过心理评估,可了解病人心理问题的程度,并及时、主动干预,帮助病人恢复心理健康。通过心理评估,进一步了解引发病人心理问题的原因及影响因素,为有针对性地实施干预措施提供理论依据。

(张士华 常瑞)

直通护考

模块八　心理咨询和心理治疗

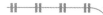

扫码看课件

学习目标

1. 识记：心理咨询和心理治疗的基本概念，心理咨询和心理治疗的基本内容。

2. 理解：心理咨询和心理治疗的区别和联系，一般心理治疗，心理咨询和心理治疗的基本技巧（面质技巧、影响技巧），家庭治疗，森田治疗，内观治疗，催眠治疗，集体心理治疗，表达性艺术治疗。

3. 应用：心理咨询和心理治疗的基本技巧（提问技巧、观察技巧、倾听技巧），精神分析理论，行为主义理论，认知理论，人本主义理论。

重点和难点：

重点：心理咨询和心理治疗的区别和联系，面质技巧、影响技巧，行为主义理论，认知理论。

难点：提问技巧、观察技巧、倾听技巧，精神分析理论，人本主义理论，催眠治疗。

项目一　心理咨询和心理治疗概述

心理咨询和心理治疗，这两个词既有联系又有区别。两者的定义有些相近，都强调"关系"，都是一种"过程"。在现实工作中，很难在心理咨询和心理治疗之间划出一条泾渭分明的界线，两者往往你中有我、我中有你，我们和工作对象的谈话过程是一个整体过程，不能割裂。所以本书也是将心理咨询和心理治疗合并在一个模块（章节）中编写。

任务一　心理咨询和心理治疗的基本概念

一、心理咨询

"咨询"一词，含有商量、询问的意思。当代社会，各行各业都与咨询相关，比如商务咨询、教育咨询、法律咨询、健康咨询、理财咨询等。那么心理咨询是什么呢？不同的专家、学者，从不同的视角出发，给心理咨询做出不同的定义。其中最著名的当属人本主义心理学代表人物罗杰斯提出的解释：心理咨询是通过与个体持续的、直接的接触，向其提供心理帮助并力图促使其行为、态度发生变化的过程。

我国李维主编的《心理学百科全书》中对心理咨询的定义做了如下说明：咨询者就来

Note

访者提出的心理障碍或要求加以矫正的行为问题,运用相应的心理学原理及其技术,借助一定的符号,与访谈者一起进行分析、研究和讨论,揭示引起心理障碍的原因,找出行为问题的症结,探索解决的可能条件和途径,共同协商出摆脱困境的对策,最后使来访者增强信心,克服障碍,维护心理健康。

虽然不同的视角给出的定义不同,但大多数学者都认为,心理咨询是一个过程,在这个过程中,受过专业训练的咨询师致力于和来访者建立一个具有治疗功能的关系,来协助对方认识自己,接纳自己,进而欣赏自己,并克服成长的障碍,充分发挥个人的潜能,使人生有着更为丰富的发展,实现自我价值。

概括地说,心理咨询就是心理咨询师协助来访者解决心理问题的过程,这里特别强调心理咨询是一种过程。从这个定义看,心理咨询的工作对象是人,可以是不同年龄、不同性别、不同职业的来访者。而心理咨询的工作范围也很广泛,可以是来访者各种各样的心理及行为问题。

二、心理治疗

与心理咨询一样,要给"心理治疗"下一个统一标准的定义也很困难。心理治疗是指通过沟通来处理精神疾病、行为适应不良和其他情绪问题的各种形式治疗,即一名训练有素的治疗者与病人建立起工作关系,旨在减轻症状、纠正不良行为方式及促进健全人格的发展。

概括地说,心理治疗就是在治疗师与病人建立良好关系的基础上,由经过专业训练的治疗师运用专业的理论和技术,对病人进行治疗的过程。从这里可以看出,心理治疗的工作对象不是普通人,而是病人,可以是临床各科的病人,其中最多见的人群就是精神障碍病人。心理治疗的工作范围就是针对病人的心理障碍,包括躯体疾病伴发的心理障碍。心理治疗就是要消除或缓解病人的心理症状,激发和调动病人改善现状的动机和潜能,最终促进其人格的成熟和发展。缓解或消除症状是心理治疗的近期目标,促进病人人格的成熟和发展则是远期目标。

需要注意的是,心理治疗属于医疗卫生领域,是专门的临床治疗技术,但心理治疗师不等同于临床医师,心理治疗不涉及对病人的疾病诊断和药物、手术等治疗。

任务二　心理咨询和心理治疗的区别和联系

心理咨询和心理治疗有着以下共同点。

(1)理论和方法一致:心理咨询和心理治疗都要运用心理学相关理论知识。

(2)进行工作的对象相似:心理咨询和心理治疗以人为工作对象。

(3)都强调帮助来访者成长和改变:通过心理咨询和心理治疗,来访者的问题有所改变,人格也获得了成长。

(4)都注重建立咨询/治疗者和来访者之间良好的人际关系:心理咨询/治疗师与来访者建立起良好的互动关系,是心理咨询和心理治疗成功进行的基本前提。

尽管如此,心理咨询和心理治疗之间还是有些区别的。《中华人民共和国精神卫生法》从法律的角度,对心理咨询师和心理治疗师的工作职责范围做出了明确的规定:心理咨询人员不得从事心理治疗或者精神障碍的诊断、治疗。心理咨询人员发现接受咨询的人员可能患有精神障碍的,应当建议其到符合《中华人民共和国精神卫生法》规定的医疗机构就诊。心理治疗活动应当在医疗机构内开展。专门从事心理治疗的人员不得从事精神障碍的诊断,不得为精神障碍病人开具处方或者提供外科治疗。心理治疗的技术规范由国务院卫生行政部门制定。

从上述法律条款可以看出,一般心理咨询属于非医疗卫生领域,心理咨询师不一定需要医学专业背景,心理咨询的对象不涉及医学问题,如果在咨询过程中发现来访者是精神障碍病人或者涉及医学问题,应该及时做好转诊工作。而心理治疗属于医疗卫生领域,心理治疗师需要医学专业背景,心理治疗的对象是病人,心理治疗应在医疗机构进行。

综合起来,心理咨询和心理治疗的区别见表 8-1。

表 8-1　心理咨询和心理治疗的区别

项目	心理咨询	心理治疗
工作对象	正常人	心理障碍病人(包括躯体疾病合并心理障碍的病人)
针对问题	一般心理问题(婚恋、人际、教育、职场等)	医学问题(心理障碍、心身疾病等)
工作性质	发展性、教育性、指导性、支持性,非医疗手段	治疗性,可能需要与其他医疗手段配合(药物、手术等)
工作目标	陪伴个体解决具体问题	改善疾病症状,帮助人格成长
工作用时	用时相对较短	疗程相对较长
工作场所	大多在非医疗机构	必须在医疗机构
专业要求	相对低	相对高

知识链接

任务三　心理咨询和心理治疗的基本内容

一、心理咨询的形式

(一) 面谈咨询

面谈咨询是最常见的心理咨询形式,心理咨询师和来访者面对面交谈沟通。在面谈咨询中,心理咨询师除了倾听来访者的诉说,还可以直接观察到来访者的非言语信息,包括面部表情、穿着打扮、肢体动作等,这些信息有助于心理咨询师全面评估来访者。

根据咨询场地的不同,面谈咨询可以进一步分为门诊咨询和现场咨询。

1. 门诊咨询　门诊咨询是指来访者自己到心理咨询机构找心理咨询师会谈。此处"门诊"的含义是广泛的,不仅仅是指医院的心理科门诊,还包括了非医疗卫生性质的心理咨询机构。除了常规的面谈外,心理咨询师也可以根据情况给来访者做一些心理测评,这是门诊咨询自身具备的优势,门诊咨询是心理咨询最有效的方法。

2. 现场咨询　现场咨询是指心理咨询师到当事人所在的地方会谈,一般见于企事业单位的员工援助计划(EAP)服务。许多研究表明,员工的心理状态与工作业绩有关,一些用人单位非常重视员工的心理健康,为本单位员工开展心理健康服务,定期邀请专业的心理咨询师来为员工做心理咨询,有需求的员工经过事先预约,可以按时在单位专门开设的咨询室里,与心理咨询师面谈。当然,EAP的项目不仅有面谈咨询,还包括健康普及讲座、团体活动等,一般由人力资源部门负责。还有一种情况,当事人或家属想邀请心理咨询师到家里面谈,但一般情况下不主张心理咨询师"上门服务"。

（二）电话咨询

最早心理热线电话关注的是心理危机，比如自杀、暴力等行为，希望通过紧急电话干预，挽救当事人的生命。危机干预热线需要有人 24 小时值班，并且有相应的机动应急团队，一旦确定有危机事件发生必须马上出动，所以危机干预的人力成本较高。

除了心理危机外，还有常规的热线电话咨询，来电者有因为异地路途遥远无法前来面谈咨询的，也有因为"好面子"感到面见心理咨询师压力大而不愿前来面谈咨询的。虽然心理咨询师在电话里能听到来电者的声音，但无法观察到来电者的非言语信息。相对于面谈咨询，电话咨询有一定的局限性。

电话咨询有公益性的，主要由政府相关部门或非营利组织提供强有力的经济支持，来电者无须付咨询费，甚至电话费也由接听方支付。当然，电话咨询也有营利性的，来电者需要提前预约、付费，然后在预定好的时间拨打指定电话。

（三）网络咨询

互联网的飞速发展打破了传统的地域限制，通过电脑、手机等终端设备，心理咨询师和来访者之间可以建立起沟通的桥梁，相比电话只能听到声音，通过网络视频还能够看到来访者本人。如果把心理测评技术和网络咨询整合，通过相关的应用软件，来访者同心理咨询师的沟通内容会更加的丰富，相应也会有更大的收获。

（四）代诊咨询

前述的几种咨询形式都是当事人个体主动寻求心理咨询帮助。在实际工作中还有一种特殊的情况，真正需要心理咨询的当事人，因为种种原因不愿意或者不能直接与心理咨询师沟通，而是当事人的家属或其他有关系者代为与心理咨询师沟通。在这种代诊情况下，心理咨询师一方面需要做好解释工作，向来访者说明心理咨询是怎么回事，可以先向来访者初步了解真正需要心理咨询的当事人的一些基本情况，告知当事人本人前来是最好的方法。另一方面，心理咨询师也可以评估一下来访者的心理状态，通过分析来访者与需要心理咨询的当事人之间的关系，间接了解当事人可能的状况。

二、心理咨询和心理治疗的原则

（一）助人自立原则

心理咨询/治疗师要明确工作的目的是促进当事人的心理成长，而不是使其在生活中对心理咨询/治疗师产生心理依赖，我们要做的是"助人自助"，即"帮助当事人学会自己帮助自己"，并不是要教导其应该如何做。

（二）客观中立原则

心理咨询/治疗师必须保持客观中立的态度，不能把自己的价值观强加给当事人。尤其在面对家庭相关问题（如夫妻、亲子关系问题）时，如果心理咨询/治疗师带有明显的个人价值倾向，可能会让当事家庭成员的一方感受到对立，另一方感受到赞同，这样既不利于工作的进行，又可能使当事人受到更大的心理伤害。

（三）尊重当事人的原则

心理咨询/治疗师要尊重每一位当事人，尊重他们作为人的权利和尊严，以真实和诚恳的态度帮助当事人。

（四）保密原则

心理咨询/治疗师要尊重当事人的个人隐私权，在工作中必须严格遵守保密原则。

如果需要用到当事人的案例作为教学材料或者进行督导时,必须征得当事人的同意,并在案例中隐去当事人的个人基本信息。保密原则也有例外,如果当事人的问题涉及严重危及自身或者他人生命财产安全时,如自杀、严重违法犯罪等,心理咨询/治疗师还是需要及时联系当事人的监护人或相关部门。

（五）时间限定原则

通常情况下,每次的访谈时间为 45～60 分钟,不同的机构时间设置略有差异。除非有特殊情况,一般不允许随便更改已经预约的时间,更不允许心理咨询/治疗师为了多收费故意拖延时间。有时某些案例情况比较复杂,尤其在第一次访谈时,时间不够,可以和当事人协商,根据实际需要合理延长面谈时间。

（六）关系限定原则

心理咨询/治疗师应按照本专业的道德规范与当事人建立良好的咨访/治疗关系。不得利用当事人对自己的信任或依赖牟取私利,不得与当事人发展专业工作以外的双重关系。

三、心理咨询和心理治疗的过程

（一）初始访谈和信息收集

心理咨询/治疗师在访谈开始需要营造良好的谈话气氛,消除来访者的尴尬和顾虑,在提问、倾听的同时,又要全面收集信息,为正确的评估诊断打好基础。信息的收集主要来自两个方面:一是言语信息,主要通过提问,从来访者的叙述中收集;二是非言语信息,主要通过观察来访者的面部表情、穿着打扮、肢体动作等获得。

信息收集的内容如下。

（1）一般情况:包括姓名、性别、年龄、职业、婚姻状况、教育程度、宗教信仰等。

（2）来访原因:寻求咨询或治疗的原因。

（3）既往经历:是否有过心理咨询/治疗的经历。

（4）生活处境:包括日常起居、居住条件等,尤其是最近发生的变化或者生活事件。

（5）出生和发育:包括出生的情况、生长发育状况以及与同龄儿童相比存在的问题等。

（6）原生家庭情况:包括父母、兄弟姐妹等。

（7）童年经历:包括童年生活事件及影响等。

（8）躯体健康和疾病:包括既往躯体疾病史,目前的躯体健康状况,是否服药,以及烟草、酒精或其他物质的依赖状况等。

（9）教育和培训:包括受教育程度、专业及成绩、继续教育情况等。

（10）工作经历:包括目前工作状况、更换工作的原因、对工作的态度、职业价值观等。

（11）兴趣爱好及生活态度:包括阅读、旅游、艺术、休闲以及对生活的满意度等。

（12）性心理:包括最早的性意识、性取向、性活动以及性满意度等。

（13）婚姻及家庭情况:包括与配偶、子女的关系,重要家庭事件及其产生的原因等。

（14）社会支持及社会兴趣:包括人际交往的情况,在有困难时能否得到他人帮助,自己帮助他人的意识以及对社会公益活动的兴趣态度等。

（15）自我描述:包括优势和劣势、想象力、创造性、价值观、理想等。

（16）个人目标及对未来的看法:包括今后的打算以及实现的条件、目标的现实性等。

（17）其他:来访者认为重要但没有出现在上述提纲中的内容。

（二）评估诊断和目标确定

从广义上讲，评估和诊断是接近的，都要在全面收集信息的基础上，综合分析得出结论。但相对而言，评估和诊断还是有区别的。评估不一定侧重于给来访者下一个定论，而是更加倾向于对来访者整体状况做出评判估计，对来访者问题进行分析和解释，包括解释来访者问题产生的原因以及问题是如何发展的。诊断则不同，是要通过病史、临床检查及实验室检查，确定疾病的性质、病程及预后，最后给病人一个确切的结论，即某种疾病的名称。

评估的范围相对广泛一些，主要应用心理学知识，参考统计分析、内省经验和社会适应标准，不局限于医学范畴；诊断的范围相对窄一些，主要应用医学知识，参考医学标准，属于医学的范畴。在实际工作中，评估诊断不是割裂开来的，在信息收集的基础上，还可以配合科学的心理测验，最后得出初步的结论。通俗地讲，评估诊断就是要区分来访者是正常人（仅有一般心理问题）还是病人（患有某种心理障碍）。

如果是一般心理问题，工作目标是陪伴个体解决具体问题，属于心理咨询范畴；如果是心理障碍病人，工作目标是改善疾病症状，帮助人格成长，属于心理治疗范畴。当然，目标的确定需要咨访双方共同参与，既要考虑来访者的问题和需要，又要考虑心理咨询/治疗的理论和技术。

（三）咨询推进和方案实施

通过首次访谈，对来访者进行评估诊断，基本确定咨询目标，后续的工作就是制订咨询方案。一般咨询方案应由咨访双方共同商定，内容包括咨询具体应用的理论及技术、咨询的频率和时间、咨询的费用问题、咨访双方的权利与义务等。心理咨询/治疗师需要帮助来访者明确想要解决的问题，引导来访者准确呈现自己的问题。有时候来访者可能同时存在多个问题，就要心理咨询/治疗师帮助分析问题的"轻重缓急"，找到最根本、最急需的问题，以制订相应的咨询方案。

随着咨询过程的推进，咨访双方按照约定实施咨询方案，心理咨询/治疗师根据自己擅长的理论和技术，结合来访者的问题特征开展相应的工作，逐步分析和解决问题。但是，咨询方案并不是机械的、死板的，随着时间、环境的变化，咨询方案也可能须做相应的调整，例如，来访者有强烈的阻抗或者出现新问题时，咨访双方可以共同协商，适当调整咨询方案。

（四）咨询结束和疗效评估

当心理咨询/治疗接近尾声，达到了咨询目标，根据来访者的感受及要求，结合心理咨询/治疗师的经验，在咨访双方都认可的情况下，心理咨询/治疗工作结束。结束时，心理咨询/治疗师应综合所有的材料，给来访者做好全面的总结。帮助来访者回顾整个心理咨询/治疗的过程，强调关键点，使其对自我进行深入了解，明确以后的努力方向。充分肯定来访者的进步，帮助来访者树立自信，使其未来能够更好地适应社会。

疗效评估在心理咨询/治疗正式结束后进行，咨访双方都需要参与，可以放在心理咨询/治疗结束当时做，也可以在事后间隔一段时间通过回访进行。

疗效评估可以从两个视角进行。

1. 主观的视角 主观的视角包括来访者根据自己的感受及变化进行的自我评估以及心理咨询/治疗师根据工作经验进行的评估。评估的具体内容包括来访者本人满意度如何，来访者社会功能有无进步，来访者认知模式、人际关系有无改善等。

2. 客观的视角 客观的视角应用标准化的心理测验工具，对来访者进行心理咨询咨询/治疗前后的对照测验,通过测验结果的数据变化评估心理咨询/治疗的疗效。

四、心理咨询和心理治疗的设置

(一)心理咨询/治疗室的布置

一般的心理咨询室,房间大小适中(10~15 m^2),墙壁颜色淡雅,光线照明柔和。基本的家具包括沙发、茶几或者桌椅,沙发的摆放应成 $45°~60°$ 角,这样来访者和心理咨询师坐着的时候既能互相看到又避免了直线对视,可以减轻来访者的心理压力。心理咨询室应该给人温馨、舒适、简洁的感觉(图 8-1)。

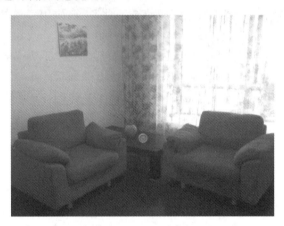

图 8-1　心理咨询室

除了常规的之外,还有一些特殊疗法,对房间的要求不同。例如精神分析治疗室,就需要房间里有用于自由联想的躺椅;家庭治疗室,就需要有较大的空间和足够的沙发和椅子,以供较多家庭成员使用,最好还有圆形茶几或桌子,治疗师和整个家庭成员围圈而坐,以示互相平等;音乐治疗室需要配有音乐治疗设备及不同乐器;沙盘游戏治疗室需要配有专业沙盘游戏工具;儿童心理治疗室要体现儿童的特点。

(二)心理咨询/治疗的约定

1. 预约　一般情况下,在心理咨询/治疗之前应有预约,可以当面、电话或者网络预约,预约时填写预约单,首次访谈前,来访者和心理咨询/治疗师分别签署协议。

2. 频率　一般每周1~4次,或者每月1~2次,根据来访者的情况以及不同的疗法因人而异。

3. 费用　一般情况应该按标价付费。非医疗卫生性质的心理咨询机构,如果是营业性的,收费较高,需要来访者有相应的经济能力,如果是公益性的,来访者可以免费,虽然可以在一定程度上照顾经济差的来访者,但从专业角度看,免费的心理咨询/治疗无助于巩固咨访/治疗关系,也不利于来访者的改变。而医疗卫生机构的心理咨询/治疗,部分疗法已经纳入了医保范围,在很大程度上减轻了来访者的经济负担。

项目二　一般心理治疗

不仅仅是精神障碍病人,躯体疾病病人(尤其是慢性迁延者)及长期处在应激中无法彻底摆脱的人,都需要一般心理治疗。临床各科医师、护士、康复治疗师等,都可以在各自工作范围内进行一般心理治疗。

任务一　一般心理治疗的定义

一般心理治疗也称为支持性心理治疗,是一种针对近期遭遇疾病或者应激而处在逆境中的人,给予倾听、解释、指导、鼓励等支持性措施的疗法。其目标是减轻疾病或应激带来的影响,并不是直接消除症状。在实际工作中,一般心理治疗和心理咨询的区别在于,前者帮助病人保持或尽量恢复最佳功能水平,后者帮助当事人实现社会再适应。

治疗师和病人之间的治疗关系,在一般心理治疗中特别重要,良好的治疗关系可以支持病人面对困难。但如果治疗关系过于紧密,反而会使病人过分依赖和失去信心。这就要求治疗师保持客观的立场,避免过多地卷入。

一般心理治疗的时间和频率:通常首次访谈 45 分钟左右,以后每次会谈 20～30 分钟,如果又有新的问题出现可以延长一些时间;在治疗初始阶段,频率可以每周一次,主要问题解决之后,频率可以改为 2～3 周一次或者更长时间一次。当然,在实际操作中,也可以根据病人的具体情况适当调整。

任务二　一般心理治疗的常用方法

相对精神分析治疗或认知行为治疗,一般心理治疗并没有特殊的成套理论,只是根据应激和挫折的相关理论来发挥疗效。其治疗机制并无特殊,主要就是给病人提供安全感,给予精神支持,使其有信心地发挥个人潜力去摆脱困境获得康复。一般心理治疗有以下几种常用的方法。

一、倾听

病人与心理治疗师沟通的前提就是倾诉和倾听,心理治疗师是否有足够的时间和耐心,是病人能够有效倾诉的基础。适当的开放性问题,有助于病人的充分表达。适当的共情,表达了心理治疗师对病人的情绪反应的理解,有助于增进治疗关系,同时又可以鼓励病人更多地倾诉自己的感受。心理治疗师自己的非言语信息也会影响病人的倾诉过程,一个关切的眼神或者肢体动作,如点头,会使病人感受到心理治疗师是在认真地倾听,有助于提高倾听的效果。

其实,倾听也是各种心理治疗的基本方法,一个好的心理治疗师,尤其在首次访谈时,不在于说多少话,而是在于能听多少话。

二、解释指导

在病人出现的心理障碍中,焦虑和抑郁最常见,往往是因为其错误的认知导致。有些人患病后,本身就会出现情绪反应,再加上可能会受到社会上一些所谓"常识"的不良影响,对自身的躯体疾病或者心理障碍产生错误的认识,最终导致情绪反应更加严重。这就需要心理治疗师给予病人相应的解释,纠正其错误认知,通过必要的健康知识教育,有效指导病人正确应对。当然,解释和指导的前提是倾听,只有通过倾听,全面了解了病人的问题,心理治疗师才能给出有效的解释和指导。

相关理论知识是解释和指导的重要内容，心理治疗师要注意的是，解释和指导不是给学生上专业课程，应尽量避免复杂的专业术语，而是要用通俗易懂的话或者形象化的比喻来说明问题。

三、宣泄情绪

焦虑和抑郁情绪，会在病人的主观上产生压抑感和痛苦感，如果不及时地宣泄出来，会让病人越陷越深，这种情绪体验反过来又会加重病人对原有疾病的痛苦感受，由此可能形成恶性循环，甚至有可能导致病人出现自杀的意识和行为。所以，一般心理治疗就要给病人提供合理表达、宣泄情绪的机会。

倾诉本身就有宣泄情绪的作用，心理治疗师有效的倾听又是宣泄情绪的基础。宣泄情绪还有多种具体的方法，例如放松训练，心理治疗师可以引导病人通过腹式呼吸、肌肉放松以及自我想象等方式达到情绪宣泄的目的，这种放松训练对缓解焦虑情绪特别有效。

四、树立自信

有些病人患慢性疾病，长期处于持续的应激状态，很容易丧失信心和希望，表现萎靡不振，对他们来说，树立自信尤为重要。

例如恶性肿瘤病人，即使谁都不能担保他最终是否能够康复，但心理治疗师可以支持病人，激发病人活下去的信心和希望，可以帮助病人回顾自己的兴趣爱好，使病人认识到即使患病有严重不良反应但仍然能够保持乐观，学会自娱自乐。各地有许多"癌症俱乐部"，一些成员充满自信地存活了多年。

五、鼓励自助

心理治疗的最终目的是让病人学会自我帮助，即通过自我调整和适应达到身心平衡，并不是让病人永远依赖心理治疗师。所谓"授人以渔"，而不是"授人以鱼"。通俗地讲，病人需要"鱼"，心理治疗师不是要直接把"鱼"送到病人手里，而是要教会他"捕鱼"的方法，病人学会了，以后就可以自己捕到"鱼"了，这样就能够依靠自己，而不是永远要依靠心理治疗师。

所以说，心理支持的一项重要工作就是鼓励病人学会自助，自助可以使病人在配合常规临床治疗需要和继续保持原有功能之间建立起适当的平衡。鼓励病人学会自助和自我处理问题的能力，让病人认识到，心理治疗是在病人遇到问题或痛苦时所提供的一种帮助，心理治疗师起的是"拐杖"支撑作用，而在以后的生活中，病人要会应用治疗过程中所学到的各种知识和技巧来处理自己的情绪，调节心理功能，而不是长期依赖心理治疗师，永远靠"拐杖"走路。

项目三　心理咨询和心理治疗的基本技巧

要做好心理咨询和心理治疗工作，首先要掌握一些基本的技巧，包括提问、观察、倾听、面质、影响等。

任务一 提问技巧

案例导入

不敢表白的女生

来访者,女性,20 岁,在校大学生。因为最近两个月心情不好,无法用心学习,寻求心理咨询帮助。

心理咨询师(咨):"今天来咨询,主要是什么方面的问题?"

来访者(访):"老师,最近我心情不好,看不进书。"

咨:"发生了什么事情让你这样了?"

访:"老师,想想真是气人,我没想到我的室友,竟然和我喜欢的男生好上了。"

咨:"你能具体告诉我你们之间怎么了吗?"

访:"我一直喜欢另一个班的男生,但是不了解他是否有女朋友,也不敢直接去问,我托室友帮忙去打听,了解到他暂时还没有女朋友。我想和他交往,但是不太好意思主动,就叫我室友帮忙传话,我室友开始的时候告诉我说男生对我也有意思,结果没想到他俩好上了……"

……

咨:"发生这样的事情,最近有没有影响到你的日常作息? 你的睡眠、饮食情况好吗?"

访:"这些倒没有影响。"

……

提问:

1. 面对来访者,心理咨询师应该如何提问?

2. 不恰当的提问可能会产生什么不利影响?

分析提示:

1. 在心理咨询过程中,心理咨询师要灵活应用开发式提问和封闭式提问,开放式提问有助于了解来访者的事件,可以详细收集信息,封闭式提问可以了解事件对来访者有无产生不良影响、来访者是否出现症状。

2. 来访者的问题并不是一个单纯的"学习问题",而是因为恋爱交友问题产生的情绪困扰,进而影响学习,如果一开始,心理咨询师就用封闭式提问"你是不是学习出了问题?"就不利于来访者充分诉说,同时会让来访者感到心理咨询师太主观,不理解她,如果心理咨询师因为来访者没有充分诉说而收集信息不全,也可能导致评估诊断错误,最终会影响整个心理咨询的进程。

提问是心理咨询/治疗中常用的技巧之一。心理咨询/治疗师通过提问,促进与来访者的交流,鼓励来访者自我暴露,可以澄清问题,促进来访者内省。如果心理咨询/治疗师不能正确提问,会对心理咨询/治疗起到消极的影响。

一、不恰当的提问

心理咨询/治疗师一旦提出不恰当的问题，就可能对来访者产生不良影响。以下例举出几种不恰当提问，应注意避免。

（一）暗示性提问

如果心理咨询/治疗师以"你不认为……""你可以……""你曾经考虑过……"作为开头提问，可能认为这样的问题会引导来访者去思考，但来访者更可能感到心理咨询/治疗师在暗示他，要他按照心理咨询/治疗师的意思去做。这种暗示性问题表面上像是一个问题，实际上背后隐藏了建议。如果这个"建议"不够好，甚至会破坏咨访/治疗关系，降低来访者对心理咨询/治疗师的信任。

（二）假设性提问

如果心理咨询/治疗师以"但你已经……，是吗？""但你还没有……，对吗？""你真的不想……，对吗？"提问，会给来访者一种期望其给出某个特定的答案的印象。对于这种假设性问题，可能来访者的真实状况与心理咨询/治疗师提出的假设不符合，这时来访者必须决定是顺从这种假设还是诚实地回答。如果来访者不想让心理咨询/治疗师失望，可能会不情愿地给出不诚实的回答来迎合，使得问题更加复杂。

（三）评判性提问

如果心理咨询/治疗师以"你为什么要这么做？""你这么做对吗？"提问，这种评判性问题常常会使来访者感到不舒服，感觉受到了质疑和挑战。这样，来访者会认为心理咨询/治疗师和别人一样不理解、不接受他，进而就会自我保护、进行防御，最终会导致暴露不真实，影响心理咨询/治疗的效果。

（四）攻击性提问

如果心理咨询/治疗师直接以"你到底想说什么？""你有没有在听我说？""这有用吗？""你能理解这个简单的道理吗？"提问，肯定会使来访者感到羞辱和尴尬。在现实生活中，来访者往往是脆弱的，这种攻击性问题正是利用了来访者的脆弱，使来访者更受打击，而提高了心理咨询/治疗师的权威，这是不利于心理咨询/治疗的。攻击性提问往往和心理咨询/治疗师的焦虑、缺乏耐心以及无法与来访者共情有关。

（五）控制性提问

在心理咨询/治疗的过程中，转换话题是非常常见的事。如果是因为来访者的谈话内容脱离了轨道，根据心理咨询/治疗的需要，把话题再转换回来，这是心理咨询/治疗师应该做的事情。但是，如果这种转换不是出于心理咨询/治疗的目的，而是心理咨询/治疗师个人的原因，就会变得具有侵入性了。

例如一名性心理障碍病人，他想详细描述与异性性交之间存在的问题，这本就是他寻求心理帮助的主要原因，但心理治疗师对这个话题反感，提出"我们谈点其他东西好吗？"这种控制性问题就忽略了来访者的问题和需要。

又如一名因为职业压力前来咨询的来访者，在谈话中无意涉及了性经历，这个话题明显与职业压力无关，但心理咨询师却说："你能再说得详细些吗？"这种控制性问题事实上是在满足心理咨询师的兴趣和愿望。

二、鼓励交流的提问技巧

提问的目的就是要鼓励来访者诉说，促进来访者与心理咨询/治疗师之间的相互交流和沟通。合适或恰当的提问,要注意遵循以下几个原则。

(一)有的放矢

心理咨询/治疗师应该清楚地知道自己提问的目的是什么。如果提出的问题漫无目的,就会让来访者感到心理咨询/治疗师思路不清楚,不利于增进咨访/治疗关系的建立。

(二)掌握时机

心理咨询/治疗师应该等到来访者出现停顿的时候,恰到好处地提出问题。如果打断来访者的谈话,会使来访者感到没有受到应有的尊重,同时也会失去对来访者的关注,无法做到充分地倾听。

(三)适合需要

心理咨询/治疗师面对来访者,提问的数量和速度要适应对方的需要。对评估诊断和治疗干预非常重要的信息要先问,而且要详细询问,有些不重要的问题可以后问,简单即可。提问速度要适中,要给来访者足够的时间做出反应。

(四)表达共情

在心理咨询/治疗的过程中,共情的态度是非常重要的。有些问题可能会触及来访者的某些痛处,可能一开始来访者感到回答困难,这时心理咨询/治疗师在提问时可以表达共情的态度,并让来访者感受到。如"我想这个问题对你来说可能会感到很困难,但它对我理解你的问题非常重要。""如果这个问题让你感到很为难,你可以选择不回答,或者在你认为合适的时候再告诉我。"这样使来访者感受到心理咨询/治疗师的理解和共情,即使一些很困难的问题他也愿意配合回答了。

(五)及时反馈

在心理咨询/治疗的过程中,如果心理咨询/治疗师适时地对前面的提问和来访者的回答进行小结,并反馈给来访者,让来访者感到被关注和理解,然后再继续提后面的问题,那么来访者与心理咨询/治疗师会配合得更好,会更主动地进行更深入的自我暴露。

三、开放式提问和封闭式提问

(一)开放式提问

开放式提问相当于所谓的"特殊疑问句",以"什么""怎么"等为关键词,来访者对其可以给予较为详细的回答,这是引起对方话题的一种有效方式。心理咨询/治疗师以"发生什么事情了?""当时你的感受如何呢?"提问,这样来访者能更多地介绍具体情况,表达自己的想法,做出情绪反应。开放式提问可用于收集信息,详细地了解来访者发生的事件及对其产生的影响。

也有例外情况,不是所有的来访者和所有的事情都适用,例如患严重抑郁症的病人,存在明显的思维迟缓、注意减退,是无法有效回答开放式提问的。

(二)封闭式提问

封闭式提问相当于所谓的"一般疑问句",来访者可以用非常简单的词语,甚至用"是""否""有""无"或者"对""错"就能回答清楚。封闭式提问适合确定细节和症状,例如"你有没有失眠?"如果来访者有,就进一步深入了解失眠的情况,如果没有即可排除。

如果把封闭式提问用于了解具体生活事件及其影响,就会有如下缺陷:①来访者的回答过于简单,没有提供更多的信息,导致资料收集不全,可能会影响评估诊断。②封闭式提问会导致心理咨询/治疗师必须为来访者做所有的工作。③封闭式提问需要心理咨询/治疗师说许多话，无助于积极及相互合作的交流。

总之，开放式提问和封闭式提问有各自的优势，需要结合具体情况灵活应用。

任务二　观察技巧

案例导入

不配合的丈夫

　　来访者是一对夫妻。男方32岁，律师；女方28岁，公司职员。这对夫妻因经常吵架甚至要闹离婚，寻求心理咨询帮助。

　　在首次访谈时，一开始丈夫远远地坐在房间角落的一把椅子上，并不是同妻子一起坐在茶几旁的长沙发上，在妻子向心理咨询师诉说来访原因时，丈夫的眼神时常游离在外，看着窗外，有些心不在焉的感觉。通过妻子的描述，心理咨询师了解到丈夫对心理咨询较排斥，本不愿意来咨询，是被妻子硬拖来的，而且丈夫认为"家丑不可外扬"，夫妻间吵架闹离婚的事不应该由"外人"插手。

　　随后心理咨询师分别与妻子和丈夫进行单独沟通，最后请夫妻二人共同坐在长沙发上，进行首次访谈小结，提出初步方案，此时丈夫态度明显缓和，流露出希望的眼神，最后预约好了下次咨询的时间。心理咨询师起身送夫妻二人走出心理咨询室，丈夫主动与心理咨询师握手。

　　提问：

　　1. 心理咨询师要观察什么？

　　2. 非言语信息和空间位置可能会提示什么？

　　分析提示：

　　1. 在咨询开始时，心理咨询师通过观察丈夫的表情、坐姿以及空间的位置距离等，已经捕捉到一些关于丈夫的信息，通过妻子的描述，初步了解到丈夫对心理咨询不配合的态度。而在咨询结束时，心理咨询师通过丈夫的眼神、握手等信息，确定丈夫对心理咨询的态度已有转变，咨访双方已经基本建立了良好的关系。

　　2. 如果一开始，心理咨询师没有观察到丈夫的不配合，一味地强调丈夫与妻子应一起谈话，就有可能进一步引起丈夫的抵抗，无法使心理咨询深入下去。

　　心理咨询/治疗师观察来访者，最主要的是收集非言语信息，同时也有助于治疗干预的进一步实施。与言语信息相比，非言语信息较少受到个体意识的监督和检查，往往是无意识的表达，这更能提示来访者言语信息背后所潜藏的信息，常常为我们指出探索来访者内心真实想法和感受的正确途径。

一、非言语信息的构成

（一）外貌

外貌包括个体的身体外表、穿着打扮、面部表情、精神状态等。心理咨询/治疗师应该全面观察来访者的外貌,同时还应避免刻板印象,不要因为自己的偏见影响对来访者外貌的评估。

(二)身势

身势包括整个身体及身体的各个部位的运动。心理咨询/治疗师主要观察来访者的头面部、眼睛、嘴巴、肩膀、手臂、手、腿、脚及躯干的运动,因为这些部位的肌肉运动可以提供大量有关来访者警觉状态及情绪状态的信息。同时,也需要观察自主神经的反应。对身势的观察,主要是看是否与谈话的内容一致,例如,来访者诉说自己很紧张,同时观察到他的身体在发抖,说明来访者身体的动作和言语表达的内容一致。

(三)辅助言语

辅助言语是指声音以及言语的非言语部分,心理咨询/治疗师需要观察来访者音量大小和音调高低、言语的速度和流畅性及言语的表达方式,以及沉默、压力、口音或一些不寻常的表达,如断断续续、叹气、影响说话的喘气等。

二、非言语和言语交流的相互作用

非言语交流、信息传递总是通过和言语交流的相互作用进行的。因此,心理咨询/治疗师必须观察非言语信息和言语信息的相互作用。非言语和言语交流主要有以下几种相互作用方式。

(一)一致

一致是指非言语与言语表达的信息是一致的。例如,来访者一边哭泣一边叙述悲伤的经历,会使得交流更加生动和有效。

(二)矛盾

矛盾是指非言语与言语表达的信息相互矛盾。例如,来访者诉说最亲的人刚刚去世,但是却面带笑容。心理咨询/治疗师要观察到这种矛盾,通过探索来访者的非言语表达更有效地进入来访者的内心世界。

(三)替代

替代是指在交流过程中一方需要对另一方做出反应时,用非言语替代了言语表达。例如,心理咨询/治疗师说:"你内心一定很痛苦,是吗?"来访者并没有用言语回答,而是开始哭泣。心理咨询/治疗师需要读懂来访者的非言语表达,这样有助于同来访者在情感上建立联系。

(四)补充

补充是用非言语加强言语表达。例如,来访者在诉说令他紧张担心的事情的同时,语速加快、身体颤抖。一方面非言语和言语表达的内容是一致的,同时非言语进一步加强和深化了言语表达。

(五)强调

强调是用非言语来强调或突出较长言语信息的某一部分。例如,来访者述说悲伤的事情,内容很长,当来访者讲到伤心的地方时,长叹一口气,朝远方望去,停顿一下之后大声哭泣。

(六)调节

调节是指在交流的双方之间,用非言语来调节言语交流。例如,心理咨询/治疗师在来访者诉说的时候,点头表示理解,并以尊重和关切的目光示意来访者继续说。

三、空间的使用

除了上述非言语信息,心理咨询/治疗师还要观察来访者如何使用个人和环境空间,这同样有助于更好地理解来访者。空间的使用包括位置和距离。

一般位置是通过心理咨询/治疗室的布置来表达的。如果观察到来访者改变预先布置好的位置,通过移动座位对治疗环境进行改变,心理咨询/治疗师就可以获得非常重要的信息。

距离是指心理咨询/治疗师和来访者之间的空间间隔,根据美国人类学家霍尔的"个人空间"理论,有四种不同的个人空间,即亲密距离、个人距离、社会距离、公众距离。心理咨询/治疗师和来访者的个人空间应该保持在社会距离和个人距离之间,根据具体的情况灵活调整。

任务三 倾 听 技 巧

案 例 导 入

失恋的男性来访者

来访者,男性,30岁,公司部门经理。因为无法接受恋人突然提出分手,寻求心理咨询帮助。

心理咨询师(咨):"今天来咨询,主要是什么方面的问题?"

来访者(访):"最近我失恋了,想不通。"

咨:"能具体说说怎么了吗?"

访:"唉,一言难尽。"

咨:"嗯。"(点头、目光注视)

访:"老师,我的情况比较特殊,我其实是同性恋,我的男友,在两个月前突然提分手,不辞而别了。"

咨:"两个月前发生了什么?"

访:"两个月前,他说要回老家一次,当时我也没多想,假期回老家探亲也很正常。"

咨:"是啊。"

访:"没想到他回去后,给我发了电子邮件,说不回来了,说他要在老家发展,父母给他找了相亲对象,他也要考虑到父母年龄大了,想抱孙子,想来想去还是决定遵从父母安排,要和女人结婚生子,说和我就此了断⋯⋯"

咨:"那后来呢?"

访:"我们已经住在一起三年了,怎么说分手就分手啊! 我看到这封邮件,一下子愣住了⋯⋯我打他电话已经停机,QQ联系他他也不回复。我像发了疯一样地找他,但是找不到⋯⋯"

咨:"你们其实已经同居三年,本来生活工作都挺好的,没想到两个月前他回了老家,就突然提出分手,你根本就没有任何思想准备,这件事就这么发生了,看起来你这两个月挺过来很不容易。"

访:"是的,这两个月我自己都讲不清楚是怎么过的……"

……

提问:

1. 心理咨询师如何有效地倾听?

2. 不恰当的倾听可能会产生什么后果?

分析提示:

1. 心理咨询师用了开放式提问,鼓励来访者诉说,在了解了来访者的基本故事后,适时简要重复来访者的语句,抓住了"同居三年""两个月前""突然提出分手"等关键词,使来访者感受到了心理咨询师在认真倾听。心理咨询师又把感受到的情绪和情感体验及时地反馈给来访者,使来访者感受到被理解,进而更加愿意倾诉。

2. 如果心理咨询师一开始听到来访者说自己是同性恋时,因为价值观不同或者强烈的道德感,指出来访者"不可以同性恋",那么这种对来访者的评判,失去了客观性和中立性,肯定不利于来访者敞开心扉诉说,这样会伤害来访者的感情,加大来访者的压力,影响到心理咨询的进程和效果。

一、倾听的准备

倾听不仅仅是用耳朵去听,而是要把注意力全部集中在来访者身上,心理咨询/治疗师要做到真正而准确的倾听,必须做好充分的准备。

(一) 充足休息

心理咨询/治疗师在工作中要做到头脑清醒、注意警觉,如果事先没有足够的休息,就不能够保证在工作中有良好的精神状态。所以心理咨询/治疗师要平衡好工作和生活,一个工作日内接待的来访者不要太多,如果预约了多位来访者,至少在两场心理咨询/治疗当中休息 15~30 分钟。

(二) 避免干扰

心理咨询/治疗师在工作中不能因为环境或者自身的问题影响对来访者的关注。一方面,心理咨询/治疗室的环境应该给来访者安静、放松、安全的感觉,如果在心理咨询/治疗的过程中,有他人突然进入房间,或者电话铃声突然响起,都会影响来访者。另一方面,心理咨询/治疗师自身也是普通人,在日常工作生活中也会产生困扰,这就需要心理咨询/治疗师本人有清醒的认识,当自身状况不佳时,可以暂停一段时间的工作,等到调整好后再以良好的状态接待来访者。

二、不恰当的倾听

(一) 不充分倾听

心理咨询/治疗师在倾听的过程中,无法把注意力集中在来访者身上,无法完全听到来访者所诉说的内容,同时又没有及时捕捉到来访者的非言语信息。在这种情况下,来访者会感到心理咨询/治疗师心不在焉,不尊重他。

（二）评判性倾听

心理咨询/治疗师在倾听的过程中，对来访者的诉说进行了评判，这种评判往往是由于价值观不同，带有强烈的道德色彩，因此失去了客观性和中立性。例如，心理咨询/治疗师说："你这样做不对""你不应该这么做"，在这种情况下，来访者会感到被批评、被误解，认为心理咨询/治疗师不理解他，可能就不再愿意敞开心扉。

（三）选择性倾听

心理咨询/治疗师在倾听的过程中，因为个人的喜好等原因，只选择自己想听的内容，不想听的内容就打断。在这种情况下，心理咨询/治疗师可能遗漏许多来访者的重要细节信息，也会歪曲对来访者诉说内容的理解。

（四）彩排性倾听

心理咨询/治疗师在倾听的过程中，因为过分地担心如何对来访者的话做出反应，接下去应该说什么，于是在自己脑子里进行着情境假设对话，就像彩排一样，这样反而无法进行倾听了。在这种情况下，来访者会感到心理咨询/治疗师不理解他，双方的对话不在同一个层面。

（五）完全事实性倾听

心理咨询/治疗师在倾听的过程中，完全以事实为中心，只关注了解事实，不断地提问，却忽略了来访者的非言语信息以及情绪体验。在这种情况下，心理咨询/治疗师过于理性，缺乏共情，来访者会感到自己不被充分理解，在情感和情绪上被隔离。

（六）过度同情性倾听

心理咨询/治疗师在倾听的过程中，过分同情甚至认同来访者，深深陷入来访者的故事中，失去了客观性，忽略了应有的咨访距离，以致无法帮助来访者，甚至无法自己走出深陷的困境。这种情况正好与完全事实性倾听相反，可能在一开始来访者会感到被理解，但之后却感到没有收获，而心理咨询/治疗师会感到精疲力竭，最终整个心理咨询/治疗是无效的。

三、准确、积极的倾听

（一）开放式提问

开放式提问不仅是提问技巧，同时也是心理咨询/治疗中有用的倾听技巧之一，本来提问和倾听就是密切联系在一起无法完全割裂的。开放式提问是引起对方话题的一种有效方式，可以让来访者对有关的问题或事件给予较为详细的回答，这样就使心理咨询/治疗师有足够的时间耐心倾听来访者诉说，能够更多地了解有关事件，来访者的想法、情绪及感受等。

（二）鼓励

鼓励是心理咨询/治疗师对来访者所说的内容，以简单的词语回应，如"嗯""哦，是这样""后来呢"等，鼓励来访者继续说下去。同时，心理咨询/治疗师结合点头、目光注视等非言语表达，使来访者真正感受到心理咨询/治疗师是在认真倾听。

（三）重复语句

重复语句是心理咨询/治疗师对来访者在前面所说的内容给予简要的重复，重复语句并不是完全复述来访者的话，而是重复某些重要语句或者关键词，这表明了心理咨询/

治疗师对来访者所说的核心内容的注意。重复语句其实也是一种鼓励来访者回应的方式,有时候通过强调某一关键词,可以引导来访者就某一方面的问题更加深入详细地诉说,心理咨询/治疗师也就能够更多地倾听。

（四）对感受的反馈

心理咨询/治疗师感受来访者诉说中所包含的情绪和情感体验,通过恰当的方式反馈给来访者,表达对来访者情绪和情感反应的理解。实际上这就是共情,心理咨询/治疗师站在来访者的角度,体会来访者的情绪和情感体验,这样有助于增进咨访关系,同时也使来访者感受到被理解,进而更加愿意倾诉自己的感受。要做到共情的理解,心理咨询/治疗师需要有足够的觉察能力,一方面觉察来访者的反应,另一方面觉察自身的反应,同时还要理解个体、性别以及文化的差异。

任务四　面质技巧

 案例导入

自相矛盾的失业者

来访者,女性,25岁,无业。因为对未来发展感到迷茫困惑,寻求心理咨询帮助。

心理咨询师（咨）：“请问你想咨询的问题是什么？”

来访者（访）：“我大学毕业快三年了,学的是化工,之前做过化工厂的质检工作,但我不喜欢这种工作,已经辞职了。”

咨：“那现在的状况如何呢？”

访：“我目前处于失业状态,有大学同学自己开了公司,叫我过去工作,但说真的,我不喜欢化工,所以没答应他。”

咨：“对未来的发展想过什么吗？”

访：“想得很多,越想越乱,不知道以后该做什么,所以今天来咨询,就是想问,我以后到底该怎么办。我现在很茫然,没有起点,没有努力方向。”

……

咨：“你怎么评价你自己？”

访：“我的经历让我感到生活太黑暗,我比周围的同龄人要多一些波折,看问题比一般人深一点,承受压力比有的人大一点……我觉得我比别人有忧患意识,但我不愿意认命。”

咨：“有时候感觉命运好像就会捉弄人。”

访：“是的,我一直很努力,很有上进心,做事计划性强,而且周围人都说我挺聪明的,我应该是自信的,可是很多时候却又做不好……”

咨：“自己努力了,结果却事与愿违,这样心里一定不好受。”

访：“是的。什么事都做不好,我觉得我一无是处,在别人面前都抬不起头。”

咨：“看起来你在一些方面对自己要求高了,有点‘追求完美’。”

访：“老师,其实在你之前,有很多人都说过我要求太高了,我当时都觉得他们在说风凉话。但是今天同样的话从你这边说出来,我感到只有你是真正理解我的。"

……

咨:"我们交谈到现在,你有没有发现,你说的有些内容是前后矛盾的,比如说前面说自己很努力、很有上进心、做事计划性强,但后面又说自己一无是处。"

访:"是的,我也意识到了。"

咨:"想过为什么会有矛盾吗?"

访:"没有。"

咨:"有时候你表面上显得很自信,其实内心深处有很多不确定感,正是这种不确定感影响了你的现实生活。这种不确定感其实就是自卑的反应。自信和自卑本身就是一对矛盾体,这是心理层面的。在现实层面,你因为对自己要求高但实际上又不能实现目标而产生矛盾。"

……

提问:

1. 在心理咨询过程中,来访者表现出前后矛盾怎么办?

2. 来访者为什么会出现前后矛盾?

分析提示:

1. 心理咨询师在交谈中早就发现了来访者的矛盾之处,但并不急于马上指出,而是做好共情、倾听,来访者感受到了自己被理解,这样咨访关系就牢固建立了。之后,心理咨询师才指出来访者的矛盾,并和来访者一起分析探讨矛盾的原因。

2. 如果心理咨询师在一开始就迫不及待地向来访者指出矛盾,可能会使来访者感到受到挑战甚至指责,不利于良好咨访关系的建立,还可能会影响到后续工作的进展。

一、面质的意义

面质,也称为对质,是心理咨询/治疗一种常用的重要技术,是心理咨询/治疗师有意识地指出来访者的行为、感受、想法、态度以及症状等之间的不一致。其目的是加强来访者对自身问题的自我觉察和理解,并由此激发来访者改变的动机。

需要注意的是,心理咨询/治疗的面质并不是日常生活中的"当面对质"。面质也不是一个孤立的行为,而是一个过程,面质并不是生硬地挑战来访者,打击来访者,而是通过关心、共情的态度指出来访者问题的不一致,并和来访者一起探讨、分析不一致的原因和意义,最终促进来访者内省,使来访者获得改变。

二、面质的过程

面质既是一种技术,也是一个过程。如果仅仅向来访者指出他的不一致,可能对来访者是没有帮助的,也不能指望由此来访者就会做出积极的改变。在实际工作中,面质往往在一次心理咨询/治疗中不能完成,可能需要多次,来访者才有可能获得内省和改变的动机。面质的一般过程如下。

（一）发现来访者的矛盾、不一致

心理咨询/治疗师要善于发现来访者想法、行为和感受之间可能存在矛盾、不一致或不协调的地方。例如，来访者在说夫妻关系"很好"的同时却表现出苦笑，提示来访者言语和非言语表达之间的矛盾；来访者在外人面前谦和，但在家里对待配偶和子女却很暴躁，提示来访者在不同场合和不同人面前的不一致。

（二）理解导致矛盾、不一致的原因

心理咨询/治疗师发现来访者的矛盾、不一致后，不要马上向来访者发起面质，而是要理解矛盾、不一致的原因，这就需要心理咨询/治疗师有共情的态度。

（三）向来访者指出其矛盾、不一致

心理咨询/治疗师了解了原因，共情地指出来访者的矛盾、不一致，表达帮助来访者的态度，而不是让来访者感觉受到"挑战"。

（四）同来访者一起探讨和分析矛盾、不一致

心理咨询/治疗师帮助来访者分析矛盾、不一致产生的原因、导致的影响等，使来访者接受其存在的矛盾、不一致。心理咨询/治疗师还要进一步帮助来访者认识到矛盾、不一致的意义，尤其是矛盾、不一致的作用对其目前生活状态是否还有意义，最终由来访者自己决定是否要做出调整和改变。

任务五　影响技巧

案例导入

担心儿子还是担心自己

来访者，男性，40岁。因为担心儿子学习，寻求心理咨询师的帮助。

心理咨询师（咨）："请问想咨询什么问题？"

来访者（访）："我来咨询小孩的教育问题。"

咨："请说说具体情况？"

访："我儿子上小学三年级，以前成绩很好，都是九十到一百分的，这次期中考试都是八十几分。我急啊，你想，现在小学三年级就出现八十几分了，以后到四年级就七十几分，五年级六十几分，等到了初中就不及格了……"

咨："学校老师怎么看待这次考试？"

访："老师说小孩一次考试稍有失误很正常，但是你知道的，现在很多老师都不是很负责的……"

咨："平时你和你太太在教育孩子上怎么分工？"

访："我工作忙，经常加班、应酬；老婆'朝九晚五'，她管孩子多。"

咨："那你太太对孩子这次的考试成绩怎么看？"

访："她也说我想多了，小孩一次考试不代表什么。但是老师，你知道我就是急啊，小孩现在还小，不太懂，现在不好好读书，以后长大了再后悔就来不及了。"

……

咨:"你能告诉我一些你自己小时候的情况吗?包括读书方面的。"

访:"唉,我就是小时候没好好读书,走了点弯路。我小学一二年级成绩很好的,三年级开始,父母工作很忙,不太管我,我又交了几个不爱学习的朋友,成绩很快下滑,后来经常不及格。父母发现后打也打了、骂也骂了,最后放弃我了。我初中混了个文凭,也没读高中,进了技校,毕业后到工厂做工人。进厂后我才醒悟,一边认真工作,一边读夜大,领导也有意培养我……现在我好歹也是个副科长,算是中层干部,别人觉得我还可以,其实我心里清楚,真的是走了一段很长的弯路。"

咨:"听了你的故事,感觉一路走来,很不容易,其中的酸甜苦辣,自己内心最清楚。"

访:"是啊,我到现在的职位,付出了比其他人更加多的努力。问题是现在又出现了新情况,我们科长马上要退休了,我想我也有机会可以升正职了,没想到领导要求通过个人竞聘'打擂台'的方式选拔科长。我的学历就是'硬伤'啊。很多正规本科学历甚至研究生学历的同事和我竞争,我夜大学历在学历指标方面的分数就很低了……现在想想,如果小时候好好读书,现在我或许会做得更好。"

……

咨:"今天你来咨询,一开始说是担心孩子学习,后来听下来其实孩子也就是一次考试稍有小失误,学校老师还有你的太太都认为没什么,但是你的反应却很大。当听了你自己的学习、工作经历后,我能够感受到你害怕孩子走你的'老路'。在心理上,你把你自己小时候的经历和你孩子现在的情况做了一个连接,所以才会放大了孩子的小失误,其实孩子目前没什么大问题,倒是你的情绪反应大了,你的情绪反应表面上看是因为孩子的学习,其实真正引起你不安的是职场压力,是你即将要面临的岗位竞聘。"

访:"老师,之前我没往这方面想,现在听了你讲的,觉得有道理。"

咨:"或许现在你可以把注意力从孩子身上移开,放到你该做的工作上去,好好准备岗位竞聘的事。"

访:"嗯。"

……

提问:

1. 如何向来访者解释?

2. 来访者怎么做更好?

分析提示:

1. 心理咨询师在共情的基础上,结合来访者童年的成长经历,理解了来访者担心孩子学习背后的心理原因,通过解释,调整来访者认知并加强来访者内省。来访者自己小时候没好好学习,现在担心孩子步他后尘,这种表现是一种心理投射,在向来访者解释时,使用了"连接"一词,相对"投射"这一专业术语,"连接"更加通俗易懂。在恰当的解释之后,心理咨询师再提出建议——把注意力转移到工作上去,来访者更加愿意接受。

2. 缺乏共情的解释来访者未必能接受,而如果没有真正理解来访者真正的心理原因,解释可能是无效的甚至错误的,这样会直接影响到心理咨询的效果。如果没有合理的解释,直接给予来访者建议,来访者未必愿意接受。

一、解释

(一) 解释是一项调整认知的技术

心理咨询/治疗师要对来访者当前的症状、冲突、需要、应对方式、防御机制、情感、行为等提供解释,分析其过去的经历和体验是如何影响成长、适应、当前感受的,从而帮助来访者认识到产生问题的原因。

例如,对于一名沉迷网络游戏而影响正常学习和生活的中学生来说,新精神分析学派的个体心理学理论认为是自卑(低个人价值感)和追求优越感的错误方式导致了个体沉迷网络游戏的行为;行为主义理论强调个体在沉迷网络游戏的行为过程中,不断强化所起的作用;家庭治疗理论从整个家庭成员沟通障碍以及家庭功能失调的角度来理解个体沉迷网络游戏的原因。

虽然不同理论流派的心理咨询/治疗师对于来访者的解释不完全相同,但有一点是相同的,即都是通过回顾来访者过去的生活经历来建立起对当前问题的理解并做出解释。来访者当前的问题并不是不可预测的或偶然的,而是和过去的生活经历、人际关系以及社会学习密切相关的。了解来访者问题的深层意义,解释过去、现在以及当下之间的关系,会促进来访者的改变和成长。

需要注意的是,没有一个统一的解释"标准"适合所有来访者,对来访者当前问题的解释必须与来访者独特的生活经历、人际关系以及社会学习有关才会对来访者有帮助。

(二) 解释是一项加强内省的技术

恰当的解释,可以使来访者更客观和积极地看待自己,认识到自己的需要、应对方式和防御机制,理解自己当前的症状、冲突、情感、行为等同过去生活经历的关系,以及它们是如何发展的。通过这种理解,来访者逐渐接受自己,焦虑感和羞耻感也逐渐减轻。

要做好解释,之前的准备和时机的掌握是非常重要的。心理咨询/治疗师在进行解释之前,必须充分表达对来访者的理解,即表达共情性的关心和接受。同时,在进行解释之前,心理咨询/治疗师一定要保证来访者已经做好了接受解释的准备。解释不是心理咨询/治疗师一个人"唱独角戏",而是一步一步地与来访者互动,最理想的状态是,通过心理咨询/治疗师的引导,来访者自己得出了对问题的解释。

二、指导和建议

(一) 指导和建议的异同

指导和建议都是对来访者施加影响的方法,但它们是否应该作为心理咨询和心理治疗的技术,是存在争议的。人本主义心理学代表人物罗杰斯就坚决反对对来访者提建议,他认为:没有任何一种依赖知识、训练或接受一些讲授的东西的方法是有用的,它们最多只能带来短暂的改变,随后就消失了,结果使来访者更相信自己的无能。而行为主义心理学派会更多地使用指导和建议。虽然不同的理论流派指导和建议的看法不同,但问题的关键不在于此,重要的是,心理咨询/治疗师应该懂得如何使用指导和建议。

指导和建议的区别在于:指导是心理咨询/治疗师直截了当地告诉来访者应该如何做;而建议则是心理咨询/治疗师给来访者提供参考性的信息,帮助来访者思考问题,最终是否执行则由来访者本人决定。

(二) 指导和建议的实施

1. 指导和建议要以共情的态度来传递 心理咨询/治疗师应先表达对来访者的理解

和接纳,之后才能以共情的态度给予指导和建议。

2. 指导和建议的实施要有平等的姿态　心理咨询/治疗师为来访者提供指导和建议,不能以一种"高高在上"的姿态出现,不能让来访者感到"低人一等"。

3. 指导和建议需要解释　心理咨询/治疗师要和来访者一起探讨指导和建议的合理性、正当性。尤其是指导,不仅仅要告诉来访者应该怎么做,还需要向来访者解释为什么要这么做。

4. 指导和建议的实施要谨慎　心理咨询/治疗师给予指导和建议之前,一定要了解来访者曾经做过哪些尝试来解决问题,如果是来访者已经尝试过的没有效果的方法,心理咨询/治疗师就不宜再次提出。

5. 指导和建议不是代替来访者做决定　心理咨询/治疗不是预测未来或者"算命",心理咨询/治疗师是人不是神,没有预见未来的能力,只是根据来访者提供的信息,帮助来访者认识问题产生的原因,分析解决方案的利弊,最终由来访者自己做出决定。尤其是来访者可能有不同选择方案时,心理咨询/治疗师更不要为来访者做决定。

6. 指导和建议不要过度使用　心理咨询/治疗师使用指导和建议要适度,否则容易使来访者过度依赖心理咨询/治疗师,反而对来访者不利。

项目四　心理咨询和心理治疗的主要理论流派

心理学自诞生起发展出众多的理论流派,其中精神分析、行为主义、认知以及人本主义等主流理论流派,对于心理咨询和心理治疗的工作,有着深远的影响。

任务一　精神分析理论

一、概念和历史

精神分析治疗是根据精神分析理论,运用精神分析技术,对病人潜意识的冲突和不成熟的心理防御机制进行理解和调整,从而达到缓解病人症状、促进人格成熟的一种心理治疗。

精神分析治疗是现代西方心理治疗的主要流派之一,形成于 19 世纪末,由奥地利精神病理学家、心理学家弗洛伊德在广泛总结前人研究成果和精密的临床观察基础上提出,并逐渐形成理论体系。在弗洛伊德之后,又有人不断地发展他的理论,形成了新的理论体系。精神分析理论的发展分为以下几个阶段:①正统的弗洛伊德精神分析理论;②新精神分析学派,主要指荣格的分析心理学和阿德勒的个体心理学;③后精神分析学派,主要包括自我心理学、自体心理学和客体心理学等。

二、基本理论

(一)潜意识理论

弗洛伊德的精神结构"地形学说"认为,人的心理活动分为以下三个层次。

1. 意识　意识是心理活动的外显部分,与直接感知有关,心理活动的这个部分非常有限。

2. 前意识　前意识是心理活动介于意识和潜意识之间的部分,略加注意,即可回到记忆和意识中来。

3. 潜意识　潜意识是心理活动被压抑到意识下面的、无法从记忆中马上回忆的部分,这部分内容包括了通常被社会风俗习惯、道德、法律所禁止的内容,以及个体原始的冲动和与本能有关的欲望等。

(二)人格结构理论

弗洛伊德认为人格结构有以下三个层次。

1. 本我　本我是人格中最原始、与生俱来的部分,是心理能量的基本源泉。本我奉行快乐原则,是无意识、无理性的,要求无条件地即刻满足。

2. 自我　自我是在现实环境的反复锤炼下,从本我分化出的一部分,是现实化的本我。自我奉行现实原则,是理性的、务实的,既要回避痛苦又要获得满足。

3. 超我　超我又称理想自我,是人格结构中道德和准则的代表。超我奉行道德原则,追求完美,其作用就是按照社会道德标准监督自我的行动。

(三)内驱力学说

内驱力是产生心理活动的能量,是一种先天决定的心理成分。当内驱力发生作用时,会使个体产生一种心理兴奋状态,出现某种需要的感觉或者紧张状态,并通过推动个体的活动消除兴奋和紧张,达到满足。

(四)客体关系理论

客体相对于主体而言,是指对个体心理发展影响最为重要的人。通常,客体首先是父母或祖父母等养育者,其次是兄弟姐妹。个体在成年后是否具有与他人建立信任和友好关系的能力,取决于早年生活经历中的客体关系。

(五)性心理发展理论

1. 口欲期(0～1岁)　婴儿通过口腔的感觉来感受和看待世界,口欲期的性敏感区("快感区")是在口唇部位。

2. 肛欲期(2～3岁)　幼儿期通常都要训练大小便,随着括约肌的发达,幼儿能够在一定程度上渐渐控制自己的大小便。当大便通过肛门时,黏膜会产生强烈的刺激感,这种感觉可能给幼儿带来高度的快感。

3. 性器期(4～5岁)　此期儿童的性敏感区转到了阴部,可能会表现出对双亲中的异性有更多的亲近感,对双亲中的同性有更多的排斥感。

4. 潜伏期(6～10岁)　此期儿童对父母及兄弟姐妹的兴趣减少,对动物、运动、学习、自然界的好奇心增加。

5. 青春期(11～20岁)　此期的发展主要表现在:躯体生物性成熟;与原生家庭内客体的心理社会性分离,建立家庭以外的亲密客体关系;性别的确定及个性的形成;认知功能的继续发展;与文化和社会价值观进行同化及适应。

(六)关于焦虑的理论

精神分析理论将焦虑分为三类:①现实性或客观性焦虑,危险根源来源于外界;②神经性焦虑,威胁的根源来自本我,个体害怕自己被本能的冲动所支配;③道德性焦虑,威胁的根源是超我的良心,个体害怕因为自己的行为和思想不符合理想自我的标准而受到良心的惩罚。

（七）心理防御机制理论

精神分析理论中，防御是指自我防御，即自我用防御来驱赶意识到的冲动、内驱力、欲望和想法，最主要的是驱赶那些能引起个体焦虑的性的欲望和攻击性表达。一般情况下，防御是在潜意识里进行的，因此个体并不会意识到它在发挥作用。

精神分析理论将心理防御机制分为四类：①自恋性防御机制，包括精神病性否认、妄想性投射、分裂作用、歪曲作用等；②不成熟的防御机制，包括投射认同、被动攻击、见诸行动等；③神经症性防御机制，包括压抑、置换、退行、隔离、反向形成、抵消、合理化等；④成熟防御机制，包括利他、升华、幽默等。

三、精神分析治疗技术

（一）治疗联盟

治疗联盟是指病人在精神分析的设置下，有较强的治疗动机，与治疗师之间建立起来的非神经症性的、合理的、可以理解的、和谐、牢固的关系。治疗联盟对于维持治疗有至关重要作用。

（二）移情

移情是指精神分析时，病人无意识地将自己与早期的某些客体的关系或情感反应方式在治疗师身上重现。对移情的分析和处理是精神分析治疗的主要过程和载体。

（三）反移情

反移情是指治疗师被病人所激发的潜意识反应及相关移情的总和，包括在治疗师的人格中有可能影响治疗的一切因素。治疗师对反移情的觉察和理解也是对病人分析的重要载体。

（四）阻抗

阻抗意味着对抗，从广义上讲，一切妨碍治疗进行、损害治疗关系的言行都是阻抗。从精神分析角度来说，阻抗是指对治疗的进展起反作用的力量。

阻抗的反作用表现为：阻碍病人的自由联想、阻碍病人试图回忆和达到对顿悟的理解领会、阻碍病人想改变的愿望。另外，阻抗也可以被理解为防御机制在治疗中的表现。识别并处理阻抗，是精神分析治疗的主要内容。

（五）梦和梦的解析

梦是被压抑到潜意识的愿望满足的途径之一，分为显梦和隐意。显梦是指梦的可感知部分，隐意是指显梦背后的潜意识冲突和愿望。

梦的解析，是要连接显梦和隐意，梦的工作方式有凝缩、转移、象征和特殊表现力等。

（六）自由联想

自由联想是指治疗师鼓励病人尽量自由地、无拘无束地把当下进入脑海的想法说出来，而不用在乎所说的内容是否正确或者合乎逻辑。通过自由联想，使病人潜意识的意念、冲突进入意识层面的概率大大增加，治疗师可以更加有力地进行分析，这是精神分析最重要和常用的技术。同时，自由联想本身也有治疗作用，可以宣泄情绪、缓解压抑。

（七）诠释与重建

诠释是指治疗师对病人表达和行为的潜意识意义的推断和结论。通过治疗师对病人的说明和讨论,病人增加对自己的理解。诠释可以使病人潜意识的意义、经历、模式和特定心理事件的原因进入到意识层面。

重建是指通过精神分析,将病人及其过去环境中的重要人物置于现实背景下,在分析过程中重新经历成长、重新体验、理解并愈合创伤,使病人内心结构、次序得以重整,达到趋于正常的目的。

(八) 修通

修通是指通过精神分析治疗,病人由领悟导致行为、态度和结构改变的过程。修通的内容包括:①重复解释,尤其是对移情性阻抗的解释;②打破情感、冲动与经验、记忆之间的隔离;③解释的延长、加深和加宽,发掘一个行为的各种决定性因素;④重建过去,将病人和环境中其他重要人物置于活生生的背景下,重建在过去各个时期的自我形象;⑤促进反应和行为的变化。

四、适应证和禁忌证

在进行精神分析治疗之前,要严格选择病人。对于那些本身就有心理学头脑、能够体察自己感情、喜欢探索模糊抽象事物的病人来说,精神分析治疗可能更加有效。

精神分析治疗的适应证主要包括神经症性障碍、分离(转换)性障碍、人格障碍等;禁忌证包括各类精神病性障碍,尤其是急性发作期。

任务二　行为主义理论

一、概念和历史

行为治疗是基于实验心理学的成果,用于帮助病人消除或建立某些行为,从而达到治疗目标的一种心理治疗。

1900年,美国心理学家华生提出心理学不仅仅是主观的、唯心的,而是可以学习得到的客观的行为表现,他认为一切行为均可以通过训练得到。不过这一观点过分强调了环境因素,有一定的极端性。之后,斯金纳发展了行为理论,提出了行为分析理论。几乎同时,巴甫洛夫提出了经典条件反射理论。到1958年,基于条件反射理论的行为治疗技术用于神经症病人的临床治疗,标志着行为治疗开始用于临床实践。之后,经过了几代人的努力,行为治疗渐渐成为临床应用广泛的心理治疗方法之一。

二、基本理论

(一) 经典条件反射理论

巴甫洛夫和他的同事通过著名的狗分泌唾液的实验,提出"所有的动物和人类的行为实质上都是反射"。通过实验发现,铃声这个无关刺激可以由于食物的强化作用而逐渐成为食物的信号,继而单独的铃声也会引起唾液的分泌。一个刺激从无关刺激转变为具有某种信号属性刺激的过程,就是条件反射形成的过程,也是一个潜在的新行为模式形成的过程。巴甫洛夫还研究了条件反射的泛化、辨别和消退作用,并用这些结果来解释行为的建立、改变和消退的过程。

(二) 学习理论

华生从老鼠跑迷津的实验中观察到学习的作用,认为无论如何复杂的人类行为都是学习的结果。复杂的学习行为遵循两条规律:①频因律,即某一行为反应对某一刺激发生的次数越多,那么这一行为反应就越有可能固定保留下来,并在以后遇到相同刺激时发生;②近因律,即某一行为反应对某一刺激发生在时间上越接近,那么这一行为反应就越有可能固定保留下来,并在以后遇到相同刺激时发生。

(三) 操作性条件反射理论

斯金纳通过实验提出操作性条件反射理论。在一个箱子(后人以他的名字命名为"斯金纳箱")中,放置一根杠杆和一个食物盘,如果按压杠杆,就会有食物落入盘子中。实验把一只饥饿的小鼠放入箱中,开始小鼠可能是偶然碰到杠杆而获得食物,几次以后,小鼠学会了主动按压杠杆,以获得食物。在该实验中,食物是对按压行为的奖励,因此这也是"奖励性学习"。根据同一原理,斯金纳还设计了"惩罚性学习"的实验。操作性条件反射理论认为,行为的后果直接影响该行为的增多或减少;如果后果是奖励性的,该行为发生频度增多,称为正性强化;如果后果是惩罚性的,该行为发生频度减少,称为负性强化。根据这一原理,可以使行为朝预期的方向改变,逐渐建立原来没有的行为模式,称为行为塑造。

上述理论虽然各有差异,但行为主义理论都是把"刺激-反应"的学习过程作为解释行为的主要依据,而且这些理论都有实验基础,在以后的实践中也得到证实。但是,人类的行为毕竟是复杂的高级情感活动,行为主义理论也有一定的局限性,不足以解释所有的行为现象。

三、行为治疗主要技术

(一) 行为功能分析

行为功能分析是在行为治疗前,对环境中和行为者本身的影响或控制问题行为的因素做一系统分析。治疗师在帮助病人解决问题行为之前,首先要对病人的行为进行细致的了解和分析,包括病人的行为是属于习得的还是因为其他原因引起、行为本身是属于行为缺陷或不足还是行为过剩、周围环境怎样影响行为、行为所导致的后果与病人的动机以及引起行为产生的先行刺激之间有何关系等。

(二) 松弛训练

松弛训练,即放松训练,按照一定的程序,学习有意识地控制或调节自身的心理生理活动,降低机体唤醒水平,调整因紧张刺激导致的功能紊乱。松弛训练与紧张、焦虑的情绪反应有较好的交互抑制作用,是行为治疗基本的治疗技术。

常用的放松方法有呼吸放松、肌肉放松和意象放松等。呼吸放松主要运用腹式深呼吸法,鼻吸口呼,吸呼之间可以屏气数秒,吸气时腹部鼓出,注意力集中在呼吸的感受上,体会放松的感受。主要运用渐进性的肌肉放松的方法,从头到脚按顺序,通过主要肌群的"紧张-松弛"训练,达到学会自主控制肌群紧张和松弛的目的。意象放松主要运用自我想象放松,可以结合轻柔的背景音乐,在指导语的暗示下进行。

(三) 系统脱敏疗法

系统脱敏疗法参照了免疫学中"脱敏"概念,是在动物实验观察的基础上,结合全身肌肉松弛训练技术和想象暴露技术,总结出的一种基本的行为治疗技术。针对引起病人紧张、焦虑甚至恐惧的刺激,按照由远到近、由轻到重的顺序,让处于全身松弛状态下的病人逐步面对刺激,最后使该刺激逐渐失去引起焦虑、恐惧情绪的作用。

系统脱敏疗法的步骤如下。

1. 松弛训练 治疗师教会病人掌握放松技术。

2. 建立恐惧等级梯度 由治疗师和病人共同建立,让病人写下害怕的情境,按0~100的分级打分,0相当于没有恐惧和焦虑,100相当于极度的恐惧和焦虑,从轻到重排序。

3. 逐级想象暴露及脱敏 从最轻的等级开始,治疗师引导病人想象恐惧的情境,再进行放松练习,使病人在想象暴露时产生的紧张感觉逐步减轻直至消除;可以重复一次,再进入下一等级,每个等级都进行同样的操作;当病人想象最高等级的恐惧情境也能保持放松,提示系统脱敏治疗完成。最终病人可适应各种影响社会功能和自身感受的刺激情境,并将新建立的反应运用到现实情境中去,以巩固疗效。

系统脱敏疗法一般每日或隔日进行一次,每次30~40分钟,至少需要8次,如借助肌电反馈仪,则松弛训练进展更快。除了正常治疗过程,最好再给病人布置家庭作业,要求病人能在日常生活环境中练习放松,最终达到运用自如的程度。

（四）满灌疗法

满灌疗法,即冲击疗法,与系统脱敏疗法相反,其是直接让病人面对引起其最强烈焦虑或恐惧反应的刺激,阻止病人的回避行为,直至焦虑或恐惧反应消失。在治疗过程中,由于惧怕刺激的"泛滥性"的来临,病人面对刺激,导致强烈情绪反应的内部动因逐渐减弱至消失,情绪反应也随之自行减弱至消失。

需要注意的是,满灌疗法不宜随便应用,应严格选择适合接受治疗的对象,排除重大躯体疾病。在满灌疗法实施之前,应向病人认真详细地介绍治疗的原理和过程,告知病人在治疗中可能存在的风险以及必须付出的痛苦代价,在征得病人和家属同意并签署治疗"知情同意书"后方可进行。另外,满灌疗法还需要准备意外应急药品。

（五）厌恶疗法

厌恶疗法是一种通过轻微的惩罚来消除适应不良行为的治疗方法。当某种适应不良行为即将出现或正在出现时,当即给予一定的痛苦刺激,如轻微的电击、针刺或催吐,使个体产生痛苦并厌恶的主观体验。经过反复实施,适应不良行为和厌恶体验间就建立了条件反射,以后个体想要实施适应不良行为时,便会产生厌恶体验,为了避免这种厌恶体验,个体只有终止或放弃原有的适应不良行为。厌恶疗法要注意作为惩罚的刺激不能太伤害到病人,治疗之前要取得病人及其家属的同意。

（六）阳性强化法

阳性强化法与厌恶疗法相反,是通过奖励来训练某种好的行为出现或频度增加。治疗过程首先要确定需要改变的是什么行为;随之确定这一行为的直接后果是什么;然后设计一个新的结果取代原来的结果;之后便是强化的实施,反复训练,巩固治疗效果。强化物是积极的刺激,包括钱物、爱好的事物、赞扬等。

四、适应证和禁忌证

总的来说,行为治疗的适应证较为广泛,包括了各类非精神病性障碍以及精神病性障碍的缓解期。尤其是对神经症和儿童青少年情绪障碍、行为障碍等,行为治疗有非常好的疗效。其中,焦虑症和恐惧症适合松弛训练,而系统脱敏疗法对恐惧症有独特的疗效;满灌疗法虽对恐惧症有效,但使用应慎重;厌恶疗法对强迫症、性心理障碍、习惯与冲动控制障碍以及物质依赖有一定疗效;阳性强化法更加适合儿童青少年情绪障碍和行为障碍。

　　行为治疗的禁忌证,主要有各类精神病性障碍的急性发作期。另外,厌恶疗法不适合恐惧症病人;满灌疗法不适合老年病人以及合并躯体疾病的病人,尤其是心血管疾病病人和癫痫病人。

任务三　认 知 理 论

一、概念和历史

　　认知治疗是依据认知过程影响情感和行为的理论假设,通过认知和行为干预技术,从改变病人的错误认知入手,逐步达到缓解症状、改变认知结构目标的一种心理治疗。所谓错误认知,是指歪曲的、不合理的、消极的信念或思想,它们往往会导致情绪障碍和非适应性行为。相对于行为治疗,认知治疗不仅重视适应不良性行为的矫正,而且更重视病人认知方式的改变和"认知-情感-行为"三者的和谐;相对于传统的精神分析治疗,认知治疗更重视病人的认知对其身心的影响,关注的是意识层面而非潜意识的冲突。

　　认知理论最早来源于古希腊斯多亚学派的哲学思想,认为人的行动取决于其对自身、周围世界的认识,即不同的认知方式决定了不同的行为、感受和情绪。另外,认知理论也受到弗洛伊德的结构理论和深层心理学理论的影响。而当代的认知治疗,是在20世纪60年代,由艾利斯和贝克真正应用到临床工作中。

二、基本理论

　　（一）认知过程是行为和情感的中介

　　适应不良的行为和负性情绪往往根源于错误的认知结构,换而言之,就是说影响情绪的不是事件本身而是对事件的看法。认知治疗就是要揭示病人认知中歪曲的、不合理的部分,引导其正确合理地再认识,并进行有效的调整,重建合理的认知系统,改变病人的认知结构,负性情绪和适应不良行为也就随之得到了改善。

　　（二）情绪障碍与负性认知密切相关

　　各类情绪障碍的病人,总能发现其认知结构中有若干认知曲解的部分,正是这些曲解的认知使病人容易产生负性情绪,常见的主要有以下三个方面。

　　1. 负性自动想法　负性自动想法指病人在特定情境下自动呈现在意识中的想法,常常不经逻辑推理自动出现。例如,抑郁症病人的负性自动想法通常表现在三个方面("抑郁认知三联症"):①病人对自我的消极认知,把自己看成是有缺陷的、无能力的、被人抛弃的人,从而产生无价值感,伴有不愉快的体验;②病人对自己经验的消极解释,常常认为自己与快乐无缘;③病人以消极的态度认识未来,认为未来的生活充满了挫折和失败。

　　2. 认知曲解或逻辑错误　在负性自动想法中包含了系统性认知曲解,通过分析客观现实和自动想法之间的逻辑关系,就能发现逻辑错误。

　　（1）非黑即白:一种绝对化的思考方式,看问题走极端,非此即彼。

　　（2）以偏概全:选择性概括,根据事件的个别细节和个别情况,对整个事件做出结论,好比是"盲人摸象"。

　　（3）任意推断:缺乏事实依据,草率下结论。

　　（4）过度引申:在一个非常小的失误基础上,做出关于整个人生已无价值的结论。

（5）夸大或缩小：过度夸大自己的失误、缺陷，过分缩小自己的成绩、优点，类似于"长别人志气，灭自己威风"。

（6）内射性攻击：主动为别人的过失或不幸承担责任。

3. 潜在的功能失调性假设　潜在的功能失调性假设是指潜在的深层的认知结构，由早年的经历形成，具有相当的稳定性，不进入意识进行审查，支配着个体的行为规则。这部分结构是情绪障碍易患素质的基础，当个体面对某些重大事件时，表现出脆弱性，会由此派生出大量负性自动想法。

当然，不同的心理障碍，有其特殊的认知模式（表 8-2）。

表 8-2　常见心理障碍的认知模式

心理障碍	特殊的认知曲解
抑郁症	过低地评价自我、自己的所作所为和未来
轻躁狂	过高地评价自我、自己的所作所为和未来
社交恐惧症	错误地认为自己不可能有好的表现，别人对自己都有负面评价
焦虑症	担心身体或心理上有危险
惊恐障碍	错误地认为在身体和精神上要大难临头
强迫症	重复思考和重复动作以摆脱烦恼
疑病症	担心自己患有严重的躯体疾病
神经性厌食症	担心发胖或体形不美
自杀行为	绝望和无法解决问题
偏执状态	消极地认为他人对自己有偏见

总之，认知治疗首先要识别和改变病人负性自动想法，打破错误认知和情绪障碍之间的恶性循环，促进情绪和行为的改变；然后进一步识别和改变病人潜在的功能失调性假设，从而改变病人深层认知结构和人格特点。

三、认知治疗主要技术

（一）艾利斯合理情绪疗法的基本步骤

（1）与病人讨论其思维方式、信念的不合理性，并逐步澄清不合理信念形成的原因及过程。

（2）向病人解释其症状是由自身存在的不合理信念导致的。

（3）通过与不合理信念辩论，帮助病人认清其信念的不合理性，鼓励病人下决心放弃不合理信念，从而达到深层认知的改变。

（4）帮助病人学习以合理的思维方式代替不合理思维方式的方法，以避免重复过去的模式，导致症状重现。

上述过程可以用 ABCDE 来概括。A（activating events）表示诱发性事件；B（beliefs）表示由 A 引起的不合理信念，包括对 A 的评价、解释等；C（emotional and behavioral consequences）表示情绪和行为的后果；D（disputing irrational beliefs）表示与不合理的信念辩论；E（new emotive and behavioral effect）表示通过治疗获得新的情绪和行为效果。

（二）贝克认知治疗的基本技术

1. 识别自动性想法　自动性想法作为外部事件与个体对事件产生负性情绪反应之

间的中介,大多数病人并不能意识到这点,而这些想法已经构成了病人思考方式的一部分。治疗师可以采用提问、指导想象或者角色扮演等方式来发掘和识别病人的自动性想法,尤其要识别那些在愤怒、悲观和焦虑等情绪产生之前出现的特殊想法。

2. 识别认知性错误　一般来说,基本的认知曲解有非黑即白、以偏概全、任意推断、过度引申、夸大或缩小等。例如焦虑症和抑郁症病人,往往采用消极的方式来看待和处理一切事物,其观点往往与现实大相径庭,并带有悲观的色彩。相对而言,识别自动性想法较容易,识别认知错误有一定困难,因为有些认知错误是相当难评价的。治疗师可以先详细记录病人诉说的自动性想法以及不同的情境和问题,然后和病人一起归纳出一般规律,找出共性,以达到识别认知性错误的目的。

3. 真实性检验　这是认知治疗的核心,如果缺少这个环节,不足以改变病人的错误认知。治疗师和病人一起设计严格的真实性检验,鼓励病人将其自动性想法作为假设看待,设计一种方法去调查、检验这种假设,结果可能是在95%以上的调查中,病人的认知和信念是不符合实际的,由此证明了病人的认知性错误。

4. 去注意　许多焦虑症和抑郁症病人会感到自己是人们注意的中心,自己的一言一行都会被别人"评头论足",因此认为自己是脆弱的、无力的。治疗师可以指导病人记录负性情绪发生的次数和周围环境对其的影响,结果可能是病人发现几乎没有人会注意其言行。

5. 监察苦闷或焦虑水平　对于许多焦虑症病人,包括了慢性甚至急性焦虑症病人,他们往往会认为自己的焦虑情绪会一成不变地存在下去,但实际上,焦虑症状的发生是波动的,有一个开始、高峰和消退的过程。治疗师可以鼓励病人对自己的焦虑水平进行自我检测,帮助其认识到焦虑症状的波动特点,增强抵抗焦虑的信心,那么病人就能够比较容易地控制焦虑情绪了。

6. 认知自控法　治疗师指导病人在焦虑紧张或恐惧时运用认知自控法,按照"SWAP"的顺序进行。所谓"SWAP"是4个英语单词的首字母缩写,即"停下来"(stop)、"等一下"(wait)、"专心注意"(absorb)于周围环境,当感到比较舒服后再慢慢"向前继续"(proceed)。

四、适应证和禁忌证

认知治疗的适应证较广泛,包括抑郁症、各类神经症、睡眠障碍、进食障碍、性心理障碍、儿童青少年情绪障碍和行为障碍以及精神病性障碍的缓解期,也适用于对心身疾病、物质依赖的治疗。其中,认知治疗尤其对抑郁症和焦虑症有非常好的疗效。

认知治疗并无特殊的禁忌证,各类精神病性障碍的急性发作期不适合做各类心理治疗,认知治疗同样不适合。

任务四　人本主义理论

一、概念和历史

人本主义心理学的代表人物罗杰斯,不认同精神分析理论对人的消极看法,而认为人性的发展和生物进化一样,具有建设性的方向,这种方向称为"造型倾向"。罗杰斯的人性观是绝对积极和乐观的,他对人有极大的信心,强调每个人的价值和尊严。罗杰斯坚信:人是理性的,能够自立,对自己负责,有正面的人生取向;人有追求美好生活、为美好生活而奋斗的本性;人是建设性和社会性的,值得信赖,可以合作;人有潜在的能力足以有效的解决生活问题;人有能力自我导引,迈向自我实现。

由罗杰斯创立的非指导性的心理疗法,目标是将一个具有充分潜能的人早已存在的能力释放出来,这种疗法称为当事人中心疗法。

二、基本理论

(一)自我理论

罗杰斯认为人的行为是基于个体对自己的看法而定的。和精神分析理论不同,罗杰斯提出的人格理论的核心——"自我"的概念,是指个体对自己心理现象的知觉、理解和评价,是个体意识到的自我。有时候,个体对自我的看法并不一定与自己的实际情况相符,低估自己会使人自卑,高估自己会使人自傲。罗杰斯还提出"理想自我"的概念,是指个体所希望的自我形象,在自己心目中有很高的价值。理想自我和真实自我之间的差距可以作为个体心理是否健康的指标,两者差距太大会使人焦虑不安,差距缩小会使人感到幸福和愉快。

罗杰斯认为,自我概念是在个体与环境相互作用的过程中形成的,个体主要是通过与环境中所出现的生命中重要人物的交流,逐渐产生自我概念的。

(二)心理失调的原因

自我的协调一致是心理健康的关键。当个体的自我和经验之间出现了不协调和不一致,个体否认或歪曲经验,就会导致焦虑、恐惧、自卑或对人敌视等适应不良的状态,出现心理失调。心理治疗的宗旨就是要把不协调的自我转变为协调的自我,达到这一目标的关键是治疗过程中的关系和气氛。

(三)当事人中心疗法的基本假设

当事人在本质上是可信赖的,有不需要治疗师直接干预就能了解自己以及解决自己困扰的极大潜能。心理治疗只要提供适宜的环境气氛,建立有治疗功能的良好关系,使当事人体验到以前被自己否定和扭曲的感觉,学习接纳自己,增进自我觉察,就能朝着自我引导的方向成长。

三、当事人中心疗法的基本技术

(一)建立具有治疗作用的治疗关系

"平等感"是良好治疗关系的特征,治疗师并不把专业知识当成秘密,也不把治疗过程神秘化,而当事人的改变主要就是依赖这种平等关系。当事人体验到治疗师是以接纳的态度聆听,就慢慢学会以接纳的态度聆听自己;当事人发现被治疗师关心和看重,甚至是那些被隐藏起来或被视为消极的东西也被看重,就会开始关心和看重自己;当事人感受到治疗师的真诚,就会去除自己的伪装,对自己和治疗师表现真实。

要建立好的治疗关系,治疗师需要具有至少以下三种个人特质或态度。

1. 共情 罗杰斯认为共情就是体会当事人的内心世界,有如自己的内心世界一般,可是却永远不能失掉"有如"这个特质。共情的表达是沟通治疗师和当事人心灵的桥梁,共情使当事人感到被理解和接纳,对治疗师产生信任,有助于良好治疗关系的建立,也可以使当事人逐渐放下自己原有的心理防御,勇于自我探索并努力改变自己。要做好共情,需要注意以下几点:①治疗师需要放下自己,抛开个人主观价值标准,设身处地站在当事人角度看问题；②治疗师在情感情绪层面感受当事人，用心体会；③共情并不代表认同；④治疗师需要用恰当的言语表达出来，让当事人感受到。

2. 积极关注　治疗师要以积极的态度看待当事人，相信其能够改变并已具备了某些积极的因素，治疗师要强调当事人的长处，将积极因素显现出来并逐步发展。通过积极关注，当事人能够信赖治疗师，有利于增进治疗关系，同时也能使当事人看到自身的积极方面，从而减少消极方面的影响，向着改进自己的方向努力。运用积极关注时，应避免片面理解积极关注的含义。需要注意的是，积极关注并非盲目乐观、一味地称赞当事人，而是要实事求是、有针对性。

3. 真诚　在心理治疗的过程中，治疗师要表里如一、真实可信。一方面，治疗师作为一个真正的人，应表现得开放、诚实、不虚伪；另一方面，治疗师应真诚地对待当事人。真诚可以让当事人产生信任，打消顾虑，敢于暴露自己的问题，努力改变自己，以真实的自我投入到治疗中去，这样可以使治疗关系不断地发展和深化。

上述三种特质或态度，构成治疗关系的核心，给治疗师提出的要求是：①对人性要有正面而乐观的看法；②要更注重人而不是呈现的问题；③治疗历程是关系导向而非技术导向；④重视治疗师的人格与态度而不是理论与技术。

（二）治疗策略和技术

当事人中心疗法不追求特殊的策略和技术，而是把重点集中在创造一种良好的关系氛围，使得当事人能够自由地探索内在感受。治疗师的最大策略就是把自己作为一种手段，把整个人投入到治疗关系中去，通过表现自己的真诚、关切、尊重、善解人意来创造出所需要的良好氛围。

在当事人中心疗法的具体实践中，使用的主要技术就是倾听技术，包括开放式提问、鼓励、重复语句、对感受的反馈等，而很少使用影响技术。治疗师经常会遇到当事人要求给予指导和建议的情况，尤其是在治疗的开始阶段，当事人特别不习惯非指导性的治疗方式，甚至会投诉治疗师。面对这种情况，治疗师一方面要表达理解当事人的不满，另一方面又要坚持不给予指导和建议。直到最后，当事人终于领悟到了别人的指导是不起多大作用的，对指导不再抱有希望，而是端正态度靠自己，自己对自己负责。到了这个时候，治疗的效果就显现出来了。

治疗师通常可以采用以下几种做法。

1. 主动倾听　让当事人感受到真正被人理解，可以使其消除孤寂感并表现出内心的感激之情，之后当事人似乎得到了解脱，会向治疗师诉说更多的心里话，这正是向康复转变的开始。

2. 共情的回应　治疗师体会当事人的感受，对其内心世界准确地理解，与其产生共鸣，并将这种感受准确地传递给当事人，这时，当事人的建设性的改变就会产生了。

3. 观察　通过观察，治疗师可以从当事人的行为包括言语与非语言表达来寻找线索；从当事人的说话特别是所用词汇了解其情绪状况；从当事人语调的高低缓急、面部表情、眼神、手势、坐姿等了解其内心感受。

4. 对质　治疗师发现当事人的表达、认识、行为出现不一致、不协调和矛盾时，向其指出并提问以澄清。对质的前提是接纳、尊重、共情、真诚，否则将会威胁到治疗关系，导致严重问题出现。

四、适应证和禁忌证

当事人中心疗法原则上适用于所有的人，仅仅不适用于无法进行口语沟通的人。除了处理各类心理障碍病人,当事人中心疗法也被广泛应用到其他领域,如学校教学、亲子教育、人际关系、行政管理、企业培训等。另外,在一些危机问题处理的初始阶段,当事人中心疗法也特别适用。

任务五　其他理论流派

一、家庭治疗

家庭治疗是以整个家庭为对象进行治疗,属于广义的集体心理治疗范畴,起源于20世纪50年代,是从个别心理治疗以及某些集体心理治疗等治疗形式中发展而来。虽然家庭治疗各理论流派之间有差异,但互相整合、折中的趋势越来越明显。

(一) 用系统理论看家庭

人是一个自然的开放系统,是稳定状态的开放系统,为了维持组织化而进行能量交流。同样,家庭也是一个系统,具有系统的共同特点:①系统中各成员相互影响互为关联;②如果脱离了系统其他成员,就无法充分了解某一单独成员;③对成员逐一了解并不等于了解系统整体;④系统的组成与结构对成员有重要影响。

关于家庭的内稳态学说,是指家庭系统也是经由负反馈的机制达到平衡。家庭类似有机体一样,其内部环境常保持在动态平衡的范围内,当有家庭成员患病时,会给家庭的内稳态带来一些"扰动",在经历一定时间后,家庭内部又将建立起某种新的平衡,这种平衡的利弊机会均等,需要认真加以对待。

(二) 家庭治疗的主要流派

1. 体验式家庭治疗　代表人物有沙维雅、惠特克等。他们认为家庭中发生的问题,是目前家庭交流中的障碍造成的,是由一种非言语信息表达方式造成的,表现了家庭系统中的交流混乱、家庭规则不灵活和无韧性等特点。体验式家庭治疗就是要鼓励家庭成员进行直接、清晰的交流,随时从交流中取得点滴经验并不断加以总结,以促进个人和家庭的成长。治疗的目标是使家庭更加开放、自然,更有自主性和更能体会到自己和家人的情感。

2. 策略式家庭治疗　在家庭中出现问题的原因可以有很多,在家庭治疗时,治疗师主要关注家庭中特定的相互关系格局内的交流方式,同时也要注重解决目前存在的问题。策略式家庭治疗就要以一定的策略来解决家庭中存在的问题,如给客观存在的行为重新下定义、打破引起局限的反馈环路、进一步明确家庭内部的等级界限等。

3. 结构式家庭治疗　代表人物有米纽庆。他认为家庭功能的失调、精神症状的产生,是目前家庭结构失衡的结果,表现为家庭中等级地位或界限的混乱,以及家庭对发展和环境变化的适应不良。结构式家庭治疗的目标是重新建立家庭结构,改变家庭成员间相互作用方式,打破功能障碍的格局,建立家庭成员之间更为清晰、灵活的界限,以产生更为有效的新的结构格局。

4. 系统式家庭治疗　代表人物有帕拉佐利。在家庭这个系统中,每个成员都有自己特定的认识模式,称为内在构想,内在构想决定了个体一贯的行为模式,反过来又受行为效果影响和作用,形成一环形反馈。家庭中某个成员的内在构想和外在行为,在影响其他成员的时候,又受到他人的影响,无论是正常或病态的行为,均是此循环反馈层层作用的结果。系统式家庭治疗的特点是治疗作为一种"扰动",只是对家庭中正在起作用的模式的一种干扰,治疗师仅仅是"游戏的破坏者",而不是指导者或命令者。家庭治疗通过改变"游戏规则"或信念系统,使家庭自己生发出新的观念或做法,改变原来病态的反馈环路。

家庭治疗适用于各类非精神病性障碍、各类心身疾病、精神病性障碍缓解期、各类躯体疾病康复期等,尤其对儿童青少年期的各类问题非常有效。同时,也适用于非疾病类的夫妻关系与婚姻情感问题。

二、催眠治疗

(一) 催眠概述

催眠术在世界上已有几千年的历史了,作为一种独特的心理治疗技术,它的确能使一些心理症状得到改善,使焦虑、忧郁的情绪转瞬即逝。遗憾的是,由于催眠术先前没有科学依据曾屡遭非议。随着心理学研究的不断深化,近年来,国内外许多心理专家都在运用催眠术帮助人们解除痛苦,并用一些科学依据来证实催眠的效果,使越来越多的人开始用科学的眼光来看待催眠术的神奇功效了。

催眠不等于睡眠(无意识),也不是被控制,因为在催眠过程中,被催眠者始终能听到催眠师的话语,是指催眠师诱导被催眠者进入一种特殊的意识状态,这种特殊的意识状态称为"催眠状态",和睡眠有些类似,但又不同于睡眠。睡眠是人体自然的生理机能,催眠是被诱导出来的。脑电图研究也表明,处于催眠状态下的人脑部分区域呈现警觉状态,这和睡眠状态的脑电图表现不一样。催眠是一种介于睡眠与清醒之间的状态,这种催眠状态是一种恍惚状态,被催眠者可以随着催眠师的指令产生感觉缺失或感觉增强,产生幻觉或者"视而不见""听而不闻",甚至去做某种在觉醒状态下不会做的活动。在这种状态下,被催眠者会感到非常放松、非常安静,具有明确的生理效应,对外界信息具有高度接受能力,并直接进入潜意识,促使潜意识中的智慧能够得到高度开发,思维、知觉及感觉都更加敏感,从而促成感觉和行为发生积极的转变。特别有意义的是,催眠能大幅度提高人的记忆力,这已被大量实验所证实,这是因为,在催眠状态下,被催眠者的思维只同催眠师的指令进行"单线联系",外界的一切对其都不构成干扰,从而使人的注意力和记忆力能够得到迅速提高与增强,即注意力和头脑清晰度达到最高极限。正因为如此,国外一些心理学家已把催眠术作为开发青少年智力的手段之一。

(二) 催眠历史上有影响的人物

催眠术始于18世纪最后25年,至20世纪初,可谓繁荣昌盛,其间产生过许多有影响的人物。

最初弗朗兹•麦斯麦创立动物磁气学说,通过"磁流疏通",加之语言引导,许多疾病就可以痊愈了。巴黎修道院院长何塞是以科学的方式催眠的第一位实验者,他发展的固定-凝视法直到现在仍然使用。后来,伦敦大学医学院的约翰•伊利奥特森发现在外科手术中运用催眠可以使病人没有痛苦,于是他继续将催眠疗法运用到手术中,成功报告共计1800多例。

詹姆士•布莱德大幅度地提升了催眠技巧,他发展了另一种的眼睛固定技巧,运用灯光来制造眼睛疲劳,同时他也消除了包围着催眠的神秘气氛,并创造了催眠术(hypnotism)和催眠(hypnosis)等术语。他还发现了催眠状态下被催眠者的生理变化,最明显是快速眼动、呼吸节奏改变和随后的被动性,此状态下更易接受暗示的影响。

米尔顿•艾瑞克森在20世纪50年代,发展出了一种与传统催眠术完全不同的催眠治疗方法,后来被称为"艾瑞克森催眠疗法"。他用一种轻松随和的方式去接近来访者,但在会谈中所采用的语言模式与治疗策略却非常复杂。艾瑞克森这种与传统催眠重大的差异引起了当时很多学者的质疑,甚至说这压根就不能称为催眠。但后来,艾瑞克森的实践成就,使他成为第一个在美国国会对议员演讲催眠的催眠师,也让美国心理学会无法否认他对心理治疗所做出的卓越贡献。更重要的是,他深深影响了后现代心理治疗的创立。

(三)催眠治疗的基本目标和实施

 案 例 导 入

失眠背后的秘密

来访者,女性,29岁,已婚,研究生学历。因为"失眠"就诊,要求催眠治疗以解决失眠问题。

观察:来访者身材中等(1.62米),略显丰满,五官端正,面容姣好,身着淡蓝套裙,举手投足间显示具有相当的个人修养,但仍掩饰不住眉宇间的重重忧虑,言语较少,显示出心事重重的样子。

预初性催眠:来访者回避回答催眠师关于其个人家庭情况的询问,反复强调自己"只要解决失眠问题",其他并无所求。来访者存在较大阻抗,又要求尝试进入催眠状态的感受。应其要求,催眠师当即予以预初性催眠,可较深入地了解其催眠易感性。按常规操作,来访者进入浅度催眠状态后,情绪波动极大,终至无法抑制地恸哭,难以配合催眠师进入较深催眠状态,催眠师遂将其唤醒。

分析:里特曼认为,每个人都生活在三种环境之中并受其影响。①心理环境:它决定如何储存和排除信息以及经验,如何安排行为的先后顺序,包括思想、感情、知觉以及某些生理活动。②家庭环境。③社会环境:包括文化、种族、宗教、性别、阶级和辈分等诸种因素,这些因素都对个人有影响。上述三种环境都会影响个人对各种环境因素的看法和判断。在特殊情况下,虽然社会环境的影响力可能最大,但受其影响的方式部分还是要由个人的心理环境来决定。心理症状可以被视为来访者为调和来自三个方面的不同信息所做的一种努力,而治疗的任务就是努力削弱一种环境对另一种环境的控制,这可通过加强来访者的自律或自我指导来实现。

假设:来访者个人心理环境失衡有可能来自家庭环境变化的影响,家庭环境失衡则很可能是由于内部成员间在社会条件,诸如文化教养、阶层出身、宗教信仰、辈分等方面的不同而引发冲突。治疗师猜测,目前来访者可能处于家庭情感危机之中,矛盾的主要对象可能是其丈夫。原因在于来访者在家庭中无法放下从小养成的优越感,生活中过多表现了自己的傲气。其丈夫可能是一个征服欲望较强烈的男人,但因无法征服孤傲的妻子而产生了挫折感,这又加强了他内心的控制欲望,在生活中以"打击"妻子获得满足。再进一步猜测,丈夫强烈的控制欲源于其内心的自卑,而这自卑可能与家庭出身相关,与此类似,妻子的孤傲也可能源于家庭出身。两个人从理想的爱情步入现实的婚姻后,隐藏在梦幻憧憬后的种种冲突冲破了恋爱时的温情面纱,随之而来的,自然是互不容忍的指责与怒斥。

第一次正式催眠治疗:首先催眠师将自己的猜测向来访者陈述,来访者默然半晌,终于承认催眠师所言基本无误,并将具体情况做了补充。来访者出生于知识分子家庭,父母均为大学教师,因感情不和在来访者幼年时离异,母亲对她倍加关爱,来访者也早熟懂事,较同龄儿童显得聪慧,颇得长辈喜爱,种种因素使得来访者自幼开始养成一种自负自傲、自怜自爱的自我优越感。而其丈夫出生于农村的贫困家庭,通过不懈努力,终于进入大城市的一所著名高校就读,毕业后留校任教,出身使他感到自卑,成功使他自负,而经历则促成了他强烈的控制欲。催眠师分析,不同的家庭背景、不同的文化熏陶、不同的生活观念所造成的冲突在生活中以种种面目显现,令两人在不自觉中无休止地互相指责与伤害,这便是来访者症状产生的社会文化根源。至此,催眠师和来访者之间良好的沟通自然形成了,随着阻抗的消除,只要一导入催眠,来访者就能非常容易地宣泄内心的烦恼,治疗的重点自然而然地从消除阻抗转向宣泄心理压力。

后续治疗:约经过 5 次催眠治疗,来访者症状有了明显好转。进一步的治疗则着重剖析社会文化根源对来访者潜移默化的影响,以及这种影响在目前生活中种种隐晦的表现。以后来访者自觉地认识到有改变自己的必要,从而重新达到个人心理环境的平衡。

提问:

1. 在催眠治疗正式开始前需要做哪些准备工作?

2. 来访者的心理症状受哪些因素的影响?

分析提示:

1. 首先需要建立良好的治疗关系,尤其是来访者存在较大阻抗的,如果不能有效消除阻抗,直接进行催眠,是较难取得理想效果的。如果不进行充分的治疗前准备,后续是难以进行有效催眠治疗的。其次,治疗前准备工作的另一项重要内容是分析来访者症状产生的原因。

2. 来访者的心理症状,主要受到心理环境、家庭环境和社会环境三个方面的影响,心理症状可以被视为来访者为调和来自三个方面的不同信息所做的一种努力,而治疗的任务就是努力削弱一种环境对另一种环境的控制。

1. 催眠治疗的基本目标　①激活想象;②改变生理过程;③改变感觉和时间观;④开发利用资源;⑤促进和激发寻找过程;⑥打破习惯性的模式;⑦重新评价。

2. 催眠治疗的实施

(1) 治疗前的准备——建立良好的治疗关系:治疗师应选择适合的来访者,并与其建立起良好的关系,要向来访者解释催眠的相关知识,纠正来访者可能存在的一些常识性错误,并说明治疗过程以及可能出现的情况。做好充分的治疗前准备工作,是保证催眠治疗成功实施的必要条件。

(2) 催眠易感性测试——了解来访者的易感性:因为不同的来访者在个性特征、暗示性、对治疗的期望等方面存在个体差异,所以治疗师应在正式催眠之前对来访者进行催眠易感性测试,以评估其对催眠诱导的反应,确定是否属于催眠治疗的适应范围或适应于哪种类型的催眠诱导方法,以便选择适合来访者的更有效的导入方法。常用的测试方法有垂头试验、上肢悬浮、上肢沉重、气味试验、手掌吸引、手掌排斥等。

(3) 催眠诱导:通过凝视、进行性放松、上肢漂浮、意象放松等技术,诱导来访者进入催眠状态。各种诱导方法本质上都是用单调重复的刺激将来访者诱导进入催眠状态。

（4）催眠加深：来访者经诱导进入催眠状态后，可能会受到外界因素和自身意念的影响而暂时脱离催眠状态，这时应该继续加深来访者的催眠状态。来访者只有在深度催眠状态，才能体验轻松愉快的感觉，这样躯体和精神都能得到高度的放松，有利于来访者树立信心并取得配合。

（5）催眠状态下的心理治疗：这部分工作是整个催眠治疗的重点，也是最复杂的。治疗师要和来访者共同探讨其在心理层面上存在的冲突，挖掘来访者症状的心理症结或原因，予以分析、解释，鼓励来访者提高应对外界刺激的能力。催眠状态下的心理治疗，根据治疗师自身的理论取向而不同。

（6）唤醒：心理治疗结束后，治疗师通过简短的指令，一般最常用的是数数法，将来访者唤醒。

催眠治疗的适应证较广泛，各类非精神病性障碍均可尝试，对于心身疾病和某些躯体疾病都有很好的疗效。而催眠技术本身也广泛运用于以下方面。①开发潜能、提升业绩：改变潜意识、让成功者的思想和观念在人们大脑中根深蒂固并发挥强大作用，让精力更加集中，充分挖掘潜能，发挥更多的智慧，使效率加倍提高，如运动员辅导、高考辅导等。②调节心身：提升自信心、放松减压、调节情绪和睡眠，终止焦虑、恐惧等。③美容瘦身：催眠减肥、改善皮肤、容光焕发、提升魅力。④教育：提升情商与智商、产生惊人的记忆力、提高专注力、克服学习困难和厌学情绪等，引发学习积极性、改善学习习惯，提升创造力与灵感。⑤改变个性与不良习惯：戒除烟瘾、酒瘾、网瘾、暴脾气等。⑥心理治疗：止痛、提升免疫力、强化求生欲望、调整病人心态，稳定情绪、安慰剂效应，治疗或辅导治疗200多种心身障碍与疾病，如失眠、焦虑症、抑郁症、强迫症等。⑦商业运用：催眠式销售、沟通技巧、提升亲和力、增强行动力、提升业绩。⑧自我提升等方面：了解自己、洞悉他人，使家庭生活和夫妻生活更加和谐，同事关系更加和睦。

此外，催眠只能由受过专门训练的催眠师和心理咨询人员施行，以保证被催眠者的健康权益。另外，因为催眠状态的特殊性，对催眠师的伦理道德和法律要求更加高，严禁滥用催眠技术牟取不正当的利益。

三、森田治疗

森田治疗是以其创始人日本著名精神医学家森田正马的姓氏命名，森田通过二十多年的时间，对神经症的实质和治疗方法进行了研究，其间尝试了镇静药物、催眠疗法、生活正规法、说服辩论法、安静疗法等，通过综合、概括和扬弃，最终创立了一种专门针对神经症的心理治疗方法，他本人将这一方法称为"对神经质的特殊治疗法"。

（一）相关理论概念

1."神经质"　这是一种人格方面的异常或倾向，表现为内省、敏感、认真、仔细、追求完美、胆小、谨慎、做事按部就班等特点，神经症病人中有许多就具备这些特点。

2."疑病性素质基调"　害怕疾病是人类生存欲望的表现，如果程度过深，个体则容易将注意力转向自己身心一些细微的变化上，这是形成"神经质"的基础。

3."生的欲望"和"死的恐惧"　这是矛盾的两个方面。"生的欲望"是指向上不断发展自己的意愿，这是人类共有的，但同时，只要有生存，对死亡的恐惧就一直存在。疑病性素质很容易陷入"死的恐惧"中去，这是因为"生的欲望"越强烈，相应"死的恐惧"也越强烈。

4."思想矛盾"　"神经质"往往试图用"必须这样""应该如此"等求全的理性优势来

解决感觉到的心身变化,但是非理性的、情绪的问题,往往不能通过主观愿望来克服。

5.“精神交互作用” 焦虑、烦恼、躯体不适感其实是人类普遍存在的心身现象,但是具有“神经质”倾向的个体,会从自己的“疑病性素质基调”出发,把这种心身现象看作异常并极力在理智上进行防卫,形成“思想矛盾”,当个体把注意力集中在不适感上时,会更加敏感,形成“精神交互作用”,从而使症状发展并固定下来。

6.“顺应自然、为所当为” 这是森田治疗的基本原则。因为症状并不能通过自己的主观意志马上控制,所以只有去坦然地面对和接受,无论情绪是好是坏,应以行动为准则,在症状存在的同时,以建设性的态度去追求自己的生活目标,这样才能打破“思想矛盾”,阻断“精神交互作用”。

(二)森田治疗的操作

1. 治疗的导入 选择具有“神经质”特点的病人,治疗前先对病人介绍森田治疗的基本原理,解释症状产生的原因,获得病人的理解,由此建立起良好的治疗关系。告知病人森田治疗的特殊要求,允许病人保留疑问,正式治疗前可以渐渐限制各类活动,以适应治疗设置的要求。

2. 治疗的过程

(1)绝对卧床期(1周):此期要求病人一个人在房间内,除了进食、洗漱和排便外,必须卧床,与外界隔离,禁止一切活动。治疗师和病人的交谈一天一次,至多5分钟,不过多地询问症状,只是鼓励和支持病人坚持下去。一般来说,在绝对卧床期的第一天病人会感到比较舒服;第二天病人开始不断地去想自己的病,各种症状或烦恼都会加重,但由于病人处于与外界隔离并卧床的状态,无法逃避,只能让症状自行发展,经过第三天、第四天,发展到顶点后,症状反而会减轻;第五天、第六天病人开始感到无聊;持续到第七天病人感到很想活动。通过绝对卧床期,病人心身的疲劳在安静的环境中得到休息,病人对于焦虑等症状的忍耐力得到培养,之后病人能够体验烦闷心境及解脱的过程,如果病人感受到烦恼无与之相应的条件则不会无限制地发展下去,这样便激发出活动的欲望以便向作业期过渡。

(2)轻作业期(2周):此期禁止病人交谈、外出以及过多活动。病人白天可以到户外接触新鲜空气和阳光并观察周围环境,晚上要求写日记,临睡前阅读一些枯燥的书。

(3)重作业期(2周):此期要求病人做一些较重的体力活,如园艺活动、木工活等,并可以阅读一些内容轻松的书籍,继续写日记。仍然禁止病人交际、游戏、散步等活动,治疗师和病人的交谈不询问症状。通过重作业期,病人在不知不觉中养成了对工作的持久耐力,树立起信心的同时又反复体验着工作成功带来的乐趣,以实际行动打破“思想矛盾”和“精神交互作用”的恶性循环。

(4)社会康复期(1~2周):此期允许病人外出进行一些有目的的活动,在实际环境中巩固前三期获得的体验,为回归社会做好准备。治疗师每周1~2次和病人交谈,分析日记,针对现时的治疗目标和存在的问题,引导病人进一步深化体验,鼓励病人继续行动。

上述治疗过程是经典的住院式森田治疗,操作比较复杂,投入成本也较大,适用于各类神经症,尤其对强迫症的疗效非常好。门诊改良式森田治疗,操作简便,但疗效有一定的局限。

四、内观治疗

所谓内观,字面意思就是“观察自己的内心”。内观治疗的创始人是日本学者吉本伊信,由于亲属中有很多人信仰佛教净土真宗,使他从小就受到环境的熏陶,在成长中探索"自身的反省",在对自身的反省中得到领悟,最后提出内观疗法。

现代心理学意义上的内观,指观察自身,包括了自己意识到的体验和以往直接经历过的体验。这同时也是心理学的一种研究方法,即对自己进行内心观察。内观治疗就是通过系统的反省、观察自己的内心,从而产生深刻的情绪体验,由此重塑自我、调整认知的一种心理治疗方法。

（一）基本理念

内观治疗认为:①每个人都有崇高的理想和高尚的精神境界,追求真、善、美。②每个人都有施恩与奉献之心,当施恩或奉献给他人,自己的心灵也会得到安慰。③当个体受恩于他人,可长期在记忆中保留下来,内心感到恩情与爱的关怀,心生感动,通过自身的体验并在行动中体现。④每个人都需要他人来帮助自己,越是孤独的时候,内心求助的欲望越是强烈。⑤当个体有强烈的反省时,会产生相应的情感反应并在行动中体现出来,个体越内疚,就越谦虚,并更愿与人交流。

（二）内观治疗的原则

回顾和检讨自己过去的所作所为,在人际关系中存在的问题并反省,主要是对自己有密切关系的人和事进行三个方面回顾:①他人为我做的;②我为他人做的(包括对他人的回报);③我给他人增加烦恼的。把自己对他人的冲突和他人对自己的关爱进行对比,分析差异和原因,自我洞察和反省,以纠正自己在人际交往中的不良态度,改善自己的人格特征。

（三）内观治疗的操作

内观治疗可以按照以下的步骤进行:①按照时间顺序,对能回忆起的事物,站在对方的立场上进行分析和观察,并进行自我谴责。②对特定人物进行回顾和内省,这些人物是有代表性的、有明显利害冲突的人,如父母、老师、配偶等。③系统地进行回顾和内省,深刻地体验情绪,以使个体产生后悔感、内疚感、罪恶感以及感恩、报答心理。④通过内观,促使个体与他人之间产生共鸣,在感情上协调,增强社会责任感,使个体自我中心的、利己的、对他人对立仇恨的心理状态转变为诚恳的、谦虚的、发自内心感谢的心理状态,个体焦虑、不满、对抗的情绪状态也随之转变为愉快、积极、正向的情绪状态。⑤最终,个体心理活动中的不良状态得到了改善,人格也逐渐得到纠正。

上述步骤一般可在 7～10 天完成,以 10 天疗程为例,第 1～2 天是摸索阶段,第 3～5 天是进展阶段,第 6～10 天是洞察和转换阶段。

内观治疗的适应证包括人格障碍、品行障碍、适应障碍、神经症、轻度抑郁症、物质依赖等,尤其是对人格异常不太严重同时人际关系紧张者特别有效。对于有反社会行为、攻击行为甚至是违法犯罪者,如果本人主动求治,内观治疗也有一定疗效。禁忌证包括中、重度抑郁症,以及各类精神病性障碍急性发作期。

五、其他心理治疗

（一）集体心理治疗

集体心理治疗是一种在团体情境中提供心理帮助的心理治疗形式,通过团体内人际交互作用,促使个体在互动中观察、学习、体验,认识自我、探讨自我、接纳自我,调整和改善与他人的关系,学习新的态度与行为方式,以发展良好的生活适应。

集体心理治疗促进成员心理成长的功能表现为:①在集体中感受情感的支持;②在集体中尝试积极的体验;③在集体中获得安全的环境;④在集体中重建理性的认知。

集体心理治疗对治疗师的要求,除了理论、知识、方法、技术之外,还包括:了解自己并且具有自我觉察力;明确自己的职责;遵守专业的伦理道德;具有接纳、尊重、敏锐、真诚、信任等特征;不断完善自我、追求个人的成长。在治疗中,治疗师的作用在于:①调动集体成员参与的积极性;②适度参与并引导;③提供恰当的解释;④创造融洽的气氛。

在集体心理治疗开始之前,需要做好必要的准备工作,主要是确定集体活动的时间、频率、场所以及甄选参加集体活动的成员。一般来说,集体心理治疗疗程以8~15次为宜,每周1~2次,每次时间1.5~2小时,如果针对的是心理障碍病人,疗程会更长。成员的选择应具备以下条件:①自愿参加,并怀有改变自我和发展自我的强烈愿望;②愿意与他人交流,并具有与他人交流的能力;③能坚持参加全程集体活动,并愿意遵守集体的各项规则。成员人数根据目标决定,以治疗疾病为目标的集体控制在5~8人,以学习培训为目标的集体控制在6~12人,以发展成长为目标的集体控制在8~15人。

集体心理治疗实施的具体技术有很多,除了与个别心理治疗相似的提问、倾听、共情、重复、支持、解释、对质等,还有促进互动技术、集体讨论技术等。通过阻止、连接、运用眼神、聚焦、引话、切话、观察等技术促进集体互动。而脑力激荡法、耳语聚会、六六讨论法、揭示法等是集体讨论的基本技术。其他技术还包括媒体运用、身体表达、角色扮演、绘画运用、纸笔练习等。不管使用何种技术,集体活动应注意以下原则:①每个成员都有机会表达自己的观点和爱好;②每个成员在集体中均拥有同等的时间和空间;③每个成员都需要有集体荣誉感。

在医疗卫生领域,集体心理治疗不仅适用于各种心理障碍,同样适用于躯体疾病和心身疾病病人。尤其是人格中具有过分认真仔细、追求完美、敏感、谨慎、内省、刻板、固执等特点的人,以及社交恐惧症病人,非常适合集体心理治疗。在社会生活的其他领域,以改善人际关系、促进个人成长、开发人类潜能、增进心理健康等为目标的集体心理工作也广泛开展,严格意义上讲,这已不是狭义的心理治疗了,而是发展和成长性质集体治疗了。

(二)表达性艺术治疗

表达是人类与生俱来的能力,人类通过艺术的形式,去发现自身与大自然的密切联系,同时在艺术创作或表现的过程中获得心灵的寄托、肯定自我存在的价值。在心理学上,表达性艺术治疗正是源于人类这种基础的能力,通过游戏、活动、绘画、音乐、舞蹈、戏剧等艺术媒介,以一种非口语的沟通技巧介入,释放被言语所压抑的情感体验,处理当事人情绪上的困扰,帮助当事人对自己有更深刻的对不同刺激的正确反应,重新接纳和整合外界刺激,达到心理治疗的目的。

表达性艺术治疗有助于当事人在治疗过程中放开自己、降低防卫,让当事人更清楚地认识自己,导致洞察、学习和成长的产生。同时,艺术的表达也能够将个体内心的情绪或意念具体地表现在作品上,这样可以帮助个体认识这些情感和意念的存在,从而促使其进行自我整合。而艺术作品又具有一定的持久性,可以保持原状,不易被记忆扭曲,可以让当事人经过一段时间后,通过完整地回顾或比较,有新的发现,触动更深一层的感觉。

直通护考

(张昊 龚晴 曹新妹)

模块九　病人心理

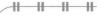

学习目标

1. 识记：病人角色及角色适应不良概念。
2. 理解：病人常见的心理反应。
3. 应用：根据病人的心理需求及心理反应，为病人提供个性化的心理护理，提高心理护理效果。

重点和难点：

重点：病人角色适应不良的类型；病人常见的心理反应。

难点：根据病人的心理需求及心理反应，帮助病人顺利完成角色转换，促进病人早日恢复健康。

项目一　概　述

随着传统医学模式向生物-心理-社会医学模式转变，以及以"疾病为中心"的护理模式向以"病人为中心"的整体护理模式转变，关注病人的心理反应及情绪变化，满足病人的心理需求，提高病人自我护理效能，促进病人早日康复成为临床护理的重要目标。希波克拉底有句名言：了解什么样的人患病，比了解一个人患了何种疾病更重要。作为一名合格的护士，应该了解病人的概念、病人角色及角色适应不良，充分尊重病人的权利，督促病人履行其义务，同时熟悉病人的求医和遵医行为及其影响因素，更应该根据病人的心理需求及心理反应，帮助病人顺利完成角色转换，促进病人早日恢复健康。

任务一　病人的概念及病人角色

案 例 导 入

余女士，27岁，本科毕业，小学老师，确诊为糖尿病。余女士性格内向，做事严谨，在哥哥和妹妹眼里是位孝顺、懂事、独立能力强的人。在同事眼中为人真诚，工作认真负责。自从余女士确诊患有糖尿病以后，食欲减退，兴趣降低，几乎每晚都失眠，害怕一个人独处，没有人陪伴的时候经常流泪，担心影响工作，

Note

担心没有精力照顾妹妹,害怕终身使用药物,不愿意住院治疗,在家人多次劝告和安慰下才愿意接受治疗。

提问:

1. 病人有哪些常见的心理问题?

2. 常见的病人求医行为有哪几种?余女士的求医行为属于哪种?

3. 影响余女士求医行为的因素有哪些?

分析提示:

(1)病人常见的心理问题:①对客观世界和自身价值的态度;②把注意力从外界转移到自身的体验和感觉上;③情绪低落、运动减少、言语平淡无趣;④时间感知发生变化;⑤精神偏离日常状态。

(2)主动求医行为、被动求医行为、强制性求医行为。余女士的求医行为属于被动求医行为。

(3)年龄、对疾病的认识水平、个性因素、文化教育程度、社会经济状况。

一、病人的概念

病人也称为生病的人,顾名思义是患有疾病的人。但这种解释不全面,仅局限于生物层面,忽视了社会、心理层面。因此,病人的概念是一个医学社会学的问题,还需要从社会学角度考量。医学社会学认为,病人是指那些寻求医疗护理的或正处在医疗护理中的人。病人被看作是社会群体中与医疗卫生系统发生关系的有疾病行为和求医行为的社会人群。

二、病人角色

角色在社会学中是指社会规定的用于表现社会地位的行为模式及其特定的权利和义务。病人角色也称为病人身份,是一种特殊的社会角色。每个人都有承担病人角色的可能,而且一旦进入病人角色,便会被期望有与其病人角色相符的心理和行为,享有病人角色权利,但同时也承担病人角色义务。

(一) 病人角色特征

美国社会学家帕森斯提出了病人角色的四个特征。

1. 免除或部分免除社会职责　病人可以从常规社会角色中解脱出来,免除或部分免除其原有的社会责任和义务,免除的程度取决于疾病的性质和严重程度。

2. 病人对陷入疾病状态没有责任　患病是超出个人控制能力的一种状态,通常不是病人所愿意的,病人无须对患病负责。

3. 病人有恢复健康的责任　患病不符合社会对个人的期望,社会需要其社会成员健康,能承担其相应的社会角色和义务。病人需要有尽快恢复健康的动机和行动。

4. 病人有寻求帮助的责任　很大程度上病人需要依赖他人的帮助才能恢复健康,包括医护人员的专业帮助以及家庭和社会的支持等。

(二) 病人的权利和义务

作为一种社会角色,病人角色享有的特殊权利包括享有医疗护理服务的权利、对疾病诊治知情同意权、隐私保密权、监督医护权益实现的权利等。

1. 病人权利　病人权利是指病人作为人要受到尊重,不因人种、性别、年龄、疾病类型和支付医疗费用的方式不同而有不同对待。病人主要的权利有享受医疗的权利、拒绝治疗的权利、要求保密的权利、参与评估的权利和监督维护自己医疗权利实现的权利。

2. 病人义务　病人义务是指病人在治疗疾病的过程中,应当符合病人角色的身份,满足社会的客观要求,履行一定的社会义务。病人的主要义务有主动寻求诊治、遵守医疗服务部门的规章制度、尊重医护人员、减少疾病传播和积极配合治疗的义务。

任务二　病人的求医行为及遵医行为

一、病人的求医行为

病人的求医行为是指人患病以后寻求医疗帮助的行为,是病人角色行为的主要方面。求医行为也是一种社会行为,可分为以下三种类型。

(一) 主动求医行为

病人患病后主动寻求医疗机构或人员的帮助。大部分病人属于此类求医行为,此类病人也可见于对自身健康过分关注、疑病症、有药物依赖、冒充病人角色者。

(二) 被动求医行为

病人自身无能力寻求医疗机构或人员的帮助由第三者代为求医的行为。此类病人多为意识丧失、儿童或自理能力下降者。

(三) 强制性求医行为

病人本人无意求医甚至讳疾忌医,但因其疾病本身可能对社会、家庭造成危害,而强制其就医,如精神障碍病人、性病病人、急性传染病病人等。

二、影响求医行为的因素

求医行为是一个复杂的社会行为,受诸多因素影响,如年龄、性别、社会经济状况、宗教信仰,病人对疾病的认识程度,获得医护帮助的便捷程度,以往的求医经历等。

三、病人的遵医行为

病人的遵医行为是指求医行为发生以后,病人行为与医嘱的符合程度。病人的遵医行为分为两种类型。

1. 完全遵医行为　完全遵医行为是指产生求医行为后,服从医护工作人员的指导安排,配合诊断治疗。

2. 不完全遵医行为　不完全遵医行为是指不能全面遵从医护人员指导安排,甚至拒绝诊断治疗。

四、影响病人遵医行为的因素

影响病人遵医行为的因素有多种,其中最主要的因素包括疾病、病人的心理社会特征、医患关系、护患关系、治疗和护理方案等。

任务三　病人角色适应问题及其调适

一、病人角色转换及适应

病人按照其角色行事才有利于疾病的康复。然而,由于主客观的种种原因,病人获得病人角色后,在其适应角色的过程中往往会出现一些适应偏差。病人角色适应不良主要有以下五种形式。

(一)病人角色缺如

病人角色缺如是指本人意识不到疾病的严重程度,或有意否定其严重性,未能进入角色。当求学、求职、婚姻等涉及个人利益的问题与病人角色产生冲突时,可导致当事人不愿意承担病人角色。护理人员应及时疏导,帮助其接受病人角色。

(二)病人角色强化

病人角色强化是指个体进入病人角色后,过度认同疾病的状态,对于恢复后承担原来的社会角色存在恐惧和不安。如过度关注自己所患的疾病,对医疗机构和亲友的照顾产生依赖;不愿承认病情好转或痊愈。对于此类病人,护理人员应分散其对疾病的注意力,帮助其树立自信心,减少依赖。

(三)病人角色减退

病人角色减退是指发生在疾病过程中,表现为疾病未愈,但由于家庭生活、工作环境变化使其过早从病人角色淡出的现象。如不顾自己的病情而从事不应承担的活动,导致疾病转归过程受挫。护理人员应对病人详细讲解转归过程的注意事项,及时告诫病人预后不良的后果。

(四)病人角色冲突

病人角色冲突是指病人不愿或不能放弃原有社会角色行为,而使患病后的行为与病人角色行为产生冲突的现象。如有人因工作繁忙而无法安心就医;虽然怀疑自己患有传染性疾病应该自觉就医,但又担心确诊后不被周围人接受而长期回避就医。护理人员应与病人家属一起帮助病人正确认识疾病,尽快就医。

(五)病人角色行为异常

病人角色行为异常多见于患不治之症或患慢性病长期住院治疗的病人。病人无法承受患病的压力和挫折,感到悲观、绝望导致行为异常,表现为拒绝治疗,甚至有自杀行为,或者对医护人员表现出攻击性行为。

二、影响病人角色适应的因素

病人角色适应受诸多因素影响,主要有以下三个方面。

(一)疾病因素

疾病的性质和严重程度、病程发展、疗效等会影响病人角色适应。明显的疾病症状能够促进病人及时就医,使其适应病人角色。

(二)病人的心理社会特征

年龄、性别、个性特征、文化程度、职业、家庭经济状况、医学常识水平等也会影响病人角色适应。一般来讲,个性顺从、依赖、对他人信赖的病人容易适应病人角色。

（三）医疗卫生机构情况

医疗保健机构的情况,如医护人员的治疗水平、服务态度、医疗环境等均可影响病人角色适应。

对病人来说,适应病人角色有一定难度,护士要正确评估病人角色转换过程中存在的问题,分析其影响因素,适时给予帮助和指导,使病人尽快完成角色转换。

项目二 病人的心理需要及心理反应

人的生理与心理是相互联系、相互影响的,疾病导致病人的生理功能发生变化,同时也引起病人的认知、情绪、意志等心理活动的变化。病人的心理反应是指在疾病状态下,由于疾病、医疗活动的影响,病人出现的与健康人不同的心理现象。护士应掌握病人的心理反应,及时给予病人适当的心理调适,帮助病人顺利完成病人角色转换,促进疾病康复。

任务一 病人心理需要

病人作为受疾病和病感困扰的特殊个体,当病人角色确立后,对需要的关注会从社会层面转移到自身层面,会减少对自我实现需要的关注,而对生理、安全、归属与爱等的需要更迫切。护士在护理工作中要及时关注病人的心理需要,提供有针对性的心理护理,满足病人的心理需求,促进病人的康复。对病人而言,比较重要的心理需要有以下七种。

一、生理需要

病人患病以后,基本的生理需要受到影响,需要护士协助病人满足其基本生理需要,解除生理上的痛苦,保持身体舒适。

二、安全需要

安全感的获得是每个病人求医时最迫切的需要。病人希望生命免受威胁,希望得到可靠、确切、安全的治疗。因此,护理人员在对病人进行任何重要的、新的诊疗措施前,都应事先进行耐心细致的解释说明,以增强病人的安全感。

三、尊重需要

病人住院后,进入到一个陌生的环境,原来的生活习惯和规律被迫改变,这些变化会使病人感到不适应和孤独。护理人员应帮助病人熟悉新环境,促进病友之间的人际交流,使病人尽快融入病友群体之中,安心养病。病人作为弱势群体,希望得到他人的理解与尊重,特别是希望得到医护人员的关心和重视,从而获得较好的治疗和平等的对待。尊重的需要若不能得到满足,病人就容易产生自卑感、无助感,甚至不满和愤怒,这些情绪是不利于病人康复的。因此,护理人员应当尊重每一位病人,避免出现伤害病人自尊心的行为（如在公开场合谈论病人的隐私，以床号代替姓名称呼病人等）。

四、归属与爱的需要

病人角色的特殊性使个体丧失了或减弱了其社会角色，住院使病人远离亲人、朋友、同事，加之病痛的折磨，使病人产生了强烈的归属需要，迫切渴望得到家人、朋友及护士的支持、关爱。病人对家人、医护人员的态度特别关注。因此，护士在护理工作中应注意为病人提供精神上的支持和关爱。同时，帮助病友之间建立良好的关系。

五、了解信息的需要

病人在适应新环境时需要大量的信息。首先，需要了解医院的作息制度、诊治程序、医药费用、如何配合治疗以及预后等。其次，还需要及时了解家人在生活、工作方面的信息。护理人员应帮助病人为获得所需要的信息提供支持。

六、适度活动与刺激的需要

为避免病人因束缚于狭小单调的病房中而产生乏味感，护理人员除应保证安静和舒适的医院生活外，还可根据医院的客观条件，组织适当的活动，调节和改善病人的情绪，给病人营造一个休闲娱乐的环境，以促进其早日康复。

七、自我实现需要

病人患病期间，自我实现的需要主要体现在战胜疾病的过程中。护士在护理工作中，鼓励病人学会自我护理，适当增加活动，树立战胜疾病的信心，提高自我护理效能，为再次实现自我及适应社会角色做好准备。

任务二　病人的心理反应及护理

知识链接

一、情绪变化及其护理

情绪变化是病人在患病过程中最常见的、最重要的心理变化。这些变化常反映在情绪活动的强度、稳定性、持续时间以及主导心境四个特征上。患病期间病人的消极情绪反应强度往往大于正常人；消极情绪体验持续时间大大延长；伴有情绪不稳定、易激惹、情感脆弱、心境较差等情绪特点。

（一）焦虑

焦虑是指人们受到威胁或预感到要发生不良后果时产生的情绪体验，是临床病人常见的情绪反应，焦虑普遍存在于人们的日常生活中，适度的焦虑有利于人们适应变化，是一种保护性反应。过度的焦虑有损于身心健康。

临床上引起焦虑的因素很多，根据病人产生焦虑的原因及表现分为三种类型。

1. 期待性焦虑　期待性焦虑指面临即将发生但又不确定的重大事件时的情绪反应，多见于疾病初期或不了解自己疾病及预后的病人。

2. 分离性焦虑　分离性焦虑是个体与熟悉的人、熟悉的环境分离，产生分离感所伴随的情绪反应。多见于依赖性较强的老年病人和儿童病人。

3. 阉割性焦虑　阉割性焦虑是一种自我完整性受到威胁或破坏时，产生的情绪反应,多见于外伤或即将手术切除某器官或肢体的病人。

(二) 恐惧

恐惧是指人们面临危险处境时产生的一种负性情绪反应。引起病人恐惧的主要因素是疾病引起的一系列不利影响,临床上常见于手术病人和儿童。

焦虑和恐惧的区别:焦虑时,危险尚未出现,焦虑的对象不明确或具有潜在威胁。恐惧有明确具体的对象,是现实中已发生或存在的人或事情。

焦虑和恐惧是病人中最常见的情绪反应。适度的焦虑可提高人的警觉性,调动人的应对机制,促进病人进入病人角色,寻求医疗帮助,产生遵医行为,因而是有益的。然而过度的焦虑不仅使病人过于敏感、行为失控、过分关注自身状况、要求过多,而且会妨碍病人准确记忆和理解执行医嘱,并对医患关系造成不良影响。同时其伴随的生理变化,也不利于病人的身体恢复。护士应及时疏导和劝慰病人,积极解答与病情相关的问题,给予病人专业的指导,帮助其减轻焦虑,克服恐惧。

(三) 抑郁

抑郁是一组复杂的情绪。其强度可从轻微的失落感到极度悲哀、绝望。病人的抑郁反应常包括以下四组特征:①悲观、悲哀、无助甚至冷漠、绝望的心境;②自我评价消极,有自卑感、无价值感,严重者自责甚至自杀;③睡眠障碍,食欲、性欲减退,兴趣减退;④活动水平下降。长期且严重的抑郁对病人是很不利的。它会增加诊治的难度;通过降低病人的免疫功能还会引发新的疾病;也可能减少病人的社会支持,妨碍医患间的合作;甚至因自杀倾向而威胁到病人的生命。医务人员应高度警惕病人自杀的可能性。情绪支持、安慰、鼓励和适当的保证对轻度抑郁常可奏效,认知治疗和精神分析治疗则可用于较重的抑郁反应者。

(四) 愤怒

愤怒往往是由病人在求医的过程中实现康复的目标受阻而引起的,使病人求医受挫的原因主要有:①自然环境障碍,如路途遥远、交通不便;②社会与家庭障碍,如经济负担、社会偏见;③与疾病有关的障碍,如患绝症、功能障碍无法恢复;④医患间的冲突,如有些医务人员对病人缺乏尊重、关心与适当的沟通,会使病人将治疗效果不佳归因于医护人员技术水平低、工作不负责任。治疗受挫与愤怒可导致攻击行为。这些攻击行为有三种类型,即外惩型、内惩型、转移型。从心理适应的角度看,攻击反应虽可暂时缓解病人内心的紧张与痛苦,但不能消除障碍,有时还会引起人际关系疏离、医患关系紧张,且愤怒与挫折必然伴随生理应激变化,这对病人的治疗、康复都是不利的。因此,护理人员应体谅并积极处理病人的愤怒反应。

二、认知变化及其护理

一般而言,准确地感知、记忆和思维的前提是适当的心理平衡,而疾病所引起的心理与生理的应激反应会破坏人的心理平衡,进而损害病人的认知功能。当认知功能受到损害时,在感知方面,意识清醒的病人可以表现迟钝,也可表现得过于敏感,或产生错觉和幻觉,有疑病倾向的病人可以强烈地觉察到内脏器官的活动,如心跳、肠道蠕动等。在记忆力方面,有些病人不能准确地回忆病史,不能记住医嘱,甚至出现近事遗忘。在思维方面,主要表现为逻辑思维能力受损害。护理人员在护理时一定要密切关注病人认知的变化,应用访谈法与病人交流,耐心听取病人的感受并及时与主治医生联系,准确记录病人的认知变化。

三、意志变化及其护理

疾病和治疗都会对病人的意志构成某种挑战，不仅疾病本身及诊疗措施会引起痛苦与不适，要求病人忍耐；而且许多疾病与不良行为或生活习惯有关，也要求病人加以改变。这些挑战可振奋一些病人的意志，但也会引起一些病人意志的不良变化，出现过度依赖、缺乏毅力和自制力等意志衰退现象。有些病人面临困难与挫折，对治疗丧失信心，轻言放弃；有些病人变得感情用事，要求过多，甚至苛刻。针对这种情况，护士应委婉而坚定地给病人提出一些协助护理的要求，让病人树立一些简单可行的目标，在达到目标的过程中恢复意志品质。

四、人格变化及其护理

一般认为，人格具有稳定性的特点，然而"稳定"是相对的，在患病尤其是患重病、慢性病条件下，一个人的人格也会发生相应变化。而人格的变化又是通过性格的变化和自我概念的变化表现出来的。从性格变化看，内倾型人格病人，患病后可能会变得悲观，常唉声叹气或以泪洗面、独处自怜；而不稳定外倾型人格病人则对患病充满焦虑和恐惧，到处向医生或病友打听有关病情及诊治的信息。从自我概念看，疾病所造成的应激反应会损害病人的自主感和自负感，使其产生无助和依赖感；疾病使病人丧失了包括健康在内的许多东西，使其产生忧郁、悲哀的情绪，并导致其自我价值感或自尊心降低。护理人员在临床观察、判断中，应注意病人患病前后的人格变化、同类病人间的比较、同类文化背景下病人之间的比较，然后协同家属给予有针对性的护理。

（李神美　桑未心　周依群）

直通护考

Note

模块十　心理护理

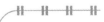

扫码看课件

学习目标

1. 识记：心理护理的概念、目标和原则。
2. 理解：心理护理的基本要素和实施形式；心理护理在整体护理中的作用。
3. 学会：应用心理护理的相关学说。

重点和难点：

重点：心理护理的概念、目标和原则。

难点：心理护理的目标和原则。

项目一　概　　述

随着社会的发展、科技的进步，当代世界医学模式正在由生物医学模式向着生物-心理-社会医学模式转变。护理工作模式也转向了以人的健康为中心的系统化整体护理模式，把局部视为整体的组成部分，注重心理社会因素对病人的影响，从而突出了心理护理的重要性和必要性。这就要求护士必须掌握一定的心理护理的方法和技巧，以取得最佳护理效果。

任务一　心理护理的概念与基本要素

心理护理真正作为一种护理方式，是伴随着"以病人为中心"的现代护理观念变化和新型护理模式的建立，在临床护理中明确提出并广泛应用的。心理护理是整体护理的核心内容，心理护理质量的高低决定着病人护理质量的高低。

 案 例 导 入

李某，女性，35岁，公司职员，平素体健，家庭和美，夫妻恩爱，孩子读高中成绩优秀，她事业心强，在最近的一次例行健康体检中被确诊为肝癌晚期，面对突如其来的重大打击，她陷入了极度的绝望与恐慌。

其一，护士甲对李某的处境十分同情与关注，很想用自己的满腔热情来帮助病人，她主要采用了"如何树立共产主义人生观"的宣教方式，试图帮助病人

Note

改变其对疾病的认知。

其二，护士乙凭借自己丰富的临床经验，引用心理治疗的基本技术，用"解释、安慰、保证"等方法，苦口婆心劝慰病人，用"早期可以治愈"等话语安慰病人，力求给病人增添生存希望（保证技术）等。

其三，护士丙大体了解此类病人面对突然打击时强烈的情绪反应大多较为短暂，她一边守候在病人身边，一边观察着病人的情绪反应，同时收集该病人一般信息（如受教育程度、职业类型、家庭关系等），她了解到该病人热爱家庭，热爱生活，事业心强，具有性格意志坚韧等特点，她计划通过临床观察、心理测验，对病人人格特征和心理动态有更全面的掌握，以便以此为依据选择适用于该病人的调控对策。

问题：

1. 对这三位护士所采用的临床心理护理方式，你如何评价？

2. 你是如何理解心理护理不同于做思想工作与心理治疗，不限于护患交谈的？

分析提示：

讨论1：护士甲虽有良好的意愿和自觉的意识，但缺乏必要的心理知识和技能。误认为心理护理就是给病人做思想工作。

结果：不仅病人难以接受，甚至有所反感。

讨论2：护士乙有心理护理的主动意识，并掌握了一些普及的心理学知识，但误认为心理护理就是开展对病人的心理咨询与治疗，限于护患交谈。

结果：随着时间的推移及病人病情的发展，不切实际的"保证"等方式可能会失去效能。

讨论3：护士丙有自觉意识和良好愿望，且较系统地掌握了心理学的理论和技能，基本了解了此类癌症病人心理反应的一般规律，把分析病人发生心理问题的个体原因放在首位，会使用评定病人心理状态性质及程度的测量工具，懂得为选择因人而异的心理护理对策寻找客观依据。

结果：可以取得比较满意、持续的效果。心理护理的科学性和有效性得以较充分体现。

一、心理护理的概念

心理护理（psychological nursing）指护理全过程中，护士通过各种方式和途径（包括主动运用心理学的理论和技能），积极地影响病人的心理活动，帮助病人在其自身条件下获得最适宜的身心状态。

心理护理的概念，可分广义与狭义。前者指护士不拘泥具体形式、可积极影响病人心理活动的一切言谈举止；后者指护士主动运用心理学的理论和技能，按照程序、运用技巧，帮助病人达成最适宜身心状态的过程。

"心理护理"的概念，强调运用心理学的理论和方法，要求实施者紧密结合临床护理实践，致力于病人心理问题的解决，为其营造良好的身心健康氛围。但目前仍有人对心理护理的内涵理解有误，有人将其等同于心理治疗，认为护士均需接受心理治疗与咨询等系统培训；有人将其混同于思想工作；有人强调工作忙、时间紧，无暇顾及心理护理。

这些理解是阻碍临床心理护理深入发展的主要症结所在。

心理护理不能与心理治疗等同,二者虽有共同的实施对象,但各自侧重点不同。心理治疗侧重于神经症、人格障碍等精神异常病人的治疗,运用心理学的理论和技术协同精神医学知识专业治疗有精神障碍的病人;心理护理则侧重于精神健康人群的心理维护,强调对心身疾病、躯体疾病而无明显精神障碍病人及健康人提供心理健康的指导和干预。根据心理护理的定义,可将其概要为三个"不":①不同于心理治疗;②不同于思想工作;③不限于护患交谈。

二、心理护理的基本要素

(一) 心理护理的基本要素

1. 护士需具备一定的心理学知识与技能　在护理实践中,如果护士缺乏系统的心理护理知识和一定的心理干预技能,则不能正确识别病人的心理问题,仅通过良好的服务态度和简单的安慰、劝告是达不到心理护理的目标的,这也不是心理护理,如案例中护士甲、护士乙的做法。

2. 需按护理程序有步骤、有计划地实施　心理护理应以护理程序为基本工作方法进行,即按照护理评估、诊断、计划、实施和评价五个步骤开展。实施过程融入心理学技术和方法。除了以病人为主体外,还包括其家属、病友、医生、护士等人员对其心理状态的影响的护理,心理护理应贯穿于病人护理的全过程。

3. 需综合使用各种心理学理论和技术　基于纷繁复杂的心理活动及行为表现,不同的心理学理论体系对心理问题的发生、发展机制等都有着各自不同的理论解释。护士应根据病人不同的心理状态,选择简便易行、行之有效的相关心理学理论与技术。

(二) 心理护理基本要素的作用

1. 心理学理论、技术是科学实施心理护理的指南　大量临床实践表明,只有较系统地掌握心理护理的专门知识和操作技能的护士,才能较准确地把握病人心理反应的一般规律,较深入地分析病人心理失衡的个体原因,较科学地评估病人心理问题的主要性质、反应强度及其危害程度,较恰当地选择相应的心理护理对策等。

2. 准确评估病人的心理问题,是优选心理护理对策的前提　评估病人的心理问题,主要把握三个环节:①确定病人主要心理反应的性质;②确定病人主要心理反应的强度;③确定导致病人负性心理反应的主要原因。案例中护士丙的做法就是把分析病人发生心理问题的个体原因放在首位,作为优选心理护理对策的前提。

3. 良好的护患关系,是有效实施心理护理的基础　心理护理的实施能否获得明显疗效,很大程度上取决于病人能否给予主动积极的配合。能否取得病人的密切合作,主动权掌握在实施者手中。护士除需赢得病人信任,还应注重病人的个性特征,尽可能采用其较易接受的实施方式,主要从以下几个方面进行:①护士必须维护病人的个人尊严及隐私权;②护士应尊重病人的主观意愿和个人习惯,包括考虑病人原有的社会角色,选择较适当场合,采用较适宜方式(尽量不用命令式、说教式,多用协商式、建议式)为病人实施心理干预。

4. 护士积极的职业心态,是优化心理护理氛围的关键　护士积极的职业心态,指护士能始终如一地保持较稳定、健康的身心状态,较主动、富于同情地关心病人病痛,凡事多替病人着想,擅长把心理护理的效应渗透到护理过程的每个环节。积极的职业心态可具体表现为安分尽责、反省改善、积极行动、善于交流及双赢思维等。

护士积极的职业心态为"最本质、最基础的心理护理",对形成良好护患氛围具有决定性影响。积极的职业心态,还促使护士努力掌握心理学知识,深入研究病人心理问题,主动探索心理护理对策,持之以恒地为病人提供心理支持。

任务二　心理护理目标与原则

一、心理护理的目标

心理护理的目标可分为阶段性目标和最终目标。阶段性目标是护士和病人建立良好的护患关系,实现有效沟通,使病人在认知、情感和行为等方面逐步发生有益的改变;而心理护理期望达到的最终目标是促进病人的发展,包括提高病人的自我接纳水平,病人自信心与个人完善水平,建立和谐的人际关系和增强满足需要的能力,达到适应现实环境的个人目标。心理护理的具体目标如下。

1. 提供良好的心理氛围　为病人提供适宜的医疗环境,建立良好的护患关系。护士需热情接待病人,态度和蔼可亲,尊重病人,平等相待,对病人的诉说应认真倾听,让病人占"主导"地位,使病人觉得亲切,容易接受,从而使病人和家属产生一种安全感及信任感,以利于病人康复,良好的心理氛围是做好各项护理的必要前提。

2. 满足病人的合理需要　需要是人心理活动的源泉,了解和分析病人的不同需要是心理护理的基本要求。当护士及时、恰当地了解到病人的需要并帮助其解决时,病人会感到舒适,有助于病痛的减轻。

3. 消除病人的不良情绪　早期识别病人的不良情绪,及早采取有效措施以减轻或消除负性情绪是心理护理的关键。心理护理的措施开展越及时,效果越好。

4. 提高病人的适应能力　心理护理的最终目标是提高病人的适应能力,有效的心理护理,能够调动病人战胜疾病的主观能动性,维护和促进健康行为。

二、心理护理的原则

1. 服务原则　心理护理是护理工作中很重要的一部分,它同护理工作一样具有服务性。护士是在救死扶伤原则和人道主义的指导下,为病人提供健康服务的。因此,护士应以病人及其家属的满意为最高工作目标,积极主动地投入工作,及时发现病人的痛苦和不适,并为满足他们的各项合理需要提供服务。

2. 平等原则　在护理过程中,护患关系的好坏,心理护理是否成功,在一定程度上取决于护士能否与病人保持平等的关系。护士不能把自己视为高高在上的施舍者,而需秉承真诚、平等、友善的态度对待病人,做到一视同仁,公平对待。

3. 尊重原则　无论病人是何种社会角色,来自哪个行业,都仅仅是社会分工的不同,无高低贵贱之分。因此,护士在提供心理护理时,不论病人的性别、年龄、职业、文化程度、经济水平、社会地位、容貌如何,都需尊重病人的人格,做到真诚热情、措辞得当、语气温和、诚恳有礼貌,使病人感到受尊重。切忌持轻慢、漠然、嘲讽、讥笑的态度,伤害病人的自尊心。

4. 针对性的原则　心理护理无统一的模式,应根据疾病种类及每位病人在疾病的不同阶段所出现的不同心理状态,分别有针对性地采取不同的护理措施。

5. 启发自我护理原则　要不断地用心理学的知识向病人做宣传解释,给病人以启迪,改变病人对疾病的错误观念和错误认识,使病人对疾病和治疗的态度由被动转为主动。突出病人在疾病预防、诊治及康复过程中的主体作用,强调健康的恢复首先是病人自我努力的结果,从而满足病人自我实现的需要,良好的自我护理是心理健康的表现。包括维持健康、自我诊断、自我用药、自我治疗、预防疾病和参加保健工作等。

6. 保密原则　由于心理护理过程常涉及病人的隐私和秘密,如生理缺陷、性病等,病人一般是在充分信任护理人员的前提下才会向其诉说和讨论的,以便护理人员收集资料,正确判断,并采取有效的干预措施。因此,尊重病人的隐私,为病人保守秘密,既体现了对病人的尊重,又是有效进行心理护理的前提。

任务三　心理护理的实施形式

案例导入

一个护士与生命的故事

人们在叙述护理工作的重要性时都会说,从来到这个世界到告别这个世界都离不开护士。但对于每一个生命而言,这个重要的程度似乎又没有更深的度量。有一个故事让我体会到护士对于生命的意义。

医院里一位女孩因车祸而昏迷不醒。女孩时常在昏迷中喊着"妈妈,妈妈!"医生用尽了一切抢救方法,但昏迷中的女孩不见任何好转。女孩的父亲凄楚地看着女儿在生命的边缘痛苦挣扎。一位护士走过来,问孩子的父亲为什么不叫她的母亲来,"我们离婚很久了,我找不到她",孩子的父亲无奈地说。

护士听罢,轻轻地走到床前。握住女孩凉凉的手说:"女儿乖,妈妈在,妈妈在!"孩子的父亲吃惊地看着与女儿年龄相仿的护士,泪流满面。从此,女孩唤一声"妈妈",护士应一声,并像一位真正的妈妈一样,一有空就守在女孩床边,握她的手,跟她说话、唱歌……直到女孩完全醒过来。医生说女孩的苏醒是个奇迹;女孩说:"我感觉到妈妈用一双温暖的手。一直牵着我,把我从一个黑黑的冰冷的井里拉上来。"

我常常被这个故事所触动,对于生命"迎来""送往"是临床护士经常遇到的事。而这名护士让我深深地体会到护士在病人生命历程中的重要地位。润物无声是护士工作的特点,它可能看不见,但一定能体会到!也许正如泰戈尔说的,天空中没有鸟的痕迹,但是鸟曾经飞过。护士守护着"生命的列车",与生命同在是护士永远的自豪。

问题:

1. "润物无声是护士工作的特点,它可能看不见,但一定能体会到!"你如何理解这句话?

2. 这个故事会给你今后临床心理护理工作带来哪些启示?

分析提示:

讨论:心理护理渗透于护理工作的全过程,融合在各项护理措施中。了解和掌握护理对象的一般心理状态和特殊心理表现,拥有全面维护护理对象身心健康的专业心理学知识,实施全面的、有针对性的有效的心理护理,正是我们每个护士需要加强的心理品质修养。

心理护理作为现代护理模式的重要组成部分,具有丰富的内涵。临床心理护理的实施形式有如下分类。

一、个性化与共性化心理护理

根据病人心理问题的特征可将心理护理分为个性化心理护理与共性化心理护理。

病人心理问题的共性化和个性化具有相对性,共性化问题含有个性化特征,个性化问题又具有共性化规律。而心理护理既要把握病人心理的一般规律,又要根据不同人群、不同文化背景、不同的社会境况及不同个性素质,因人而异地提供不同层次的个性化的心理护理。

二、有意识与无意识心理护理

根据护士实施心理护理的意识差异,可将心理护理分为有意识心理护理与无意识心理护理。

1. 有意识心理护理 有意识心理护理是指护士自觉地运用心理学的理论技术,通过有计划的语言和行为,如有益的暗示、确切的保证、合理的解释、积极的鼓励等,实现对病人的心理支持、心理调控或心理健康教育目标。这要求实施者必须具备心理护理的主动意识和接受过专业化培训。

2. 无意识心理护理 无意识心理护理是指客观存在于护理程序的每一个环节中,随时可能影响病人的一切操作和言谈举止。无论护士本身是否意识到,都可能对护理对象的心理状态产生积极或消极的影响。护士良好的言谈举止,可向病人传递慰藉,使病人产生轻松愉快的情感体验,有助于病人保持适宜身心状态,正如有病人感叹"护士的微笑,胜过一剂良药"。因此要求护士的一切操作和言谈举止都力求成为病人身心康复的"强心剂"。

无意识心理护理是临床心理护理的基础,是更好地开展有意识心理护理的保证,是获得良好的心理护理效果的关键。

任务四　心理护理与整体护理

作为一种护理方法,心理护理伴随着整体护理模式的建立而被广泛应用于临床护理实践中,随着其在护理实践中显现出的重要作用而占据了独特的核心地位,心理护理和整体护理的关系表现在,整体护理思想肯定了心理护理的重要性,缺少了心理护理,无法成为"整体",心理护理使整体护理更加系统和完善,它是整体护理丰富内涵的表现,而整体护理促进了心理护理的更深一步的研究与发展。

一、心理护理是整体护理的核心,必须贯穿于整体护理的始终

整体护理是一种护理行为的指导思想或是一种护理观念,是以人为中心,以现代护理观念为指导,以护理程序为基础框架,并且把护理程序系统化地运用到临床护理和护理管理中去的指导思想,整体护理的目标是根据人的生理、心理、社会、文化、精神等多方面的需要,提供适合病人的最佳护理。因此,它是一种系统化的科学工作方法。

随着社会的进步,人们的心理压力不断增大,病人的心理问题必须与生理问题一样

引起重视。因此,减轻病痛折磨给病人带来的心理压力、解决病人的心理困扰是非常重要的,心理护理的重要性与日俱增,因此确立了心理护理在整体护理中的核心地位。心理护理必须与其他护理方法共同贯穿于整体护理的始终,才能充分发挥其促使病人整体康复的独特功能。心理护理可独自操作,也可与其他护理方法同步展开,但绝不能脱离其他护理方法而独立存在。心理护理只有与其他护理方法有机结合,贯穿于整体护理的全过程才能凸显其优势。

二、整体护理提高了心理护理的质量标准

整体护理要求"一切以病人为中心",强调病人的满意度是评价护理质量的重要标准。作为整体护理的一个重要组成部分,心理护理质量效果的评价由此也发生了很大的变化,由传统的比较主观、模糊的经验性描述发展为当今的比较确定的、客观的、能被他人检验的科学化数据,提高了心理护理的质量。

三、整体护理规范了心理护理的实施程序

整体护理是以护理程序(nursing process)为工作方法,通过评估、诊断、计划、实施和评价五个步骤对病人的生理、心理、社会文化等方面进行全方位的护理。护理程序的应用使临床心理护理的实施从过去的随意化、简单化及经验化逐步走向规范化、标准化及科学化。

四、心理护理不同于整体护理中的其他方法

在整体护理中,如果没有心理护理消除或减轻病人的不良情绪,就很难取得满意的效果,因此,护士只有娴熟的护理技能和专业技术是不够的,必须理解心理护理在整体护理中不可替代的作用,发挥心理护理的功能。实施心理护理能够不断提高护士的自身素质,促进整体护理的开展,近年来整体护理的实践也充分说明了这一点。

五、整体护理明确了心理护理的基本任务

整体护理强调护理是发现服务对象现存或潜在的生理、心理、社会、文化等方面的健康问题,并解决这些问题。基于以上目标,护理的任务就是要通过各种途径和方法,包括运用心理学的理论和技术,发现病人的身心问题,控制不利于病人疾病的一切因素,调节病人的心理,使其保持最佳的身心状态,促进其疾病的康复。

六、整体护理促进了心理护理的进一步深入实践与研究

整体护理确立了以人的健康为中心的理念,明确了护理的目的是使服务对象达到最佳的健康状态,在这种宗旨指导下,心理护理的重要性被摆到了特别重要的地位,护士的心理护理意识、心理护理水平、心理护理效果需要不断提高。因此,整体护理模式的推行加强了护士对心理护理的进一步深入实践与研究,内容包括:

(1) 心理护理渗透于护理工作的全过程,融合在各项护理措施中。

(2) 了解和掌握护理对象的一般心理状态和特殊心理表现。

(3) 加强护理人员的心理品质修养等。

项目二 心理护理的相关学说

任务一 需要层次理论

一、需要层次理论

许多心理学家、哲学家和护理学家对需要进行了研究,提出了不同的需要理论,其中最具影响力的是美国著名心理学家马斯洛所提出的人类基本需要层次理论。此外,在护理领域常用的需要理论还有卡利什的人类基本需要理论和韩德森的病人需要模式。

(一)马斯洛的人类基本需要层次理论

马斯洛是美国人本主义心理学家,他认为人的需要可以分为基本需要和特殊需要。基本需要有不同的层次之分,按其重要性和发生的先后顺序,由低到高分为五个层次:生理需要、安全需要、归属与爱的需要、尊重需要、自我实现需要。马斯洛在晚年时,又把人的需要概括为三个大层次:基本需要、心理需要和自我实现的需要(图10-1)。

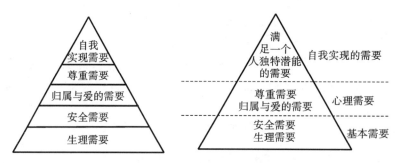

图 10-1 马斯洛的基本需要层次理论

1. 生理需要 生理需要是人类最基本、最低层次、最强有力的需要,是维持生存及种族延续的最基本需要,包括食物、空气、睡眠、性、避免疼痛等。一个人被生理需要控制时,其他需要会被推到次要地位,如果这些需要不能得到满足,人类就无法生存。

2. 安全需要 安全需要指安全感、避免危险、生活稳定、有保障、能够受到保护等。人生理需要得到满足或基本满足后,就会产生安全需要。

3. 归属与爱的需要 归属与爱的需要是指被他人或群体接纳、爱护、关注和支持的需要,包括得到和给予两个方面,如个体对家庭、友伴的需要,得到组织、团体认同的需要,希望得到他人的爱和给予他人爱的需要。马斯洛认为,在生理需要、安全需要得到基本满足时就会产生归属、爱和被爱的需要。

4. 尊重需要 尊重需要包括自尊和被尊重两个方面。自尊是个体渴求自立、自信、自主,被尊重是指希望得到别人的尊重。尊重的需要被满足会使人自信、有价值感,没有得到满足,就会产生自卑、软弱、无能等体验。

5. 自我实现需要 自我实现需要是最高层次的需要,是个体希望最大限度地发挥潜能,实现理想与抱负的需要,是在其他需要获得基本满足后才出现并变得强烈,其需求的程度和满足方式有很大的个体差异。

（二）卡利什的人类基本需要层次理论

美国护理学家卡利什将马斯洛的人类基本需要层次理论进行了修改和补充,认为知识的获取是由人类的好奇和探索所致。因此,他在生理需要和安全需要之间增加了一个层次,即刺激需要,包括性、活动、探索、操纵和好奇。卡利什认为性和活动的需求虽然属于生理需要,但必须待氧气、水、食物、排泄、温度等生理需要得到满足后才会寻求此需要。此外,人们为了满足好奇心,常在探索或操纵各项事物时忽略了自身的安全性,因此刺激需要的满足列于生理需要之后,而优先于安全需要。

二、需要层次理论中人类需要的一般规律

（1）人的需要从低到高有一定层次性,需要的满足过程是逐级上升的,必须先满足较低层次的需要,再考虑较高层次的需要。各个层次的需要不可能完全满足,层次越高,越难满足。

（2）人的行为是由优势需要决定的,某一时期内,个体可存在多种需要,但只有一种需要占支配地位,而且优势需要是在不断变动的。

（3）各层次需要互相依赖,彼此重叠,较高层次需要发展后,低层次需要并未消失,只是对人行为的影响程度降低。

（4）不同层次需要的发展与个体年龄增长相适应,也与社会的经济与文化教育程度有关,各需要之间的层次顺序并非固定不变,不同的人,在不同的条件下各需要的层次顺序会有所不同。

（5）高层次需要的满足与低层次需要满足的愿望存在差异:高层次需要的满足比低层次需要满足的愿望更强烈,同时,高层次需要的满足比低层次需要的满足要求更多的前提条件和外部条件,且其满足的方式和程度差异更大。

（6）人的健康与需要的满足程度成正比:生理需要的满足是生存和健康的必要条件,高层次需要的满足能促进生理机能更加旺盛,避免负性情绪的发生。有些需要并非生命所必需的,但能提高生命活动的质量。

三、需要层次理论在护理实践中的应用

（一）满足病人的基本需要

需要层次理论是对护理思想与护理活动有着深刻影响的理论。个体在健康状态下,能识别和满足自己的基本需要,但在患病时,疾病可导致个体某些需要增加,护理人员应首先了解个体在疾病条件下产生哪些需要及这些需要对健康的影响,在此基础上设法满足病人的需要。

1. 生理需要　病人常有许多基本的生理需要不能满足,了解病人的基本需要,采取有效措施予以满足,是护理工作的重点。

常见的需要缺失有:①氧气,如缺氧、呼吸道阻塞等;②营养,如梗阻、肿瘤等;③水、电解质,如脱水、水肿、酸碱平衡紊乱、电解质失衡等;④体温,高热、冻伤等;⑤排泄,腹泻、便秘、尿失禁和大便失禁等;⑥睡眠,失眠、嗜睡等;⑦舒适,各种类型的疼痛、眩晕、活动障碍等。护士应对是否存在生理需要缺失做出完整的评估,针对原因采取措施。满足病人氧气、水分、营养、排泄、温度、休息、睡眠、避免疼痛等需要。

2. 刺激需要　虽然病人对刺激需要的表现不太明显,但并非完全没有表现,如长期

卧床病人易引起肌肉萎缩,长期缺乏感官刺激可能导致情绪低落,反应变慢。护士应根据病人的具体情况及医院的条件设计满足刺激需要的活动,如主动或被动的肢体活动、病房环境的颜色搭配、娱乐活动等。

3. 安全需要　个体在患病期间安全感会明显降低,会感到自己的生命受到威胁,担心会发生医疗失误,担心住院带来的经济问题等。护理人员应加强对病人的入院介绍和健康教育,耐心解答病人的各种问题,提供安全的治疗环境,严格执行护理规范,避免心理威胁和身体伤害。

4. 归属与爱的需要　病人在住院期间,由于与亲人的分离和生活方式的变化,这种需要会变得更加强烈,希望亲人能对自己表现出更多的爱和理解,也为自己不能像健康时那样施爱于亲人而痛苦。护理人员要通过与病人建立良好的护患关系,使病人感受到护理人员的关怀与爱心。同时,要加强同病人家属、亲友的沟通,鼓励病人家属和朋友多关心病人,介绍病友相互交流,满足病人归属与爱的需要。

5. 尊重需要　疾病可导致个体某些方面能力下降甚至丧失,这会严重地影响病人对自身价值的判断,担心自己成为别人的负担,担心被轻视等。因此护理人员应注意使用礼貌和尊重的称呼,尊重其个人习惯和宗教信仰,在进行护理操作时减少病人躯体暴露,维护病人的自尊,同时,应鼓励病人参与一些自我护理活动以增强自尊感。

6. 自我实现需要　个体在患病期间最受影响而且最难满足的需要是自我实现。疾病会造成个体暂时甚至长期丧失某些能力,如偏瘫、失语、失明等。但疾病也会促进某些人的成长,对自我实现有所帮助。自我实现需要的产生与满足程度是因人而异的,护理的功能是切实保证低层次需要的满足,为自我实现需要的满足创造条件。在此基础上,护理人员应鼓励病人表达自己的感受、个性、追求,帮助病人认识自己的能力和条件,教会病人适当的技巧以发展其潜能。

(二) 对护理实践的指导

(1) 帮助护理人员识别病人未满足的需要:护士可按照人类基本需要的不同层次,系统地评价并识别病人在各个层次上尚未满足的需要。通常,这些未满足的需要正是护理人员需帮助病人解决的健康问题。

(2) 帮助护理人员更好地理解病人的行为和情感:需要理论有助于护士理解病人的行为和情感,如在检查和手术前病人表现为坐立不安,这是安全需要未满足的表现。

(3) 帮助护理人员预测病人即将出现或未表达的需要:及时发现潜在的健康问题,针对病人可能出现的问题积极采取预防措施以达到预防疾病的目的。

(4) 帮助护理人员系统收集和评估病人的基本资料,避免遗漏。

(5) 帮助护理人员按照基本需要的层次,识别护理问题的轻重缓急,制订、实施护理措施,排列先后次序。

(6) 帮助护理人员对病人的需要进行科学指导,合理调整需要之间的关系,消除焦虑与压力,以利于建立良好的护患关系。

任务二　积极心理学说论

一、积极心理学概述

积极心理学(positive psychology)是 20 世纪 90 年代在美国兴起的一个新的心理学

研究领域,它是目前利用心理学比较完善和有效的实验方法与测量手段,用来研究人类建设性力量和美好道德品质等积极方面的一个心理学思潮。首先提出积极心理学这一概念的是心理学家塞利格曼和契克森米哈。1997 年塞利格曼就任美国心理学会(American Psychiatric Association,APA)主席一职时提出"积极心理学"这一概念后,越来越多的心理学家涉足这一研究领域并逐渐形成了一场积极心理学运动。

知识链接

二、积极心理学的基本内容

目前关于积极心理学的研究,主要集中在研究积极的情绪和体验、积极的个性特征、积极的情绪与健康的关系、创造力与培养天才等方面。

1. 积极的情绪和体验 积极的情绪和体验是积极心理学研究的一个主要方面。对于积极情绪,B. L. Fredrick(1998)提出了拓延-构建(broaden-and-build)理论,认为某些离散的积极情绪,包括高兴、兴趣、满足、自豪和爱,都有拓延人们瞬间的知-行的能力,并能构建和增强人的个人资源,如增强人的体力、智力、社会协调性等。

当前,关于积极情绪的研究很多,主观幸福感(subjective well-being)、快乐(happiness)、爱(love)等,当然,积极的情绪并不是完全分离的,众多积极的情绪之间具有很强的相关性和一致性。而其中被研究最多的积极的情绪是主观幸福感和快乐。

主观幸福感是指个体自己对于本身的快乐和生活质量等"幸福感"指标的感觉。这方面的研究中有相当多的部分是集中在生活事件和人格因素对于主观幸福感的影响这一领域,也有一部分是关于金钱与主观幸福感之间关系的研究。

快乐这种积极情绪也是积极心理学的重点研究方向之一。Lyubomirsky 比较了那些快乐的和不快乐的人,发现他们在认知、判断、动机和策略上都有所不同,并且这种不同经常是自动化的,并未意识到。不快乐的人对与他人比较的信息比较敏感。关于快乐与金钱的关系,快乐与信仰的关系以及快乐随社会的发展而有所变化等方面也有不少研究。

2. 积极的个性特征 在积极心理学中,积极的人格特征(positive personality)也引起了越来越多的研究者的兴趣。Hillson 和 Marie(1999)在问卷研究的基础上将积极的人格特征与消极的人格特征进行了区分,认为积极的人格特征中存在两个独立的维度:一是正性的利己特征,指接受自我、具有个人生活目标或能感觉到生活的意义、感觉独立、感觉到成功或者是能够把握环境和来自环境的挑战;二是与他人的积极关系,指的是当自己需要的时候能获得他人的支持,在别人需要的时候愿意并且有能力提供帮助,看重与他人的关系并对于已达到的与他人的关系表示满意。积极的人格有助于个体采取更为有效的应对(coping)策略,从而更好地面对生活中的各种压力情境。

在积极的个性特征中,引起较多关注的是乐观(optimistic),因为乐观让人更多地看到好的方面。当然,乐观有时会产生"乐观偏差"(optimistic bias),即判断自己的风险要比判断他人的风险要小,盲目乐观而不够现实。这样就产生了矛盾:现实主义会提高成功适应环境的可能性,而乐观则会使我们有比较好的主观感受。为了解决这一矛盾,Sandra L. Schneider(2001)讨论了一种"现实的乐观",认为"现实的乐观"与现实并不相互抵触,因为从原则上说,人们能够做到乐观而又不自欺。这种对于"现实的乐观"的研究给了积极心理学的很好的注解:使生活更加富有意义。

3. 积极的情绪与健康的关系 Salovey 和同事讨论了情绪和身体健康的关系。他们指出在这个研究领域中,大多数研究都偏向于病理性质,因此对于情绪和身体健康的了解大多局限于负面情绪是如何导致疾病的,而对于积极情绪如何增进健康却知之甚少。

他们认为用前者代替后者将会有预防和治疗上的效果。他们所讨论的研究包括了情感对生理和免疫系统的直接影响,以及情感的间接影响。积极的心理和情绪状态对保持或促进生理健康有很大的意义。积极的情绪状态(如乐观)可以增加人的心理资源,使人相信结果会更好。在面对压力事件时,常处于积极情绪状态的人更不易生病;而对于病人,那些处于积极情绪的人更愿意接受医生的建议、配合治疗并进行锻炼。

4. 创造力与培养天才 在积极心理学的研究中,还有许多研究是关于创造力与天才培养的。创造力研究的兴起可追溯到 1950 年 Guilford 的研究。Guilford 认为,发散思维和变换能力是创造性思维的核心。对于创造力是先天形成的还是后天培养的这一话题,Ericsson 通过研究提出了自己的观点:创造力是源于普通认知过程的一种脑力活动,更多的是培养出来的而非与生俱来的才能。

关于天才的研究表明,天才儿童在自己具有天赋的领域有很强的成就动机和坚持性,而天才的产生与父母和家庭环境很有关系,天才通常是在那些富裕并有丰富的智力或艺术刺激的家庭中产生。如果创造力和天才是后天培养的,那么又该如何培养创造力和天才呢?有很多研究者提出了自己的培养方案。比如 Steinberg 等人依据创造力投资理论提出了发展创造性潜能的 12 种策略。关于创造性的生理激活有人从脑机制方面进行了实验研究首次发现在完成发散思维任务时,高创造性被试者(创造性测验得分高者)两侧额叶都被激活而低创造性被试者只有单侧额叶被激活。

三、积极心理学的意义

积极心理学的核心思想在于强调人本身所固有的积极因素,强调人的价值与人文关怀,主张心理学的研究要以人实际的、潜在的、具有建设性的力量、美德和善端为出发点,用积极的心态对人的心理现象做出新的解读,寻找其规律,从而激发人自身内在的积极力量和优秀品质,并利用这些积极力量和优秀品质来帮助普通人或具有一定天赋的人最大限度地挖掘自身的潜力并获得幸福的生活。积极心理学自诞生以来对心理学的发展产生了巨大的影响,主要表现在以下几个方面。

(一) 扩展了心理学的研究对象

在过去的近一个世纪中,起主导作用的是悲观主义人性观所决定的消极心理学研究模式。特别是第二次世界大战以后,西方心理学家把自己的研究重点放在了心理问题的研究上,心理学变成了专门致力于纠正人生命中所存在的问题的科学,如心理障碍、婚姻危机、毒品滥用和性犯罪等。塞利格曼认为,这种消极的心理学偏离了心理学的主要使命——使普通人生活得更有意义和幸福,过分关注"问题"而忘记了人类自身所拥有的积极力量和品质,背离了心理学存在的本质。

积极心理学坚持积极的价值观取向,认为人的生命系统是一个开放的、自我决定的系统,它既有潜在的冲突,更具有自我修复、完善和不断发展的能力。个体一般都能决定自我的最终发展状态,并过上一种相对满意、有尊严的生活。因此,积极心理学致力于对人的积极认知过程、积极情绪体验、积极人格特点、创造力与人才培养等问题的研究,致力于探索人类美好的生活以及获得美好生活的途径与方法。就具体的研究对象而言,积极心理学的研究涉及三个层面。

(1) 在主观水平上研究积极的主观体验,诸如幸福感、满足和满意、希望和乐观、充盈和快乐。

(2) 在个体方面,研究积极的个体特质、爱的能力、勇气、人际交往的技巧、审美能力、创造力、毅力以及关注未来、灵性、天赋和智慧。

（3）在群体方面,研究公众品质、责任、利他、关爱和有职业道德的公民社会组织,包括良好的社区、有效能的学校、有社会责任感的媒体等。积极心理学的研究使越来越多的心理学家意识到消极心理学研究模式不可能真实、全面地理解与解读人的本质,心理学关注人性的积极层面更有助于对人性的深刻理解。

越来越多的研究表明幸福、发展、满意是人成就的主要动机,积极品质是人类赖以生存与发展的核心要素,心理学需要研究人的优点和价值。这对于重构心理学的理论基础与研究视野具有重要的启发意义。

（二）发展了心理学的研究方法

一方面,积极心理学在研究方法上承继了西方主流心理学的实证主义方法论取向,借助了主流心理学在其发展过程中所积累的一些方法,如实验法、量表法、问卷法和访谈法等。另一方面,积极心理学也借鉴了人文心理学的研究方法,学习和继承了质化研究的一些优势和长处,吸收了经验性、过程定向研究方法的一些优点,并不断创新研究方法。

强调与崇尚人文精神与科学技术的统一,显示了积极心理学比传统主流心理学更宽容、更灵活、更多样的方法论特点。

因此,我们可以做出这样的描述:积极心理学不仅是对消极心理学研究对象和内容的超越,也是对其研究方法的超越和创新。这样,积极心理学才不会成为一种狭隘的心理学,才能更好地促进心理学的发展和繁荣,为心理学的整合奠定基础。

（三）改变了心理学的研究目标

精神分析、行为主义等西方主流心理学流派把普通人作为标准常模,其目标是把小部分有“问题”的人修补成大多数没有问题的普通人,其研究焦点集中于如何测评并治愈一个人的心理疾病,因此出现了大量人类消极心理层面的研究以及离婚、死亡、性虐待等环境压力对个体造成的负面影响的研究,心理学变成了专门致力于纠正人生命中所存在问题的科学。心理学的核心任务也变成了对问题的修复:修复个体损坏的习惯、动机甚至思想。消极心理学期望通过修复人类的损坏部分来达到心理健康的目标,虽然取得了很大的成就,但也导致了现代心理学知识体系的“巨大空当”以及“心理科学的贫困”。

在积极心理学看来,积极的情绪不仅可以消解消极情绪,而且可以极大地增进生理健康和心理健康。积极心理学认知方面的研究也告诉我们,良好的认知方式对人的心理健康具有极大的价值。这些研究不仅丰富了积极心理学的思想,而且对于我们预防和改善心理健康、实施积极的心理调控与干预都提供了行之有效的策略。

四、积极心理学在心理护理中的应用

心理护理是临床护士运用各种方法和策略积极影响病人心理的一种护理实践,包括心理护理诊断、评估及干预等环节。心理护理作为整体护理的重要组成部分,已成为临床护理的一个重要手段。但是当前的心理护理主要沿袭了“消极心理学”的模式,对病人已经或可能出现的心理问题进行干预,这导致心理护理的各个环节都以“问题”为中心。而随着积极心理学研究和发展,我们利用心理学目前已经比较完善的和有效的实验方法与测量手段进行了一系列的临床研究,并且建立了积极心理学取向的病因学、诊断系统和干预体系。

(一) 心理护理诊断与评估

心理护理诊断与评估是心理护理程序的首要环节,北美护理诊断协会(NANDA)制定的100多个护理诊断中其中三分之二的护理诊断描述是心理、社会方面的健康问题,还有一些涉及身心两个方面的问题。

北美护理诊断协会制定的护理诊断成为众多国家临床护理诊断的依据,但其中关于心理问题的诊断只是一些精神症状的罗列,这类似于美国精神障碍诊断标准(DSM)。从护理实践来看,许多临床护士也盲目地用一些诸如焦虑、抑郁、担忧、恐惧等精神症状词汇来描述病人的心理问题。积极心理学关于心理障碍的病因学假设,即某种性格力量或美德的缺失是心理障碍的"真正"根源,要求护士从人的积极心理品质的缺失来认识病人的心理问题。但更重要的是,应该制定具有积极心理学取向的诊断体系,以便为临床心理护理诊断与评估提供依据。

知识链接

标准化的心理测验与量表虽然也被广泛应用于心理护理诊断与评估中,目前使用频次较高的有90项症状自评量表(SCL-90)、焦虑自评量表(SAS)、抑郁自评量表(SDS)、汉密尔顿抑郁量表和汉密尔顿焦虑量表、艾森克人格问卷(EPQ)等。但这些量表和问卷都是以一些精神症状为测量主题的,而对快乐、幸福感等人的积极情绪及积极人格特征进行测量的方法却很少使用。积极心理学研究者已经编制了一些关于人的积极心理的测量工具,其中对主观幸福感的测量是这一领域的热点,对幸福感进行测量可以对心理失调背后的心理过程有更全面的理解。目前使用最广泛的测量主观幸福感的量表有Diener 编制的生活满意度量表,Lyubomirsky 和 Lepper 编制的主观幸福感量表及Fordyce 编制的幸福感测量表等。当前国内已有部分护理研究者将积极心理学取向的测量工具应用于心理护理领域。

(二) 心理护理干预

心理护理的效用取决于其操作性,心理护理干预是心理护理程序的核心环节。心理护理干预是临床护士(主体)运用各种方法和策略积极影响病人(客体)心理的过程。心理护理干预首要的任务就是要处理好护患关系,即心理护理的主客体关系。心理护理强调良好护患关系的重要性,其直接影响病人的心理变化。

护患关系可分为技术性和非技术性两个方面。

在技术性方面,Szasy 和 Hollander 提出三种基本的护患关系,即按护士的主动性由大到小,病人的主动性从无到有,分为主动-被动型、指导-合作型和共同参与型。在心理护理干预过程中,许多心理治疗方法得到应用,如松弛疗法应用于高血压病人、认知治疗应用于早期脑卒中病人、行为干预应用于癌症病人。这些治疗方法都是针对特定疾病的病人而开展的,是对病人心理障碍的修正。这个过程是护士对病人实施某种治疗技术,护患关系应属于技术性方面。这导致一种不平等的心理护理的主客体关系的发生,从而否认了病人的主体性与积极性。从临床研究来看,心理治疗方法用于对病人的心理护理干预的报告也有不一致的地方,这提示这些方法的干预效果更多地取决于特定的医疗情境。而且从更长远来讲,这些方法的干预效果也并不稳定。

护患关系非技术性方面是护理过程中护士与病人的社会、心理方面的关系,它是最基本、最重要的方面。护患关系非技术性方面取决于"非特异性"因素而非特定的治疗技术,譬如当前心理护理强调良好护患关系的建立要基于护士对病人的关注、信任、灌注希望等,而这正是积极心理学家所指的"技巧"和"深度策略"。但总体上,由于受消极心理学模式的影响,护患之间实际上是一种不平等的关系。积极心理学要求确立一种平等的主客体关系,这有助于寻求、发掘与建构病人自身的力量,从而做到有效的干预。

(三)心理护理模式的建构与实践

心理护理在一定程度上接受了积极心理学模式,这体现在心理护理的各个环节中。这是对"消极心理学"取向的心理护理的补充,或者说平衡。更进一步的是,在护理领域已经建构了一些积极心理学取向的心理护理模式,譬如以积极心理学为取向的聚焦解决模式(solution focused approach)正受到护理界愈来愈多的关注。

通过临床实践证实,聚焦解决模式适用于各种临床护理领域,与传统问题解决模式相比,该模式使得护理过程更容易被病人接受,更容易激发病人主动参与自我管理;而护士则降低了职业压力感与倦怠感。

知识链接

综上所述,当前的心理护理主要沿袭了以往的消极心理学模式,心理护理仅仅针对病人的疾病开展,心理护理的各个环节都以"问题"为中心,未考虑到病人心理的积极因素,其结果是"头痛医头、脚痛医脚",不能从根本上预防各种心理问题的出现。因此,在心理护理的各个环节应引入积极心理学的模式。可喜的是,心理护理实践已经在一定程度上接受了这个取向,并且护理研究者已经尝试建构具有积极心理学取向的心理护理模式。

项目三　心理护理程序和方法及影响心理护理效果的主要因素

任务一　心理护理程序和方法

一、心理护理的基本程序

心理护理最大特点是渗透于护理工作的全过程,心理护理的基本程序正是心理护理的实施步骤和环节,即按照护理程序对病人的心理反应进行有计划的、系统的护理。心理护理是一个连续的、动态的具有决策及反馈功能的过程,包括五个步骤:评估、诊断、计划、实施与评价。

(一)心理护理评估

心理护理评估是心理护理程序的第一步,通过收集病人的心理信息,进行心理护理评估,其目的在于识别和解决病人的心理问题。

1. 首先要建立良好的护患关系　建立良好的护患关系是保证护理工作顺利进行的关键,是收集病人资料,做出正确诊断的基础,是护理实践的重要方面,贯穿于心理护理过程的始终。

护士应遵循心理护理的伦理学三原则,即在临床心理评估与干预过程中,无损于病人身心健康、不违背病人主观意愿、不泄露病人个人隐私才能赢得病人的信任,换取病人的友好合作。

2. 有效的沟通技巧　护士运用言语沟通和非言语沟通等人际交往技巧,主动与病人建立融洽的关系。言语沟通方面,应注重语言修养,使用文明性用语、安慰性用语、治疗性用语、规范性用语;非言语沟通方面,护士应善用面部表情、目光接触、健美姿态、恰当

Note

手势、人际距离、触摸等技巧,同病人产生共情,促成病人以积极的心理状态去参与疾病的治疗与康复。

(二) 确立心理护理诊断

1. 全方位采集心理信息 通常主要采用行为观察法、临床访谈法,如通过观察病人的各种表情动作,倾听病人或其亲属的叙述等,收集反映病人心理状态的大量信息。病人的心理信息应与其他临床资料同时收集,分析病人基本心理状态。条件许可时,还可使用个案分析法、心理测量法、现场实验法、问卷调查法等收集病人的心理信息,根据病人心理问题的特点,选用人格量表、情绪量表、认知问卷等心理测评工具了解病人心理活动的深层信息。

2. 在收集大量心理信息的基础上,对评估中所得到的各种资料进行分析和研究 弄清问题的实质,寻找病人现存和潜在的影响健康的主要心理问题及其原因、诱因,进而确立心理护理诊断,提出护理目标,作为制订心理护理计划的依据。此步骤是护士为达到预期目标选择心理护理措施的基础。心理护理诊断的内容包括确定病人心理反应的性质、强度以及引起病人心理反应的原因。

我国临床护理工作多数仍是功能型护理,对护理诊断的使用如何做到本土化存在争论,但多数学者主张在北美护理诊断协会有关护理诊断的基础上进行制定使用护理诊断,以对临床护理工作具有实际指导意义、适合我国的国情、易被我国广大护理工作者所理解、接受为宗旨。

具体实施过程如下。

知识链接

(1) 客观量化的心理评定:护士借助心理评定量表,对病人进行客观量化的心理评定,对千差万别的病人心理状态实施全面准确评估,酌情选用不同的评定方法和测评工具,客观地分析出病人心理问题的性质、程度及主要原因。客观量化的心理评定应能反映某些疾病病人心理活动的共性规律,也能较好地甄别病人心理的个性特征。如某些特殊病人(如癌症、严重意外所致伤残者等),不同年龄、性别、职业、文化程度等因素所致病人心理特点,病人人格的个性化特征(如内倾与外倾、乐观与悲观、韧性等),都可通过量化评定获得相应结果。

(2) 确定病人的基本心态:一是确定病人基本心理状态的性质,其本质特征是积极的还是消极的,判断是否存在焦虑、抑郁、恐惧、愤怒等负性情绪。二是确定病人消极心态的基本强度,以便为优选心理护理对策提供有价值的参照。如以临床使用频度最高的"焦虑"为例,根据心理学原理,焦虑具有双重作用。适度焦虑,为个体加强自身保护、建立心理防御机制所必需;过度焦虑或焦虑缺如的两极倾向,均属于负性情绪状态,易对个体身心健康造成危害。故为病人实施心理护理前,首先应了解病人是否处于负性焦虑状态,再酌情考虑是否有必要对病人的焦虑实施干预。仅凭护士个人经验对病人心理状态的主观评价或不区分轻重缓急的做法,既无法确定病人心理状态的评定标准,也难以为优选心理护理对策提供可靠依据,更无法建立心理护理效果的评价指标。

(3) 分析主要原因和影响因素:找出病人不良心态的主要影响因素,可增强心理干预对策的针对性。通常个体遭遇疾病、意外等挫折所产生的心理反应强度及其应对方式,主要取决于其人格类型。如有些病人病情并不严重,但会产生很强的情绪反应;有些病人病情严重,却能保持良好心境。临床上常可见同类病人,可因其外向或内向、乐观或悲观等人格差异,致其心理的负重程度不同,并由此对其疾病发展、转归的影响不同。性格外向的病人往往通过言行宣泄负性情绪而如释重负,性格内向的病人则终日闷闷不乐、积郁成疾。人格特征决定个体对疾病的态度,乐观者即使身患"绝症",也不会终日以泪洗面,大多在经历短暂的痛苦体验后,会很快找到新的人生支点,而不会轻率结束生命,如"癌症俱乐部"的癌症病人,多为性情开朗、乐观、有较强心理承受能力的个体。

心理学家奥尔波特等研制的"状态-特质"焦虑量表,是一种可鉴别个体焦虑特质的评定工具。它可根据所测得分值,判定个体的"状态焦虑"和"特质焦虑"。研究表明,"状态焦虑"高而"特质焦虑"不高者,属于潜在心理素质较好的个体;"状态焦虑"和"特质焦虑"均高者,则属于潜在心理素质较差的个体。运用奥尔波特的"状态-特质"焦虑量表,可大致了解病人的焦虑主要源自其内在特质或外部事件,并可以此作为选择心理护理对策的重要依据。

(三)制订心理护理计划

在调查和诊断的基础上,将心理问题按轻重顺序进行排列,列出有针对性的护理目标和方法,并预测可能会出现的问题及相应的应对措施,选择适宜的干预对策。

知识链接

1. 针对各阶段病人的心理特点 如老年人、中年人、青年人、儿童等各年龄阶段的病人,在心理应激的表现形式上各有其鲜明特点,但又反映其急需解除病痛的共同心态。面对病痛,老年病人常有风烛残年的悲哀,中年病人可因家庭、事业的重负而长吁短叹,青年病人因不堪意外打击而自暴自弃,年幼病人可因身体不适而哭闹不止等。但无论哪种情绪反应形式,都源自其最本质需求——"解除病痛,尽快康复"。护士可把满足病人本质需求作为实施心理护理的主导策略,再结合病人的年龄等特点,归纳出针对不同年龄病人的行之有效的操作模式,及时缓解各类病人的心理冲突。如对哭闹不止、无亲属陪护的婴幼儿,护士适时搂抱患儿,可缓解其"皮肤饥饿",使婴幼儿犹如依偎在母亲怀抱,产生安全感、舒适感,终止哭闹而安静处之。

2. 根据病人的人格特点 如以上述病人焦虑的原因特征不同为例,护士实施心理护理时,对"状态焦虑"高而"特质焦虑"不高的病人进行心理护理的重点是调动病人的内在潜力,通过改变其疾病认知等,提高病人抵抗疾病的心理承受能力。也可帮助其掌握有效的心理应付方式,以利于其在漫长的患病过程中能维持相对的心理平衡。对"状态焦虑"和"特质焦虑"均高的病人进行心理护理的重点则是应较多地控制环绕病人的各种外来干扰,充分顾及此类病人对刺激敏感、反应强烈且难以排遣等人格特质倾向,尽可能减少不良外来刺激对其造成的较大心理压力。此外,还应结合病人个体的其他特点,因人而异地制订实施对策。

3. 探索适用的规范化临床应用模式 如对入住急诊观察室、重症监护室等特殊场所的病人做各种解释时,使用统一、规范的指导语。临床实例表明,人际沟通经验不足的年轻护士,有时会在病人面前因拘谨而词不达意,或因随意性讲解而加重病人的心理负担。如某年轻护士向接受 2 次心脏换瓣膜手术的病人介绍术后注意事项,因过于拘谨常脱口而出:"术后要插许多乱七八糟的管子。"对此,护士若能制定一些针对特定场合、比较规范、经过认真策划的专用解释性语言,就可最大限度地避免护士个体因素对病人心身的不利影响。以上情况规范化指导语句可表述为:"术后您身上将放置几根管子,但每根管子都维系着您的健康和生命,放置管子可能会使您感到不适,到时您只要做个手势我们就会立刻到您身边尽可能地帮助您。相信通过我们之间的密切合作,您一定会顺利渡过难关,康复如初。"此类指导语既可避免年轻护士因人际经验不足而临场不知所云,杜绝护士个人因素给病人造成医源性心理重负,又可让病人感受到护士的善解人意、融融温情,由此产生对护士的信任与合作,对病人身心康复十分有益。

（四）实施心理护理计划

通过心理护理计划的实施，观察评估效果。心理护理效果的评定应为综合性评价，应包括病人的主观体验、病人身心状况的客观指标（生理、心理的指标）。须建立心理护理效果的评价体系，有相应的评定标准。如实施心理干预对策后，病人的极度焦虑是否显著缓解；被施以心理护理对策的病人，其身心康复进程是否明显加快等。

（五）心理护理效果评价

护士经过心理护理效果的评定，确定新的方案，小结前阶段的心理护理实施，并能根据不同结果，确定新的方案。如对心理护理后获得最适宜身心状态的病人，可暂时中止其个性化心理护理；对消极情绪状态得以部分改善的病人，应巩固或加强心理护理的效果；对消极心态持续未得到控制的病人，则须再做较深入的原因分析，调整其心理护理的对策。

需要指出的是，对病人实施心理护理的过程，是动态过程。因此，心理护理的程序具有相对性，心理护理的步骤具有灵活性，心理护理的过程循环往复，心理护理的理论须在临床实践中不断发展和完善。

二、心理护理方法

心理护理必须因人施护，因病施护，即强调心理护理的个体化，归纳起来主要有以下几种常见的心理护理方法。

1. 建立密切的护患关系 心理护理是在护士与病人之间进行的，因此能否取得病人信任，建立密切的护患关系，是心理护理成功的关键。护患关系是一种建立在相互尊敬、相互信任基础上的平等合作关系。良好的护患关系主要是通过护理人员在与病人接触过程中的言语、行动、神情、态度去影响病人而建立起来的。在与病人的交往中，护理人员应热情友好、诚恳礼貌、和蔼可亲，针对不同心理状态用最恰当的言语，帮助病人减轻和消除消极情绪或麻痹思想。护理人员在工作中要认真严肃，动作轻柔，不可松散、懈怠、慌张，以免增加病人的不信任感、不安全感。护理人员应以乐观开朗的情绪感染病人。

2. 促进病友间良好的人际关系 病人入院后，护士应尽早使其适应，帮助熟悉环境并促进同室病友间的互相了解，建立起良好的关系，可以彼此交流有关疾病的各种情况及感受，利于病人适应新角色；在生活上还可以相互关心、照顾；在精神上相互支持、鼓励，共同增强与疾病做斗争的信心。但是病友间也会存在一些不利于治疗的消极情绪，相互间会受到干扰，医护人员应注意分别安置或进行有效改善和调节。

3. 争取家属、亲友、领导的支持和配合 及时与病人的家属、亲友、领导取得联系，在主动介绍病人情况的同时，必须讲明他们在病人面前言谈举止要恰当，尽量避免用不良情绪去影响病人，应给病人以关心、爱护、细心照料，让其感受到亲情和温暖，认识到自己对家人的重要性，以利于消除病人孤独、焦虑的心理，从而增加战胜疾病的信心和力量。

4. 创造良好舒适的治疗环境 环境直接影响着病人的心理状态，良好的环境可以满足病人生理和心理两个方面的需要，使病人心情舒畅，有利于激起积极情绪状态。病房是病人诊疗、休养的场所，光线、色调要柔和，保持安静，避免噪声，空气流通，室内保持清洁、整齐，使病人消除陌生感、紧张感和恐慌感，感到舒适和轻松。

5. 合理安排病人的生活 内容单调的病房生活往往使病人感到乏味、枯燥，甚至烦闷、焦虑。因此，应根据病人的具体情况，适当安排一些活动，以丰富病人生活。对手术病人要安排早期活动,慢性病人安排散步、打太极拳、欣赏音乐等,以分散病人的注意力,消除病人对自身疾病的紧张、焦虑心理,能起到良好的心理调节作用。

6. 加强护理宣教 病人自从入院后,随着环境的改变,心理会发生很大的变化,对疾病的认识和态度,直接影响着心理和生理状态。护理人员应根据病人的需要,除运用科学的理论知识、经验,通过自己的言行、态度去改变病人的心理状态和行为外,还应进行护理知识宣教和健康指导,启发和帮助病人正确地对待疾病,从而消除不合作或对立情绪,鼓励病人,以坚强的毅力走向康复之路。

7. 配合医生采取适当的心理疗法 心理疗法既是心理治疗的一种常用方法,又是心理护理的主要方法。用安慰、支持、劝解、保证、疏导等方法,对病人进行适当的心理调整,从而达到治疗疾病的目的。病人由于年龄、性别、所受教育、所处生活环境和心理特征以及疾病性质和病情轻重不同,其心理反应差异很大。因此,护理人员须根据病人病情和不同的心理状态,采取相应的心理护理措施。

任务二 影响心理护理效果的主要因素

一、医护人员的心理护理知识和技能

护士缺乏足够的心理学知识和熟练的心理护理技能是影响心理护理效果的重要原因之一。在治疗性护患关系中,护士是治疗的参与者。那么要做好心理护理工作,护士除了应具有良好的心理素质外,还必须掌握心理学知识以及能带给病人心理安抚的护理技能。因此,护士必须加强心理学知识的学习,重新整合自我心理结构,也就是要重塑自我。在接受自我的同时,克服自我的局限性。接受自我,才能接受别人;接受自我,也接受别人,才能轻松自在,宽仁博爱。这也是护士对病人的经历产生同感和提供心理安抚的前提条件。

二、传统医学模式的影响

单纯生物医学模式长期影响医疗服务系统,使医护工作者只重视与躯体疾病有关的生理变化,与躯体疾病有密切关系的心理社会因素和病人及其家属对疾病的心理社会反应却往往被忽略。只看病不看人、只护身不护心的现象时有发生。有时甚至由于医护人员对病人的态度和方法不正确而使病人应激水平增高,医护人员自身的负性情绪和表现成了病人新的应激源。

三、认识和管理上的偏差

心理护理的范围较广,从完全技术性到全面关怀的医疗服务,护士与病人联系的方法及所创造的人际关系氛围都是很重要的,既有随时反应的行动,又不能缺少实施预先制订的系统计划。临床医疗实践证明,心理护理是重要的,也是复杂的。以往在管理上对心理护理重视不够,在认识上也存有偏见。如:将心理护理误解为肤浅的、非专业性的、只通过聊天就能完成的事情;误认为做心理护理必须有专门的整块时间等。这些因素都会影响心理护理的实施效果。

四、心理护理效果不易评价

心理护理涉及的因素往往不直观,难以量化和测量。很多资料是靠护士的感知能

力、对信息的整理能力、解译和判断推理等能力加工后产生的。因此,护士、病人及其家属的个人价值观、信仰、情绪及个人偏见都会影响心理护理的效果。当然,也由于我国心理护理研究起步较晚,科研基础相对比较薄弱,对标准的、量化的心理护理工作方法还需要进行深入的研究和探索。

五、文化背景

某些文化背景,不鼓励人们暴露个人感受和情绪,忍受痛苦常常被视为美德而称赞,表达感受或负性情绪被认为是脆弱。我们常看到有人宁愿用行为发泄情绪,也不用言语表达,更不愿口头承认自己的情绪。遗憾的是这样的行为重复出现会形成习惯,习惯便是人格的一部分。面对这样的服务对象,开展心理护理工作显然更有挑战性。我们也常看到由于护理人员对情绪反应的错误认识,认为情绪反应通常是"问题"挑起的,因此想办法减轻或限制病人的正常情绪反应,以致不仅没有帮助病人,而且起到相反的效果,因为不允许病人有正常的情绪反应,而是提倡情绪压抑,这是不利于心理健康的。驱使我们阻止病人情绪反应的动机是满足自己的需要,我们对病人的情绪反应感到不舒服、不知所措、难以应对,则需要病人立即停止。可见,护士要做好心理护理工作必须改变不合理的传统观念,并且不断在实践中学习和锻炼。

(冯立民　王晓敏　吕菲　杨蕾)

直通护考

模块十一　护患关系与护患沟通

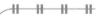

学习目标

1. 识记：护患关系的概念、护患关系的行为模式、护患关系的维系方式。
2. 理解：护患沟通的影响因素、护患沟通的方式、护患沟通的概念。
3. 应用：建立健康的护患关系。

重点和难点：

重点：掌握护患关系的概念，护患关系的行为模式，护患沟通的概念。

难点：学会建立并能维系良好的护患关系；学习熟练运用护患沟通的技巧。

项目一　护患关系的概述

案例导入

　　王先生,66 岁,退休教师,因脑出血来院就诊。病人意识模糊,左侧肢体瘫痪,大小便失禁,生活不能自理,病人家属很焦急。王护士在为病人做压疮护理时,病人家属询问王护士治疗情况,并反映病人骶尾部的破损面越来越大了,该如何处理? 家属非常着急,多次询问后王护士才慢腾腾地说:"这种病就这样,别老来问,已跟你讲过了。"接着又说:"从现在开始,口腔护理由你们家属做,我们科的病人多,我顾不上。"病人家属听后非常气愤,大骂护士,认为护士不称职,并与护士发生了冲突。

　　提问:

　　案例中护士与病人是一种怎样的关系? 病人家属对病人的病情为何担忧? 护士与病人家属为何发生冲突? 作为护士应如何避免与病人家属发生冲突及应采取怎样的有效措施?

　　分析提示:

　　护士与病人应建立一种良好的护患关系。病人家属对病人的病情担忧,一是因为病人病情较严重;二是自己不懂医学知识,急切希望从护士那里了解到病人的病情,也希望得到护士的帮助。发生冲突一是因为护士态度不好,没很好地与病人家属沟通；二是因为护士对自己工作的定位不清，以自己工作繁忙为由，将自己的工作交给家属做，所以引起了冲突。若要避免与病人家属发生冲突，护士应端正态度，与病人及其家属建立良好的护患关系，做好相应的健康教育等有效措施。

随着医学模式的转变，整体护理的开展和护理模式的改变，社会把护士急切地推到病人面前，护患关系成为社会上、医院中一种引人注目的人际关系，良好的护患关系对病人健康促进的积极意义已形成共识。因此构筑良好的护患关系，营造一种最佳的人际氛围成为整体护理重要的一部分。重新理解护患关系的内涵，融洽护患关系与调控护患关系对避免或减少护患冲突、提高护理质量、促进整体护理发展有现实而重要的意义。

一、护患关系的概念

护患关系是指护士与病人之间在提供和接受护理服务的过程中，自然形成的一种帮助与被帮助的特殊人际关系。

护患关系是一种工作关系。建立良好的护患关系是护士职业的要求，护士与病人的交往是一种职业行为，具有一定的强制性。护患关系是社会人际关系中松散型的大群体人际关系。在整体护理模式下，建立良好的护患关系，是护士的基本责任和义务。良好的护患关系包括以下三个方面。

（一）护患关系是一种信任关系

信任关系就是护患之间相互尊重、设身处地和彼此信赖。信任关系是护士完成护理工作所必需的，但是护士与病人之间应避免情感的过度卷入，以免干扰护士的正常工作，影响护理工作的效率。

（二）护患关系是一种群群关系

群群关系是指群体与群体之间的关系。衡量护患关系的好坏，不仅看护士与所负责的病人之间的关系如何，而且要评估护士与病人群体之间的关系。护士群体中任何一个个体责任心不够、对病人的态度有问题或工作不到位，都会影响病人对护理质量的整体感受和评价。因此，要求护士对所有的病人一视同仁，并真诚地给予帮助。

（三）护患关系是一种治疗关系

良好的护患关系能有效地减轻或消除病人来自环境、诊疗过程及疾病本身的压力，有助于治疗和加速康复进程。而紧张的护患关系会给病人带来心理压力，导致病人产生焦虑、愤怒等情绪，影响病人的治疗与康复。

作为一名护士，只有与病人建立良好的护患关系，才能取得病人的信任，从而获得与病人有关的全面的、有用的信息，制订适合病人的护理计划，使病人处于一种良好的身心状态，帮助病人早日恢复健康。

二、护患关系的建立与发展

良好的护患关系是病人康复的前提。在护患关系中，护士处于主导地位。因此，建立良好的护患关系，护士必须具备一定的素质。①按整体观点对待病人，为病人提供全面的照顾，创造治疗性的环境，给病人提供一个舒适、有利于健康恢复和发展的环境。

②注重情感的投入,真诚热心地对待病人;对病人采取积极的无条件接纳的态度;尊重病人,具备较高的护理技能。

护患关系的发展过程大体有三个阶段。

(一) 熟悉阶段

熟悉阶段是护理人员首次接触病人的阶段。这一阶段中护士要认识病人,介绍自己,彼此熟悉并通过交流了解病人身体状况,制订护理计划。另外护士要帮助病人熟悉医院的环境,帮助病人了解医院制度、日常生活作息时间,并介绍常用设施。

熟悉阶段护理人员的言谈举止会直接影响护患之间信任关系的形成。因此,护士要在本阶段为病人树立良好的第一印象。

案例导入

病人老王因患膀胱癌住进泌尿科,病痛与陌生的环境使他焦虑不安。责任护士小张主动对他说:"您好! 我是你的责任护士小张。如您有什么事,请找我,我会尽力帮助您的。"安置好床位后,小张安慰病人:"我去请医生来给您看病,然后我陪您看看环境,介绍一下有关住院生活情况,很快您就会熟悉新的环境了。"接着向病人介绍了同病室的病友。很快,病人熟悉了环境,减少了心理孤独感和不安。

提问:

护士小张在首次接触病人时通过哪些方式帮助病人? 在此阶段护士给予病人最重要的是什么? 与病人建立什么样的关系是非常重要的?

分析提示:

在熟悉阶段护士要与病人建立良好的信任关系,帮助病人尽快适应医院生活,减少疾病带来的心理不适。

(二) 工作阶段

工作阶段是护士通过采取具体行为帮助病人解决问题的阶段。工作阶段中护士所表现出的态度、责任心及娴熟的护理技能是获得病人信任、建立并维持良好护患关系的关键。此阶段护士与病人之间的信任对护理工作的顺利开展尤为重要。

案例导入

老王住院后,病情一直不见好转。他少言寡语,情绪非常低落。由于这一次介入治疗后化疗反应较重,老王更加不愿说话,干脆卧床不起,也不愿进食。这可急坏了护士小张。她想尽办法开导老王,并自己掏钱为他买来了面条、稀饭,但屡遭拒绝。尽管病人不理不睬,但小张并没有放弃,轻言细语地劝慰和鼓励,一汤匙一汤匙地喂饭他吃,天天不忘陪老王聊天。老王终于被感动得流下了热泪,配合治疗。病人及其家属对护士的服务非常满意。

提问:

当病人在治疗中遇到困难时护士该如何运用沟通技巧给予病人心理上的

支持和鼓励？

分析提示：

病人在治疗阶段不仅需要护士娴熟的护理技能，更需要护士耐心的指导、悉心的照料、真诚的陪伴。

（三）结束阶段

结束阶段是护理工作达到预期目标后，护患关系结束的阶段。收集病人及其家属对医院及护士工作的反馈资料，并嘱咐病人出院后应注意的事项，进行健康宣教。

案 例 导 入

护士小张向病人特意交代了出院后的注意事项。

（1）要减轻和消除对癌症的恐惧感。

（2）要保持足够的蛋白质摄入量。经常吃瘦肉、鸡肉、鸭肉等。若病人不喜荤腥，可以换一些蛋白质丰富的非肉类食物，如奶酪、鸡蛋饼、咸鸭蛋等。

（3）要避免吃不易消化的食物，多吃煮炖蒸或易消化食物，少吃油煎食物。

（4）多吃维生素含量丰富的蔬菜、水果及其他有助于抗癌的食物，如芦笋、海带、海藻、洋葱、大葱、蘑菇等。

病人再次向小张表示感谢后出院。

提问：

病人痊愈出院时护士应注意什么？

分析提示：

病人出院时护士应告知病人注意事项，是否需要复诊，如何保持健康身体等知识。

三、护患关系的行为模式

护患关系的行为模式，可分为以下三种（表 11-1）。

表 11-1 护患关系模式

模式	主动-被动型	指导-合作型	共同参与型
模式特征	为病人做什么	告诉病人做什么	与病人商量做什么
适用范围	婴幼儿及全麻、昏迷、神志不清、休克、痴呆病人及某些精神病病人	急危重症病人、重病初愈恢复病人及外科手术后恢复期的病人	有文化知识的慢性病病人、心身疾病病人及精神病病人

（一）主动-被动型

主动-被动模式亦称支配服从型模式，是比较传统的护患关系模式。此模式的特点是

"护士为病人治疗"，模式关系的原型为母亲与婴儿的关系。在此模式中，护士常以"保护者"的形象出现，处于专业知识的优势地位和治疗护理的主动地位，而病人则处于服从护士处置和安排的被动地位。此模式强调护士的权威性，忽略了病人的主动性，因而很难取得病人的主动配合，从而影响护理质量。

在临床护理工作中，此模式主要适用于不能表达主观意愿、不能与护士进行沟通交流的病人，如婴幼儿及全麻、昏迷、神志不清、休克、痴呆病人以及某些精神病病人。这种模式要求护士具备较强的责任心和同情心，积极主动地为病人提供帮助。

（二）指导-合作型

指导-合作模式是近年来在护理实践中发展起来的一种模式，也是目前护患关系的主要模式。此模式的特点是"护士告诉病人应该做什么和怎么做"，模式关系的原型为父母与儿童的关系。在此模式中，护士常以"指导者"的形象出现，根据病人病情决定护理方案和措施，对病人进行健康教育和指导；病人处于被动配合地位，根据自己对护士的信任程度有选择地接受护士的指导并与其合作。

在临床护理工作中，此模式主要适用于急危重症病人、重病初愈恢复病人和外科手术后恢复期的病人。这种模式要求护士具备良好的职业素质、积极的职业心态，充分赢得病人的信任。

（三）共同参与型

共同参与模式是一种双向、平等、新型的护患关系模式。此模式以护患间平等合作为基础，强调护患双方具有平等权利，共同参与决策治疗护理过程。此模式的特点是"护士积极协助病人进行自我护理"，模式关系的原型为成人与成人的关系。在此模式中，护士常以"同盟者"的形象出现，为病人提供合理的建议和方案，病人主动配合治疗护理，积极参与护理活动，双方共同分担风险，共享护理成果。

在临床护理工作中，此模式主要适用于具有一定文化知识的慢性疾病病人、心身疾病病人及精神病病人。这种模式是整体化护理的核心模式，不仅要求护士有完整的知识结构、丰富熟练的工作经验，还要求护士具有良好的人际沟通能力，促成护患双方相互支持，精诚合作。

以上三种护患关系模式在临床护理实践中不是固定不变的，护士应根据病人的具体情况、患病的不同阶段，选择适宜的护患关系模式，以达到满足病人需要、提高护理水平、确保护理服务质量的目的。

项目二　护患沟通

戴尔·卡耐基说过：与人相处的学问，在人类所有的学问中应该是排在前面的，沟通能够带来其他知识不能带来的力量，它是成就一个人的顺风船。在护理领域，早在19世纪，护理专业创始人南丁格尔在其著作《护理札记》中以整整一章专门论述了护理工作中沟通的重要性。对于护士而言，护士了解沟通的基本理论，掌握人际沟通的技能，对于建立支持性工作环境、促进护患双方满意度、发展良好的护患关系都具有十分重要的意义。

案 例 导 入

张某,女,45 岁,农民,因发现右乳肿物 2 周入院。入院后完善相关检查,行右乳腺癌改良根治术,术后切口恢复良好,一周后行化疗,须留置 PICC(外周中心静脉导管),病人拒绝留置。

提问:

针对病人不接受留置 PICC 的情况,护士如何进行沟通宣教?应用哪些沟通方式及有效方法更有利于建立良好的护患关系,使病人积极配合治疗?

分析提示:

张某,中年女性,正是家庭的支柱,确诊乳腺癌后,癌症的威胁、乳房的缺失、化疗的痛苦、经济的负担等对病人的身心都是一场磨难。加之留置 PICC 花费相对较大,且需院外带管护理,所有这些,都会加重病人的心理负担。针对这种情况,护士对病人进行全面评估,做好疾病治疗和护理的同时,了解病人的心理需求,加强沟通宣教,掌握正确的沟通技巧,消除病人的抵触情绪,使病人积极配合治疗。

一、护患沟通概述

"沟通"一词最早记载于《左传·哀公九年》:秋,吴城邗,沟通江淮。意思是开沟使两水相通。人与人的交流也是如水渠一样交汇往来,互相贯通,达到彼此一致,所以现在"沟通"一词用以泛指彼此相连通,也指疏通彼此的意思。

沟通是人与人之间借助言语和非言语行为进行交换信息、思想及感情的过程,是人类社会交往的基本形式。它包含六个层面的内容,即发送者、编码、信道、解码、接收者和反馈(图 11-1)。

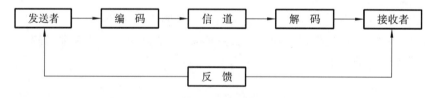

图 11-1 沟通过程

信息的发送者也称为信息源,是沟通过程中信息发送的源头,是沟通交流中的主动因素,由于信息发出者必须对信息进行组织和编排,又称为编码者。编码指信息发出者将自己的想法、认识及感觉转化成信息的过程。信道是指信息由一个人传递到另一个人所通过的渠道,是信息传递的手段或媒介;信道选择恰当与否直接关系到信息传递和沟通的效果。解码是接收者对信息进行解读,即接收者将信息转换为自己理解的想法或感受的过程。编码和解码会受到信息发出者和接收者的知识水平、态度、沟通技巧和社会文化背景等的影响。接收者是获得信息的人,是对发送者所传递的信息进行解码并加以理解的人,传递信息成功与否与接收者的吸收程度和理解能力有很大关系。反馈是了解信息是否准确传递到信息接收者的过程,是确定沟通是否有效的重要环节。有效的沟通应是接收者所收到的信息与发出者所表达的意思正好相同。沟通的结果是双方不仅能相互影响,而且双方还能建立起一定的关系。

　　护患沟通是处理护患之间人际关系的主要内容,是护士在从事护理工作的过程中,由于其工作性质、职能范围等方面的特点,需要与各种服务对象,包括患有各种心身疾病的病人、病人家属、医疗保健机构的其他医务人员及社区人员建立各种人际关系,为共同维护健康和促进健康的目的而进行的沟通。在护患沟通的过程中,护士作为健康照顾者,主要作用是为病人提供信息,给病人以指导和咨询,帮助病人清楚地传达信息内容,解答病人的疑问。护患之间这种治疗性沟通被认为是帮助病人克服暂时压力、适应环境变化、与他人和睦相处、克服自我实现中的精神障碍的一种技能。在护患沟通过程中,信息发出者是护理人员,信息接收者是病人,要沟通的信息是护理专业范畴的内容,其目的是满足病人的各种需要,对病人的身心起治疗作用。良好的护患沟通可增强病人对护士的信任,如入院宣教时,讲解住院规则、注意事项、介绍病房环境等,护士态度热情、沟通到位可缩短护患间心理差距,消除病人紧张情绪;良好的护患沟通是为了更有效地工作,是治疗的基础,如实施各种有创检查前告知注意事项、病人配合的方法、可能出现的并发症等,消除病人的疑问,使病人积极配合各种治疗;良好的护患沟通可以化解医疗纠纷,如病人对医疗、护理工作有意见时及时与病人沟通,解决病人的问题,以免积怨加深,引发纠纷。

二、影响护患沟通的因素

　　在临床工作中影响护患关系沟通的因素很多,有沟通过程方面的因素,也有护士自身方面的因素,还有病人方面的因素等。

　　(一) 沟通过程方面的因素

　　1. 信息发出者的问题　①信息编码不准确:信息发送者措辞不当,护士常应用较多的医学术语或表达的内容模糊不清。如:告知病人"prn 服药";使用病人容易混淆的同音词,如"禁食"与"进食"等。②信息传达不全:信息发送者有时为了缩短时间,使得原有信息变了样。

　　2. 信息接收者的问题　①信息解码不准确:思考差异或对信息发送者的编码、语言不熟悉,有可能误解信息,甚至理解截然相反。②忽视信息或选择性接收信息。

　　3. 沟通渠道的问题　①信息发送者选择的沟通媒介不合适:有些重要的事情要采取多渠道传达,否则效果不佳。美国护理专家罗杰斯 1986 年的研究表明:单纯听过的内容能记住 5%;见到的能记住 30%;讨论过的内容能记住 50%;亲自做过的事情能记住75%;交给别人做的事情能记住 90%。这个研究结果给护理工作以深刻的启示,例如,要提高健康教育的效果,就要多使用不同的渠道。②沟通时机不合适:信息发出者不重视对方的想法和反应,只考虑自己能完成工作,缺乏灵活机动性。如病人疼痛不安,难以接受外来信息的情况下,护士不合时宜自顾自进行说话,达不到沟通效果。③信息接收者可能不重视:例如,对于青霉素阳性者,护士不仅要详细做好书面记录,还要口头告知病人,并告知注意事项。④沟通渠道过长:信息在传递过程中有了改变,甚至颠倒,有调查证明,当信息连续通过五个传递过程时,80%的信息可在传递中丢失。如护士在告知有关事项时,通过多人(多位护士或病人家属)传递至病人处,信息会失真。

　　(二) 护士自身方面的因素

　　1. 传统医学模式影响　在传统医学模式的影响下,护士停留在"以疾病为中心"的阶段,机械地执行医嘱和护理操作,忽略病人内心需求,缺乏与病人沟通的主动性,影响护患沟通的效果。

2. 护士是否具有同理心 这是护士与病人建立治疗性关系的第一要素。同理心是站在当事人的角度和位置上，客观地理解当事人的内心感受，且把这种理解传达给当事人的一种沟通交流方式。护士能换位思考，设身处地从病人的角度了解和思考问题，去感受、理解和分享病人的感情、心态和需要等其实很重要。如术前病人对护士说"我从没开过刀，好害怕呀！"如果护士回答："你不要害怕，那么多人都做了，一点事都没有。"病人会觉得护士不近人情，心里想："又不是你开刀，你当然不害怕！换上你自己试试！"这样病人感到护士不能理解他，很难达到沟通效果。如果护士换一种方式回答："我理解你现在的心情，如果是我可能也会害怕。"这种感觉上的共鸣容易达到感情上的平等，病人会感到自己被接纳、被理解和被尊重，会敞开心扉，说出具体担心的事情，并请护士予以分忧。

3. 护理人员应具有丰富的专业知识和技能 护士丰富扎实的专业知识和娴熟的操作技能不仅是完成护理工作的基础，也是护患间实现良好沟通的重要前提。丰富的专业知识能使护士及时、准确地发现病人现存或潜在的健康问题，捕捉其心理变化，并能以最恰当的方式解决问题。同时，过硬的技术水平能使病人得到及时、正确、有效的护理，最大限度地减轻其痛苦。如在护理技术操作中"一针见血"对建立良好的护患关系至关重要。

4. 沟通技巧和态度 护理人员是否掌握娴熟的沟通技巧，这对建立良好的护患关系起着重要的作用，俗话说"良言一句三冬暖，恶语伤人六月寒"，讲的就是这个道理。沟通态度是影响沟通效果最重要的因素，护士主动表示出接纳、信任、友好、热情的态度，病人才会愿意沟通。护理人员应掌握一定的沟通技巧，才能很好地与病人沟通，取得病人的信任。

（三）病人方面的因素

1. 角色的转变 病人住院后，环境的转变，以及对健康状况的担忧等，容易产生紧张、孤独、恐惧等心理反应，或沟通内容涉及病人的隐私，病人不愿意把自己的想法和需求讲出来，影响护患沟通。

2. 文化、社会、心理因素 病人的教育程度、文化素质、文明水平等可影响病人在接收信息时对内在含义的理解和接受，影响沟通效果。

3. 期望值过高 病人对护患双方的权利与义务缺乏了解，对护理效果期望值过高，也会影响沟通效果。

三、护患沟通技巧

美国心理学家艾伯特·梅拉比安曾经提出以下公式：信息的全部表达＝7％语言＋38％声音＋55％表情。这说明信息的传递和交流是由言语性和非言语性沟通共同完成的，并且非言语性沟通的作用远远大于言语沟通。

（一）言语沟通技巧

言语沟通是指通过语词符号实现的沟通。言语沟通是一种准确、有效、运用广泛的沟通方式。希波克拉底曾说过：医护人员有两种东西可以治病，一是药物，二是语言。因为语言既可以"治"病，也可以"致"病。护患沟通中，病人是心理相对弱势的特殊群体，他们对医护人员的语言敏感，护士需要运用一些恰当的沟通技巧，调节护理人际关系、缓解人际矛盾、解决实际问题。

1. 提问　提问是交谈的基本工具，可以引导交谈的进行，能否提出合适的问题是有效交谈的重要技巧，提出问题可以有两种方式：

（1）开放式提问：不限制对方的回答或反应，鼓励对方做出广泛的、不受限制的回答，提问者可从对方的回答中获得较多的信息。开放式提问常作为鼓励病人表达个人思想和情感的主要方法而广泛应用于临床。如："您这几天感觉怎样？""您有哪些不舒服？"

优点：病人自己选择谈话的方式及内容，有较多的自主权，医护人员可获得病人较多的信息。

缺点：需要较长的交谈时间。

（2）封闭式提问：将对方的反应限制在特别的信息范畴之内，反应者仅能给予特别的或限制的回答。常见的封闭式提问只要求对方回答"是"或"不是"。封闭式提问常用于收集统计资料、进行病史采集或获取诊断信息。如："你咳嗽吗？""你发热时头痛吗？"

优点：病人能直接明确做出回答，使医护人员能在短时间内获得所需要的和有价值的信息。

缺点：回答问题时比较机械，病人处于被动地位，不能充分解释自己的想法和情感，缺乏自主性，医务人员难以得到提问范围以外的其他信息。

在实际心理护理过程中，应当将两种提问方式结合起来运用。开放式提问虽然信息量大很大，但病人诉说时间可能过长，诉说的内容可能太分散。当病人的谈论偏离主题太远时，可以用封闭式提问控制咨询过程，使交谈范围缩小，集中到主题上来。心理护理过程中，开放式提问谈话时间一般占 70％，封闭式提问的谈话时间占 30％。

2. 重复　重复是护患沟通的一种反馈机制，通过重复，可以让病人了解医护人员正在倾听其讲述，并理解他所说的内容，重复直接确认了对方的观点，使其受到鼓励，加强其诉说的信心，并能使病人杂乱无章的内容得到整理、归纳。重复常用的方法是将自己的反应加在病人语言之前，如："您刚才说……，是吗？"护士通过重复来理解病人意向，给病人更好的帮助。

正确使用重复，护士应注意以下几点：①护士可以用自己的话，对病人表达的内容进行重复，但某些敏感的词汇和重要的词句，仍沿用病人用过词句为好；②重复不能增加或减少病人表达的基本意思；③尽可能避免用专业性或生僻的词汇，语言要清楚、简洁，尽可能口语化；④重复不过度使用，否则会产生"鹦鹉学舌"的效果。

3. 澄清　澄清是将一些模棱两可、含糊不清、不完整的陈述弄清楚，以求取得更具体、更明确的信息。澄清常用的语句是"您的意思是不是……""我没完全理解您的意思，您能否再说清楚些？"澄清有助于找出病人问题的症结所在，提高信息的准确性。

4. 归纳总结　归纳总结是用简单、概括的方式将病人的叙述重复一遍以核实自己的感觉，表明确实理解对方所要表达的内容，促使谈话进一步深入。例如，病人说："前两次化疗我的头发都快脱光了，我真不敢想象再进行化疗头发会脱成啥样？"护士总结道："您前两次化疗脱发严重，现在怕再脱发，是吗？"

（二）非言语沟通技巧

非言语沟通也称为体态语言，是伴随着沟通而发生的一些非词语性的表达形式和行为的沟通形式。非言语沟通包括面部表情、声音、目光、手势、身体的姿势、气味、着装，以及空间、时间和物体的使用等。非言语沟通能表达言语所无法表达的意思。在人际交往过程中，非言语沟通的应用往往会多于言语沟通的运用，我们的祖先在还没有产生言语的时候，他们之间都是用非言语的形式进行沟通的。

1. 倾听 倾听是指全神贯注地接收和感受对方在交谈时发出的全部信息,并做出全面的解释。也就是说,倾听除了听取对方讲话的声音并理解其内容外,还需注意其声调、表情、体态等非语言行为所传递的信息,即通过听其言、观其行而获得全面信息。倾听在护患沟通中占有十分重要的地位:①倾听有助于护士对信息的整体理解;②倾听有助于病人更好地宣泄;③倾听显示了护士对讲话者的最大礼貌,体现了护理人员的教养。倾听是每一个护士从事护理工作的要求,护士应掌握一些倾听技巧。

(1) 面向病人,与对方保持合适的距离,一般 0.8～1.2 米;保持放松舒适的体姿,并将身体稍向对方倾斜。手臂和脚保持放松,呈开放性姿态,不要交叉。

(2) 全神贯注,交谈中合理保持与对方目光的接触,避免注意力分散的举动,如看手表、坐立不安、与他人谈话、打断对方的谈话等,这些都能使病人感到自己未受到护理人员的重视。

(3) 善于倾听,不仅在于听,还在于要有参与、及时做出反应,如微微点头或使用一些语言,如轻声应答"嗯""哦""是""知道了",以表示自己在听。或者用微笑、眼神关注、身体前倾、点头等鼓励病人继续说下去。

(4) 不要干扰、打断对方的诉说,转移病人的话题。如"你别说这些了,说了也没用,谈别的吧。"或者在病人叙述中不适当的插话,这些都可能招致病人的不满。

(5) 不要急于做出判断,如"你病情加重了,肯定是昨晚没有服药!"类似这样判断,会使病人不愿意再诉说下去。应让对方充分诉说,以便全面、完整地了解情况。

(6) 倾听并非仅仅是用耳朵听,更重要的是要用心去听,去设身处地感受。注意病人的非言语行为,仔细体会"弦外音",以了解对方的主要意图和真实想法。

2. 面部表情 面部表情在非言语沟通中表现得最丰富。人类的面部表情主要可以分为以下八类:感兴趣-兴奋;高兴-喜欢;惊奇-惊讶;伤心-痛苦;害怕-恐惧;害羞-羞辱;轻蔑-厌恶;生气-愤怒。在人们的各种面部表情中,微笑便表示喜欢,亲近。护士最需要掌握的是微笑,微笑是最有吸引力、最有价值的面部表情,是礼貌和关怀的象征。护士与病人接触时,微笑可以给人亲近的感觉,形成一个良好的开端,使病人消除陌生感,缩短护患间的距离。当然,微笑也要选择在恰当的时候,在不恰当的情况下微笑会令人产生不安感,如病人正处于病痛发作期,承受极大的身心痛苦,护士就不适合微笑。病人的面部表情在护理评估时易被忽视,一些疾病如帕金森病和精神疾病的病人可以表现出不自主的微笑表情。

3. 目光接触 目光接触是人际交往间最传神的非言语表现。主要用于表达感情、控制和建立沟通者之间的关系。在沟通过程中,可以通过目光的接触,表示尊重对方并愿意去听对方的讲述,通过目光接触还可以观察对方的一些非言语表示。

目光接触应注意:

(1) 注视的角度:目光接触最理想的情况是双方面对面,眼睛在同一水平,护士应该平视病人,以表达对病人的尊重和平等。

(2) 注视的时间:护士和病人在沟通时,注视病人的时间应不少于全部谈话时间的 30％,但也不能超过 60％。如果是异性,每次目光对视的时间不宜太长。长时间目不转睛地盯着对方是一种不礼貌的表现。

(3) 注视的部位:护士应该把目光停留在对方两眼到唇心一个倒三角形区域,这是人们在社交场合常用的凝视区域。

4. 身体姿势 身体姿势是指个体运用身体或肢体的姿态来表达情感及态度的体语。身体姿势可以反映一个人的自我感觉、情绪状态及身体健康状况等。如跟领导说话时,有人因为紧张,会正襟危坐,护士在倾听病人说话时,为表示对对方的尊重,身体应向前倾。

5. 身体距离　身体距离是在不同文化背景下和关系类型中的一种非言语沟通方式。美国人类学家爱德华·霍尔根据自己的研究,划分了四种区域或距离:①亲密距离,身体接触至 0.5 米以内,可感受到对方的气味、呼吸,甚至体温,护士在日常的护理工作中经常会进入到这样的距离,须向病人解释说明后方可进入。②个人距离,0.5~1.2 米,朋友间的距离。通常朋友、同事、护患之间的交谈多采用这种距离。③社会距离,1.3~3.5 米,日常生活和工作距离,主要用于个人的社会交谈和商务谈判。在护理工作中,对敏感病人或异常病人,可采用这种距离,可减轻对方的紧张情绪。④公众距离,3.5 米以上,这种交往距离一般适于公众场合,演讲和发言时。

6. 触摸　触摸是人际沟通时最亲密的动作,是非语言交流的特殊表现形式,适当的触摸可使对方感到关怀与抚慰。采用触摸技巧时,一定要考虑对方的性别、年龄、社会文化、风俗习惯等,避免发生不良反应。例如:告知癌症病人悲痛的消息时,护士将手放在病人的臂上,病人会感受到温暖。相反,对一脸怒气需要发泄的病人,采用这样的触摸往往适得其反。日常生活中运用比较多的触摸是握手。握手时要注意一些细节,如握手时要注视对方,态度真挚亲切,力度要适中,不要太紧,时间不要太长等。

7. 沉默　沉默本身也是一种信息交流,是超越语言力量的一种沟通方式。所谓"此时无声胜有声",恰到好处的沉默,可以促进护患沟通的效果。如病人因情绪受到打击而哭泣时,护士保持沉默,有助于病人宣泄自己的情感,使病人感到护士能理解他的感情,也给护士一定的时间去思索及组织进一步提问的语言。例如:一位癌症晚期的老年女性病人,儿子因车祸去世,护士在询问病人家庭情况时,老人流着眼泪,很悲伤,这时护士静静地注视着老人,轻轻地抚摸她的手,陪老人默默地坐了几分钟后,老人的情绪逐渐平缓。如果护士此时继续询问,而不是保持沉默,可能会影响病人内心强烈情绪的表达,导致病人压抑自己的情感,以不健康的方式将其宣泄出来。

项目三　护患冲突与护患关系的维系

知识链接

一、护患冲突

冲突是因矛盾而引发的相互排斥、抵触、争执、对抗和争斗现象。冲突是一种不一致或不协调的现象,一切人际冲突都是人际交往过程中的必然产物。

护患冲突是护患交往过程发生的障碍,也是护患交往过程中的产物。护患冲突是影响护患关系正常发展的一种客观状态。以下从导致护患冲突的原因入手,列举几种常见的护患冲突。

(一) 期望与现实的冲突

病人在接受治疗时对疗效的期望值过高,当发现疗效与预期不相符甚至病情恶化时,病人不能理解,不愿接受现状,因此将怒气指向护士,认为护士没有尽心护理。也有许多病人认为护士作为"白衣天使"应有求必应,当个别护士的职业行为与病人的期望值差距较大时,病人就会产生不满、抱怨等,并出现程度不等的护患冲突。与此同时,若护士不了解病人在接受治疗过程中急切、焦虑的心境,不会适度引导,或完全不寻找自身存在的引发护患冲突的原因,甚至显现完全对立的情绪,认为病人过于苛求、挑剔等,则可能会导致更明显的护患冲突。

案例导入

　　王女士为乳腺癌病人,医生建议王女士进行手术,但是王女士坚决反对手术治疗。随着治疗时间的推移,王女士受病痛的折磨久治不愈,病情开始严重恶化。责任护士小李心里很着急,劝导王女士为了自己身体健康,一定得进行手术治疗。王女士听后认为医生和护士一起骗她做手术,目的是想赚钱,所以非常气愤,对护士横加指责,甚至大打出手。王女士说自己花费高额医药费就是不想身体有缺陷,医生不但没有治好自己,还让护士不停地忽悠自己做手术……

　　提问:

　　该案例中的护患冲突是如何引起的？护士该如何化解此冲突？

　　分析提示:

　　护士在评估时应换位思考,多与病人沟通,讲解该病相关知识,让病人更多地了解此病的有关知识,包括治疗方法和病症的发展、预后和成功案例,同时为病人解除手术后身体缺陷的压力,如可以用义乳来弥补缺陷等;让病人对手术有信心,并且能够克服手术后心理障碍。

(二)利益与道德的冲突

　　由于受社会环境的影响,部分护理人员自觉社会地位低下,待遇不高,导致工作缺乏主动性,责任心不强,机械执行医嘱,观察病情不详细。在病人病情变化时不能及时报告医生,导致抢救不及时,引发护患冲突。甚至个别护士经不起诱惑,为了一己私利收受贿赂,对病人区别对待,造成护患冲突。部分护士在不适宜的场合随意谈论涉及病人隐私的病况,侵犯了病人的隐私权,从而导致护患冲突。

(三)制度与人情的冲突

　　医院为更有序地保障病人的诊疗秩序,制定了各种管理制度,但服务于病人的制度却难免与病人的个人愿望相冲突,如医院的探视、陪护制度,常与某些病人及其家属的意愿相抵触。护士作为医院管理制度的主要执行人,常成为病人不满的焦点。此时,护士容易感受到两头受压的苦恼,一面是病人及其家属的不满,另一面是医院管理制度的要求,致使护士情绪易激惹,导致护患冲突的发生。

(四)伤残与健康的冲突

　　病人与护士的交往时,对自身丧失健康的自卑、沮丧、嫉妒他人健全体魄的矛盾常可引起其内心激烈冲突,特别是躯体严重伤残的病人,更易在与其形成较鲜明对照、在身手敏捷的护士面前自惭形秽,个别病人甚至难以自控地把伤残的恼怒迁移至与其交往最频繁的护士。当病人陷入病痛不能自拔时,情绪最为冲动,对护士的善意劝说、耐心解释充耳不闻,反而产生逆反心理,甚至拒绝实施护理计划时,护士若不能识别病人的激动状态而强行实施护理计划,则可能出现双方互不相让的紧张气氛,甚至引发较激烈的护患冲突。

（五）依赖与独立的冲突

此类冲突在病人的疾病恢复期发生较多。病人经过较长病程，已逐步适应病人的角色行为，有的则形成疾病角色习惯化，对医护人员的依赖显著增强，有病人甚至躯体已完全康复，却无法回归社会。此时，护士应积极地帮助病人重建自信、增强独立意识、提高社会适应性，促使病人获得心理、躯体同步康复。解决依赖与独立的矛盾，最主要依赖于护士的较大耐心和正确引导，若护士不能就此与病人充分沟通，其良苦用心不仅难被病人接受，反而可能引起病人误解，导致护患冲突。

（六）偏见与价值的冲突

对医院性质认识偏差。有些病人认为医院纯属福利事业单位，认为医院应不计成本地向病人提供医疗服务。来自社会各层次的病人，对护士职业价值的认同总是受其自身社会、心理、文化等因素影响。有些病人很少与护士交往，只根据道听途说片面地认识护士，甚至把对护士职业的社会偏见带入护患交往，话语中常流露对护士职业的曲解。部分护士长期受职业价值困惑，对他人的消极评价特别敏锐、反感，很容易就此与他人当面发生争执，导致护患冲突。

二、护患关系的维系

护患关系直接影响着病人接受护理和治疗的效果。良好的护患关系对护理质量的提高，减少护患纠纷，促进病人恢复健康，强化整体护理具有重要的现实意义。良好的护患关系需要医院、护士和病人三方努力。下面主要从护士的角度，讨论如何与病人建立和维系良好的护患关系。

（一）培养良好的个性品质

护士良好的个性品质，是影响护患关系建立和维系的重要因素。护士良好的个性品质主要有以下几种。

1. 尊重　尊重病人，是护士赢得病人好感、获得病人信任和尊重的重要因素。尊重主要体现在对所有病人一视同仁，能积极宽容地接受病人的不同观念、习惯等。

病人来自不同的文化背景和社会阶层，他们有不同的社会角色、信仰和习惯。无论其地位和修养如何，都应受到尊重。个别临床护士对文化层次低、有不良习惯的病人，表现出居高临下、盛气凌人的态度。不仅有损病人自尊，而且常导致病人采取对抗方式，引发护患冲突。但尊重并非纵容或听之任之，对个别不可理喻、行为有损于他人的病人，可采取合理、非对抗性方式加以劝导、制止。

2. 体贴　体贴主要体现为护士能理解病人的痛苦感受，设身处地为病人着想，了解和满足病人的需要。护士的体贴可带给病人温暖，使病人产生好感、亲近，甚至感动。体贴常表现在细小情节或言谈举止中，有时仅为护士的举手之劳；但体贴又不是容易做到的事情，因为体贴需要有爱心，要细心地观察、了解病人的需要。

3. 真诚　真诚是一种态度，表现为真心实意地帮助他人，能坦率地说明能给予和不能给予的，用适当方式表达自己的真实感受；护士的真诚可赢得病人的信任和理解。

在临床护理工作中，护士常常面对病人的各种要求：有些合理，与其健康相关；也有些不合理，属额外要求。对病人与康复有关的合理要求，护士应尽可能给予较充分满足；对病人与康复无关的不合理要求，护士可采用适当的方式告知其不能给予满足及理由。例如，急性阑尾炎病人术后3天仍不肯下床活动，要求护士像家人般陪伴在侧，随时照顾其饮食起居。这要求明显与其护理目标（如病人术后早期活动有利其康复）相悖。对此，护士应表明态度，讲清早期活动的意义并积极引导病人进行康复训练。此时护士的真诚态度不仅可获得病人的理解，更能赢得病人的信任。

4. 责任心　责任心，是护士获得病人信任的最基本条件。临床护理工作中，护士从各种专业技术操作到对病人的人文关怀，都需有高度的责任心，容不得半点马虎。缺乏工作责任心的护士，无论其外在言行如何友好，也不可能得到病人的信任。

（二）掌握有效的沟通技巧

护士掌握有效的沟通技巧，可较完美地展示其良好的个性品质，掩饰其个性的不足，培养和完善其个性品质。

护患沟通目的不同，要求护士使用的沟通技巧也不同。但护士想要熟练掌握沟通技巧，需在大量实践中积累。

1. 学会倾听　倾听并不只是听对方的语词，更要通过对方的表情、动作等非言语行为，真正理解病人所表述内容，体会病人的真实感受。要达到有效倾听，须注重以下技巧：①聚精会神，避免分散注意的动作（如看表、东张西望等）；②距离适当，姿势自然，保持眼神交流；③不轻易打断病人说话；④适当反应，如倾听病人说话时，可轻声地以"嗯""是"或点头等表示正接受对方所述内容，并希望听他继续说下去；⑤仔细观察病人的非言语行为，病人交谈时的非言语行为包含丰富信息，它有助于护士理解病人真实的想法、情感，如病人说"我很担心"，其面部表情、语调常可反映其情绪反应程度。

认真倾听是护士关注和尊重病人的表现，有助于形成护患间的良好关系。

2. 善于交谈　交谈是临床护士收集资料、建立关系、解决问题的最主要方式，护士交谈蕴含以下技巧：

（1）充分准备：交谈前，护士应明确交谈目的，确定初步的问题，选择适当地点，同时了解病人的基本背景资料。交谈前的充分准备有助于护士控制交谈过程，避免漫无边际的闲谈。

（2）恰当的提问方式。

（3）记录：每次会谈后做好记录是非常重要的。但是在会谈中最好不要做记录，因为会影响倾听和理解，也会给病人造成压力，阻碍沟通的进行。

（三）把握关键环节

1. 注重第一印象　良好的第一印象对建立良好护患关系具有事半功倍的效用，因此在护患沟通的最初，护士要在病人心目中建立良好的第一印象。主动向病人介绍自己的姓名和职务或身份，并能真诚地记住病人姓名，选择恰当称呼称谓病人；认真向病人介绍科室的环境结构、病房设备的使用、饮食安排、探视陪护制度等。可消除病人的环境陌生感，缓解病人由陌生环境所致的焦虑、恐惧等。

护士应力求仪表端正、举止大方、服饰整洁、微笑、语调轻柔。

2. 注重最后印象　最后印象同样重要，它为护患关系画上一个圆满的句号，使病人及其家属留下满意评价。护士要达到这一点需做到以下几方面：①通知病人出院时，护士应与病人共同回顾其康复状况，让病人及其家属愉快离院；并向病人及其家属详细嘱咐出院后各项注意事项，有条件的医院科室可留下咨询电话，实施延伸服务。②主动征询病人及其家属对医疗、护理质量的反馈意见，既是更好地增进医院服务质量的手段，也体现了对病人的尊重。③护送病人及其家属到病房外。

知识链接

（四）提升职业技能

无论医务人员的沟通技巧多么高超，若没有丰富的医学知识和高超的技能为支撑，最终都不可能赢得病人的信任与尊重，这是护患关系的土壤，是建立良好护患关系的基础。

因此，维系良好的护患关系，护士要能熟练掌握护理学基本知识、基本技能及疾病护理常规。利用工作业余时间努力钻研业务，学习扎实的专业知识，练就娴熟的操作技巧。只有掌握了丰富的专业知识和精湛的护理技术，才能在工作中做到严格遵守各项护理操作规程及查对制度，避免差错、事故的发生。这样的话，一方面，护士工作起来干脆利落，得心应手；另一方面能用最新、最实用的护理技术服务于病人，取得病人的尊重与信任，构建和谐的护患关系。

（温雅娟　赵佩君　曹新妹）

直通护考

模块十二　护士职业心理素质及身心健康维护

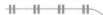

扫码看课件

学习目标

1. 识记：护士职业心理素质的概念，护士应具备的职业心理素质。
2. 理解：职业心理素质的影响因素。
3. 应用：护士工作中常见的心理问题及护士心理调整。

重点和难点：

重点：护士工作中常见的心理问题及护士心理调整。

难点：护士应具备的职业心理素质。

项目一　护士的职业心理素质

随着我国医药卫生体制改革的不断深化，以改革护理服务模式、为病人提供身心整体护理为核心的优质护理服务在全国推进。从心理护理的角度讲，护理人员的首要任务是通过言行与交往为病人创造一个愿意接受治疗、保持良好合作的心理状态。这是一项要求十分精细的艺术。为了实现这个目标，通常要求护士除了负责治疗护理外，还要做好卫生宣传教育，把防病治病科学知识普及人群，通过劝告、启发、诱导、暗示给病人以影响，观察病人的心理动态，了解和满足病人的合理需要，指导病人配合治疗。因此，护理人员应充分认识到护理工作的价值，并对护士的职业心理素质深入理解，有意识地提高自己的职业心理素质，提高自我的人文素养，为病人提供更高质量的护理服务。

任务一　护士职业心理素质的概述

一、概念

护士职业心理素质又称护士角色人格，特指护士职业群体在从事护理工作时，共同具备并形成相似的角色适应性行为的心理特征的总和。护士职业心理素质是做好护理工作的心理基础。

二、护士应具备的职业心理素质

优秀护士除了要具备高尚的医德、扎实的医学专业知识、精湛的护理技术外，必须具备良好的职业心理素质,才能更好地认识自己、了解病人,正确解决工作、学习、生活以及人际交往中出现的各种问题。优秀护士的职业心理素质包括以下内容。

（一）积极的职业态度和正确的角色认知

职业态度与职业价值观,是护士职业心理素质的核心成分,也是护士整体素质的首要成分。护理工作涉及人类生命的全过程,从婴儿降生起,护士就伸出了援助之手。在护士心目中,病人的需要高于个人的一切,要做到这一点,必须具备全心全意为病人服务的精神,这是做好护理工作的思想基础和前提。护士的工作虽不能直接为社会创造物质财富,但是护士们的劳动实践,都随时在为人类社会的精神文明增添新的篇章。每当我们千方百计通过抢救使危重病人获得新生时,人们都会感到医务工作者的光荣使命,并能体会到人间的温情,从而激发人们建设美好生活的决心。医务工作者则由于成功的喜悦,忘却了紧张和疲惫,因病愈者的欢乐而感到幸福。这种感受不是任何物质奖励所能比拟的,而是道德情操上的一种升华。医务人员一旦尽到了救死扶伤、实行人道主义的职责,就会进一步激发责任感和荣誉感,认识到自己存在的重大社会价值,进而更好地为人民健康做贡献。

（二）具有爱心、富有同情心和耐心

护士的工作繁重而琐碎,要想做好护理工作,满足病人的合理要求,就必须有爱心、耐心和同情心。病人饱受病痛煎熬,特别需要医护人员的同情和关爱,作为护士,对病人要有同情心,处处关心、体贴、爱护他们,说话温和,表情亲切,耐心沟通,细心观察病人的病情变化,同时,接纳和理解病人的错误行为,倾听他们的烦恼,让病人体会到护士无微不至的关心,消除他们的恐惧感。护士要用和蔼的态度、细心的服务、真挚的同情心,缓解病人的心理压力,用辛勤的劳动、美好的心灵去构建和谐的护患关系。

（三）忠于职守与高度的责任心

忠于职守是由护士职业的特殊性所决定的。护士是为人们提供健康服务的特殊群体,所从事的工作直接关系到病人的生命安全,护士职业要求护士必须具备较强的自我约束能力,在没有任何监督的情况下,能持之以恒地严格遵守各项规章制度和操作规程,自觉维护职业准则。

高度的责任心是从事护士职业必要的心理条件。只有具备高度的责任心,才有认真、严谨、慎独的工作态度;只有具备高度的责任心,才能提高职业敏感度,防微杜渐,将许多可能引起纠纷的事件消灭在萌芽状态;只有具备高度的责任心,才能时时刻刻用严格的标准要求自己,避免工作中的懈怠和散漫。因此培养护士的责任心,是加强护士心理素质培养最重要的内容。

（四）良好的心理能力

1. 敏锐的观察力　敏锐的观察力是衡量护理人员心理能力的重要标志,是扎实的理论知识、丰富的实践经验与高尚的职业道德三者完美的结合,是洞察病人心理活动、获得病情资料、把握病情变化、预见病情发展、实施护理计划的关键。敏锐的观察力,不是由本身对外界事物的主观兴趣决定,而是取决于我们的工作任务和神圣职责的需要。例如,我们给病人用药,并不是单纯按医嘱把药品发给病人就算完成了任务,还要仔细了解该药的药理作用、该药对患者有何副作用及用此药的治疗目的等。同时,还要观察病人对该药物的心理反应和是否遵从医嘱服用等。

在护理工作中应特别强调对病人的病情和心理活动的观察。疾病的发展常有一个从渐变到突变的过程,突变之前往往出现一些前驱症状。能否及时捕捉先兆并防患于未然,或者在病情突变时立刻采取有效措施,为医生抢救赢得时间,常取决于护士有无认真细致的观察能力,因为护士日夜与病人接触,比医生更有条件直接观察到病人病情的变化,容易发现问题。一旦遇到病人病情恶化的情况,护士就需要在医生到达之前首先采取果断措施,进行有效抢救。

观察与思维密切相关。护理人员要运用自己掌握的知识和才能对观察到的事物进行分析,综合比较,抽象和概括,并通过独立思考,得出比较正确的判断,以利于及时处理。

2. 准确的记忆力 护理工作内容繁多而复杂,接触范围极为广泛,每个病人又有不同的治疗方案和需要。所以,为了能及时安全地完成各项任务,防止发生差错,护理人员必须培养准确快速的记忆能力。作为护士,首先应该熟悉自己的工作环境,熟悉上下和横向关系及服务对象,而后还必须了解并记住所护理的病人是什么样的人、得的何种病,医生的治疗计划怎样安排,主要护理诊断和相应的措施是什么,需要进行什么治疗和帮助,观察的重点是什么等。最后,根据病情制订护理程序。病人每天都有一定的流动,而他们的病情和心理活动也会随时发生变化,只有勤于到病人中去,不断深入接触病人,才能加深印象和记忆,及早发现问题,避免从印象出发而发生张冠李戴的错误。

当病人诉说不适时,护士通过亲自检查明确部位、性质,并联想到可能与什么脏器有关。然后,根据症状分析各种可能性,比如,与原来的病是否有关,与饮食、药物、睡眠有没有联系等;并由此进一步探询与此症状的有关问题,以确立自己的联想和判断,采取必要的措施。一个合格的护理工作者绝不能单纯以"传达员"的形式,不加思考地把病人的话原封不动地反馈给医生,这样既不利于业务能力的提高,也影响自己在病人中的威信,妨碍护患间的交往。

记忆的强化与注意力密切相关。人们把自己认为有用的信息储存起来以便以后提取。要使记忆牢固,平时就该加强训练和识记。在护理工作中人们通常采用以听觉和视觉为主的综合识记方法。识记时必须注意力集中,以后要经常回忆,如反复检查医嘱是不是都已执行,核对药品是不是分发准确等。只有通过自查与互查反复巩固记忆,采用科学快速记忆法,方能获得理想的效果。

3. 独立思考的能力 随着医学模式的转变,护理有了独立的功能,护理人员要通过独立思考,对每个病人进行护理评估,做出护理诊断,制订全面的护理计划,科学、合理、高质量地应用护理程序为病人解决现存或潜在的健康问题。同时在工作中要正确理解医嘱,精心观察病人,密切配合医生做好各项治疗、检查及意外情况的抢救,及时发现医生的疏漏,这就需要护理人员具备独立思考的能力和解决问题的能力,并发展创造性思维,以适应现代护理的需要。

(五) 健全的适应能力和积极稳定的情绪

社会工作者的职业属性,要求护士学会适应各种环境,无论置身于纷繁或孤寂中,都能保持良好适应,沉着应对。此外,护士的社会适应性,还包括对各种从未体验过的角色的适应。如在患儿面前,做好爱幼的长辈角色;在老人面前,做好敬老的晚辈角色;面对痛不欲生的病人,要做好疏导和宽慰者的角色等。

护理工作的特性要求护士始终以良好的情绪状态为病人营造积极的情绪氛围,以利于病人的康复和治疗。护士的积极情绪对病人有强烈的感染力,如护士对病人同情与关心常能激励病人战胜疾病的勇气,护士的乐观与自信会增强病人对治疗的信心。敏感的病人易于接受护士的暗示,诚挚、美好的心意能减轻病人心理甚至生理上的疲惫与痛楚。一句亲切的慰问,如"今天你的气色好多了",就会给病人很大的安慰。尤其当病人病情恶化感到惶恐不安时,护士的坚定的目光与果断的言行对病人会产生巨大的镇定作用,从而消除紧张与恐惧心理。在病人面前,护士要能控制自己的心理活动,按照治疗和护理的需要来调节自己的表现,保持稳定的情绪,特别不能过分地嬉笑和怒斥,因为这会降低病人的安全感,损害护士在病人心目中的形象。

(六)适宜的性格

护士个体的气质与性格类型,对其日后形成较理想护士角色人格至关重要。非常典型或极端的气质、性格类型者,不适于做护士。如典型胆汁质的缺乏自制力、易怒、生硬急躁等特征,典型抑郁质的情绪深沉、压抑、过分腼腆等特征,均与护士职业特质要求相去甚远。一般认为,多血质、黏液质及各种混合型、一般型的气质,稳定外向型或稳定内向型的性格类型等,具有谨慎、深思、平静、可信赖、活泼、随和、健谈、开朗、善交际、易共鸣等特征,与护士角色人格特质较吻合。

(七)出色的沟通能力和良好的人际关系

护士的言语,除了一般功能外,兼有致病和治病的作用,因此,护士必须恰当运用言语表达能力,遵守言语规范。在言语交往中只有在双方具有共同概念的情况下,才能有效地通过言语这一工具,推进心理护理工作。

"言为心声",言语常反映人的内心世界和文化水平,是人的心灵外化的体现,即所谓"闻其言,知其人"。病人住院期间,不但需要良好的物质条件,同时也需要美好的精神环境,美好的语言可以促进人际交往和保持良好的心理状态,有利于病人康复。要想言语精确表达并收到好的效果,首先要有与人为善、热爱生活、尊重他人和自重自爱的心愿,因为交流的效果与交流者的动机通常是一致的。为了使对方通过交流得到帮助、有所裨益,必须选择对方易于接受的方式、方法和内容。所以,我们除了注意表达时应语音清晰、语意明确、语气缓和、语调适中外,还必须做到以下几点:①应做到有称呼、有礼貌、有区别、有分寸;②观点明确,信息准确;③避免使用不当、不雅及刺激性语言。在交流过程中,为了加强言语效果,有时还需结合运用表情、手势等动作,但要防止因不适当的动作引起病人的疑虑或误会。表情、手势过多有失庄重,重要的是通过言语表示护士对病人的真诚关怀,言语的效果应使病人心情舒畅,增进相互间了解,协调护患关系,病人听了合情合理,就会增强对护士的信赖,从而主动配合护理和治疗。

做好护理工作,需要多方面的配合。在集体中,不但要充分发挥个体的作用,成为一名有效的成员,而且还要善于协调多方面的关系,使大家围绕集体的目标而努力奋斗。因此一定要能善于建立良好的人际关系,使集体中有充分的团结、民主气氛。在人际交往中,人际吸引是友谊形成的重要条件。人际吸引因素主要包括:①信念、观点、态度、志趣和个性特征相似;②学习、工作、居住和社会关系相近;③相互需要或有互补作用;④仪态、外表及其他。护士在护理工作中应充分考虑到这些因素。

在人际交往中,谦虚自重的人常易于与他人建立良好的关系,而骄傲自满者往往不易与别人友好相处。实际上,个人的知识和经验常需要在与他人的接触中才能得到充实与发展,而且只有通过与他人比较,才能取长补短而不断进步。因此可以说,良好的人际关系,和谐的气氛是做好护理工作的重要条件。

任务二　护士职业心理素质的影响因素

护士职业心理素质的影响因素,包括职业压力、社会心理支持系统不足、维护心理健康的知识和技能的缺失、社会文化方面的偏见、护士自身心理素质等。

一、职业压力

职业压力(occupational stress)是在工作中产生或形成的各种压力,包括因工作任务过重、人际沟通困难、工作环境变化的影响等种种因素带来的压力。

(一)护士的职业特点

大量的研究表明,护理行业是一项高应激的职业,护士长期生活在充满"应激源"的环境中,他们每天要面对大量的病人和病人家属,时刻要应对生离死别的场景,这种紧张的工作性质和高风险的职业压力导致护士极易产生身心疲劳。适度的应激对护士情绪和动机有积极的影响,但是一旦应激源超过其承受能力,就将损坏其身心健康。

(二)来自人际关系的压力

护理工作中的人际关系主要包括护患关系、护患家属关系、护护关系以及与其他医务人员方面的关系等。随着社会发展,人们对健康的需求日益提高,病人及家属都认为自身是最需要照顾的,一旦护士工作中出现误差,都会导致冲突的发生。此外,在促进病人健康的同时,需要其他医务人员及同行的配合,所以护士还需要处理好同其他医务人员的关系。而现实的工作中,由于各种原因和误会,往往导致同事间相互推卸责任或出现不配合的现象,这些矛盾和冲突都是诱发护士心理问题的诱因。

(三)超负荷的工作和职业的风险

"以病人为中心"的整体护理模式需要护士具备多学科知识,付出更多的精力,但由于人员不足,很多医院的护士处于超负荷的工作状态。频繁的夜班打破了护士正常的生物钟,致使其生活极其不规律,造成心理的高度紧张。

临床上病人病情变化多端,不确定因素多,护士在工作中还要经常面临许多急症抢救,不仅要必须及时观察病人的病情,迅速做出反应,同时还要满足病人的各种合理要求。如果工作中稍不留意,就会威胁到病人的身心健康甚至生命。由于职业的特殊性,护士面对的工作环境中,还会有许多致病因素,如细菌、病毒、放射线等的威胁。因此,护士特殊的工作性质及职业的风险性带来的压力是显而易见的。

(四)自我价值方面的压力

我国的护理教育发展相对缓慢,护理学科发展滞后,导致护士的社会地位不高,学习深造机会少、技能更新慢也是造成护理人员心理压力源的因素之一。不少护士必须在繁重的工作同时,参加各种各样的继续教育。而当前医学发展日新月异,对护理人员提出前所未有的要求,迫使护理人员必须更新知识结构、学习新的技能才能满足工作需要。此外,护士的工作能力缺乏相应的社会肯定,工资和奖金方面回报的欠缺也会降低护士的职业价值感,这也会对其心理健康状态产生影响。

二、社会心理支持系统不足

社会心理支持系统(social psychology support system)指个人在自己的社会关系网

知识链接

络中所能获得的来自他人的精神上的帮助和支援。一个完备的支持系统包括亲人、朋友、同学、同事、上下级等。现今人们对健康的重视程度加深,对护理工作的需求快速增长,但由于医疗技术服务水平的相对落后,往往不能够满足人们对于健康的需求。这就造成了一些人缺乏应有的理解和支持,加深了护士人际关系的冲突,导致其心理出现失衡。由于护士工作的特殊性,知识的更新和激烈的竞争需要护士不断地学习新知识和新技术,这将影响他们承担家庭的责任,如果得不到家人的支持,将会造成家庭生活与工作的矛盾。

护士如果在日常工作生活中遇到心理压力时不善于使用社会支持系统,当遇到困惑或压力时,不去寻求社会心理支持系统的帮助,也不愿向周围的人倾诉,就容易产生心理问题。

三、维护心理健康的知识和技能的缺失

心理健康(mental health)从广义上讲,是指一种高效而满意的、持续的心理状态。从狭义上讲,心理健康是指人的基本心理活动的过程内容完整、协调一致,即认识、情感、意志、行为、人格完整和协调,能适应社会,与社会保持同步。

护士在校期间大多不注重学习心理健康知识和压力调节技巧,导致其在未来工作中遇到心理问题或压力过大时,不能及时、有效地采取科学正确的方法去解决。而现阶段我国医院内也缺乏相应的心理健康咨询机构帮助护士解决心理问题,这使得护士的心理压力无从释放,导致了护士心理问题及工作倦怠的多发。

心理危机的出现,最好的应对方法就是消除和化解应激源。护理工作本身就是一个高度紧张的职业,护士和病人都属于心理问题的高发人群,加之当前护患关系冲突的增多,迫切需要在护理工作中建立有效的途径,帮助护士进行心理压力的释放和调节。

四、社会文化方面的偏见

(一) 不公正的社会评价

所有的护士都期望自己能成为人们心目中的"白衣天使",所以工作勤奋努力,然而护士在社会群体中却被认为是"高级保姆"。这种不公平的社会评价,让许多护士心灰意冷。护士在医院中地位较低,付出不能得到充分肯定和补偿,自身发展机会少。人们对护理工作的重要性认识不足,造成护士心理不平衡。这种较低的社会评价,直接影响护士的身心健康。

(二) 护士社会定位较低

普遍的观念认为护士在医院中处于弱势地位,病人及其家属在医疗过程中认为医生是治疗的权威,在医院中处于强势,没有达到预期治疗目的时会将其不满情绪发泄到护士身上;护士在面对病人的情绪变化时,也必须压抑自身的感受,保持冷静平和、理解的心态,用微笑面对。久而久之,护士在问题之间难以找到心理平衡点,容易出现焦虑、抑郁等情况。

(三) 多重社会角色压力

护士多数是女性,她们往往处在职业角色与家庭角色的矛盾中,在工作单位要求具有敬业、进取和开拓精神,但在家里被要求成为温柔、贤惠的妻子和母亲。女性传统上被要求在家庭生活中担负比男性更多的责任,护士在家庭生活中也要承担更多的责任与压力,如子女教育、操持家务、照顾老人等。这种多重社会角色无形中也增加了护士的心理

知识链接

压力。工作的"三班制"打乱了护士的生物钟,夜班多,节假日得不到休息,加之女性特殊的生理特征、情绪周期性波动以及生儿育女和家庭劳动的负荷,她们如果得不到家人和朋友的理解、支持和帮助,容易导致心理不健康,让自身处于不良状态中。

五、护士自身心理素质

（一）智力方面

1. 敏锐的观察力 护士应具备敏锐的观察力,随时观察病人的病情和心理状况。通过对病人各项生理指标、临床症状、行为反应的观察来了解病人的病情变化,掌握病人的心理需求,以提高护理质量和医疗诊断效果。

2. 精准的记忆力 在面对众多的护理对象时,护士应具备良好的记忆能力,根据病人情况随时调整护理计划,严格执行医嘱,做到准确无误。

3. 良好的注意力 在临床工作时,要求护士的注意力具有良好的指向性和集中性,面对病人的病情变化要能够排除无关信息的干扰,确保病人的医疗安全。在护理过程中尽量做到"眼观六路、耳听八方",对病人的情况心中有数。

（二）情绪方面

由于护理工作的特殊性,加之紧张的工作氛围,极易使护士产生情绪问题。而面对着众多的病人,护士又需要始终保持良好的心态,从而营造适宜的护理环境,所以护士需要具备良好的情绪调节能力和自我控制能力。护士自身的积极情绪、情感会影响病人,给病人带来康复的希望;而消极、低落的情绪、情感则会容易导致护理事故发生率的升高。

（三）人格方面

气质和性格是人格的重要组成部分。气质是个体心理活动的动力特征,它受遗传因素的影响。不同气质类型的人对外界变化的情绪反应特点不同:胆汁质的人情绪兴奋性高,脾气急躁,情绪体验波动性大;多血质的人情感丰富,反应灵敏、接物待人乐观热情;黏液质的人情绪兴奋性低,对外界反应慢,情感不外露,遇事冷静;抑郁质的人对外界刺激反应不强烈,情绪压抑,内心深层情感体验强烈,经不起挫折的打击。不同气质类型的护士在面对工作压力时,应对方式往往不尽相同,一般来说,抑郁质的气质类型倾向的护士更容易出现心理问题。

性格有内外向之分,性格外向的人善于与人交流,在沟通交流过程中也会释放一部分心理压力;而性格内向的人不善于与人沟通交流,则更多地把心理压力自身消化或积累。所以性格内向的护士往往较容易出现心理问题。

（四）意志方面

在个人的意志品质方面,护士必须谨记忠于职守和高度的责任心是护理工作的核心。要求护士在工作中把病人的利益放在首位,热爱本职行业,能够克服工作带来的困难,具备无私奉献、乐于助人的价值观,恪尽职守,遵守职业道德。

项目二　护士工作中常见的心理问题及心理调整

作为提供医疗服务的群体,护士的心理健康直接影响病人的康复。维护护士的心理健康状况,掌握护士心理健康的干预措施,对促进护士身心健康,对护理工作质量的提高有着重要的指导意义。

案 例 导 入

护士的心理健康

吴护士,29岁,在重症监护病房工作,工作紧张忙碌,休息时间还要参加职称晋升的学习和考试,以及收集资料,撰写论文。在工作中,她追求完美,是单位的劳模,家中有生病的父亲需要照顾,女儿上小学二年级。近来自感力不从心,工作效率明显降低,情绪易激惹。

提问:

吴护士目前出现了什么心理问题? 应该采取哪些方法进行心理调整?

分析提示:

通过吴护士的表现,分析她现在存在的心理问题。全面了解吴护士的家庭情况、工作压力等,根据个体情况,从管理者和护士个人两个方面采取针对性的心理调整措施。

任务一　护士工作中常见的心理问题

随着人类社会发展进步,医学模式和健康观念的转变,要求当代护士在具备护理专业知识和技能的同时,必须具有健全的人格、健康的心理。然而,由于护士职业的特殊性,加之护士职业心理素质差异显著、高低不同,极易发生各式各样的心理问题,直接影响护理工作质量,甚至影响病人的安全。护士在工作中常见的心理问题包括以下几类。

一、抑郁自卑心理

抑郁自卑心理主要表现为情绪低落、郁郁寡欢,感到自身没有价值、没有能力、对不起家人,觉得自己无法胜任工作、对工作没有兴趣。抑郁自卑心理的产生除与个人心理素质有关外,还与护理工作的辛苦、责任重大、收入不高、地位低、晋升机会相对少、发展前途暗淡密切相关。

二、焦虑心理

焦虑心理表现为烦躁、睡眠障碍、心神不宁、坐立不安,注意力不集中,操作不准确或失误增多,对病人或他人缺乏耐心,甚至发生争吵。焦虑心理会导致工作效率降低、工作失误增加、人际关系恶化等。

三、厌倦心理

受行业特点、工作性质、服务对象等诸多因素的影响,护理人员常年在封闭、静态环境中,重复单调地工作、生活,加之社会家庭、人际关系及生理因素等影响,对护理工作产生厌倦心理。其表现为对工作任务产生本能的厌烦,工作消极,对病人没耐心、丧失责任感、态度不友好等。

四、冷漠心理

有些护理人员对病人缺少爱心,认为病人的认知、情感、意志行为异常,即便自己对病人非常关爱,也不会得到他们情感上的回报。因此,在护患关系上,只满足于应付日常工作,而在情感上缺乏投入。

五、强迫心理

护理工作的严肃性质决定了工作时必须高度认真谨慎,严格执行查对制度。为避免发生错误,护士需要反复重复同样的工作,久之即形成习惯,做事必须反复检查,总担心上班做错事,当心出差错。一件事要反复核对多次。夜晚睡觉时像定了闹钟一样,交班时准时清醒,醒后难以入睡……

六、恐惧心理

近年来,医疗环境紧张,医患矛盾升级,医闹事件频发,使得护士心理压力增大,上班提心吊胆,总怕出事。另外,突发公共卫生事件增多,各种有毒、有害、有传染危险的职业暴露风险远大于一般人,比如非典、埃博拉等各种尚缺乏有效控制手段的烈性传染病的传播对护理人员心身带来巨大的挑战,提高了护士的恐惧程度。

七、惰性心理

惰性心理有两种情况:一种是因循守旧,墨守成规,对护理工作缺乏钻研精神;另一种则是懒惰,怕麻烦,图省事,总想走捷径。在这种不健康心理的影响下,形成了恪守现状、不思进取的心理定式。

任务二　护士心理调整

一、管理方面

护士良好的职业心理素质,加上科学化职业管理,是促进现代护理学科发展、提高护士人才整体水平的最佳组合,两者相辅相成,缺一不可。高水平的职业管理,可充分调动护士的主观能动性,促成职业心理素质及职业效益的良性循环。护理管理需从以下四个方面加强对护士职业心理素质的影响。

(一) 提供良好的工作环境

作为护理管理者,要充分认识到护士的工作压力对护士自身及护理质量产生的不利影响,评估院内各个科室工作量和工作刺激因素,合理安排各个科室的护理人员配置,合理排班,合理安排护士的工作,尽可能地减少护士工作中的应激源,减轻其工作强度。对近期出现烦躁、过度紧张、疲乏症状的护士给予一定的重视,在排班上可适当考虑,给予一定放松的时间。

此外,管理者应充分尊重护士,提高福利待遇,积极创造深造条件,提升护士的自我价值感,人性化管理护士,减轻其心理压力,以提高护士的心理健康水平。

管理者还要善于应用激励因素,使临床护士在工作中得到满意和激励,充分调动其内在积极性,激发工作热情,并给护士争取最大限度的社会支持及良好的社会回报,降低其应激反应水平,以利于提高护士心理健康水平。

(二)营造医院内休闲及健身环境

护士长时间的轮班制工作,使大部分人处于长期高负荷的生活状态,而休闲活动却很少。医院可以提供休闲场所和完善的休闲设施,如视听教室、健身房、瑜伽房等,让护士在紧张工作之余,能够有机会放松。营造良好的院内休闲氛围,让院内工作人员深刻体会休闲活动的重要性,以更好的状态投入到工作中。

(三)提供专业的心理辅导

管理者可以运用心理测量等科学方法,根据护士的一般状况、成就动机水平、气质类型、性格倾向、人格特质、应激能力、情绪的自我调控能力、身心健康水平、人际交往能力、组织管理能力等个人资料数据,全面、动态地了解护士所属的职业心理素质概貌。并通过心理讲座、专业心理咨询门诊等方式,开展多形式、多层次的心理健康教育,普及心理健康知识,使心理健康工作触及每个层面,使护理人员从中学会应对挫折的各种策略,提高心理健康水平。

对发生心理失衡、职业心理偏差的护士,安排专业咨询师不定期地与他们沟通,帮助他们调整,使其心理健康。

二、护士自身

(一)优化职业心态

职业心态是指在职业当中,要根据职业的需求,表现出来的心理情感。好的职业心态是营养品,能够滋养人生,积累自信,更好地胜任职场的要求,成就人生目标。护士除了要具备一定护理专业知识和技能,还必须要优化职业心态。

1. 加强职业认同感　职业认同感(professional sense of approval)是个体对其所从事职业活动的性质、内容、社会价值和个人意义等所形成的看法,与社会对该职业的评价或期望达到一致且认可的状态。护士职业认同感是指护士对护理职业的自我肯定,并且感觉自身能够胜任这一职位,并清楚自己的职业理想与承诺。护理行业的性质比较特殊,既具有挑战也充满了压力,护士对待自身工作的态度和认知对其个人职业发展至关重要。因此,加强护士职业认同感,进行护理职业认同感教育就成为一个重要的课题。要改变社会环境中对于护理工作的评价过低现象,提高护士的社会地位。除了社会的大环境外,护士自身的积极主动的态度也非常重要,严格规范自身行为准则,用规范来衡量自己,保证规范有效执行,并且内化成为行为习惯。护士也可以利用现有资源,通过多种途径更好地定位自身职业。

2. 规划职业生涯　职业生涯规划是在对一个人职业生涯的主客观条件进行评定、分析、总结的基础上,对自己的兴趣、能力、特长、经历等各方面进行综合分析,根据职业倾向,确定最适合的职业奋斗目标,并为实现这一目标努力。随着人们对自身健康的重视和社会文明的发展,护理工作将日益受人尊重,护士做好职业生涯规划的意义在于:

(1)协助个人确定职业目标:通过认识和分析自己,评价自己的性格及能力,总结出自己的优势和特点,合理设定职业目标,发挥自身才能。

(2)激发个人工作动力:规划必须要做到具体化和有可实施性,随着规划逐步实施,工作和思维方式也日益得到改善,也将更加激发工作动力。

(3)诱导个人潜能的发挥:合理有效的职业生涯规划,能够使护士更加专注于工作,个人潜能得到最大的发挥,也可以使个人目标更早实现。

3. 认同个体差异　虽然护士的职业心态有着共同点,但是个体职业心理需求的不同层次又使其内容不尽相同。护士的年龄、工作科室、教育层次的不同可导致个体的职业心理需求千差万别。认同并较好地掌握个体职业心理的主导需求,有利于个体保持良好的职业心态,维护身心健康。

4. 优先职业需求　职业需求是一个人对其职业的渴求和欲望。职业需求的满足是一个人职业行为积极性的源泉。由于每个人的情况不一样,每个护士都有着自己独特的职业需求。如有的人认为薪酬是第一位的,有的人则认为个人未来的发展是最为重要的,还有的人把实现自身价值看成首要的职业需求。所以要首先满足护士职业发展的主导职业需求,并就此加强因势利导,使其工作充满动力,同时也有助于优化护士的职业心态。

（二）维护职业尊严

1. 善于从单调的工作中发掘兴趣　护士从事的日常护理工作比较单调,日复一日的重复劳动会让人兴趣缺乏,产生职业倦怠。职业倦怠在生理上表现为感觉迟钝、动作不协调;而心理上表现为厌倦、注意力不集中。护士在出现职业倦怠时要注意自我调整。如在工作允许的情况下将有兴趣和不感兴趣的工作交叉分配,可以有效缓解不良的情绪,增加工作效能。此外,还要善于从平常工作发掘兴趣点,学会给不感兴趣的工作设定目标并细分为小目标,每一次目标的实现都会是一次兴趣点的提升。

2. 提升自身工作能力和心理调节能力　随着现代医学的不断发展,临床的护理工作也在不断更新与发展,如果不能及时学习护理新理念、新技术、新方法就无法适应日常工作。必须不断地培养和提高自身素质,通过终身学习掌握新的知识和技术,这样才不会被时代所淘汰。除此之外,缺乏有效的心理调节能力,在紧张的工作压力中也容易产生焦虑情绪。表现为肾上腺素水平升高,心理上害怕,情绪易激动、易发怒。在工作和生活中,要正确对待"自身的长处和不足"。繁忙复杂的工作和生活中,难免遇到困难和挫折。挫折感、失望感使人心理痛苦,一旦情绪激动就会失去自我控制力,在这种情况下,要采用积极的行为方式对自己的心理进行适当调节,以利于护理工作的开展。

3. 学会在平凡的工作中获取自身价值　护士工作绝不是简单的发药打针,而是为人类的健康事业服务,工作内容可能简单,但是意义非凡。有时候护士的一个微笑、一句关切的问候都会让病人从内心深处感到很温馨。在病人康复出院时,病人和家属一句发自肺腑的感谢话语,也会让护士从心底感受到成就感和价值感。一声问候,一句关怀,一个微笑,一杯开水……护士在举手投足间的小动作都体现着职业道德,简单的言行都会给病人带来无尽的宽慰。熟练的技能操作会让病人感受到护士的专业和用心,所以要学会从平凡的工作中找到生命的价值和意义。

4. 理解和热爱护理工作　正确理解护理工作的重要性,真心热爱护理工作。研究表明,良好的情感可提高工作活动效率。以积极的情绪对待工作可以对身心健康起到积极的促进作用,也可以使自己较好地完成工作,获取成就感和价值感。有突出成就的优秀护士都是把所从事的工作当作一个崇高神圣的职业,以喜欢和热爱的心态来完成工作。作为护理人员要用科学合理的方法调整好自己的职业心理压力,以接纳的心态来对待职业心理压力。

（三）保持和谐的人际关系

1. 人际关系概述　人际关系(interpersonal relationship)是指在物质交往和精神交

往的基础上产生和发展的人与人之间的联系,表现为亲近、疏远、友好、敌对等反应。人际关系产生于各种复杂的社会关系中,并受社会关系的制约,反过来,它又深刻地影响着社会关系各方面相互作用的形式。

人际关系的性质取决于人际关系双方需要的满足情况。如果双方在交往中需要得到了满足,则相互间产生并保持亲近的心理关系,例如,护士在与病人的接触中,能够理解病人内心的感受,尊重并关心病人的体验和需求,双方就会建立良好的人际关系。相反,如果护士对病人表现得不友好、不真诚、不尊重,就会引起病人的不安或反感,病人的心理需要得不到满足,双方就会疏远甚至产生敌对的关系。在护士与病人的沟通交往过程中,了解病人的表现,真心地去理解病人的感受,真正地解决人际沟通中存在的具体问题,是促进护理工作有效实施的重要方法。

2. 影响人际关系的因素

(1)距离的远近:人与人在地理位置上越接近,越容易形成彼此之间的密切关系。现代人的交往,也往往都是因为距离的不同而导致人际关系的亲疏。一般来说,人们生活的空间距离越小,则双方越容易接近,因此彼此之间容易相互吸引。护士在其工作过程中,越是能够主动接近病人,缩短和病人的空间距离,就越能够使病人感觉到亲近。

(2)交往的频率:交往的频率是指人们相互接触次数的多少。一般来说,人们交往的频率越高,越容易形成较密切的关系。因为交往的次数越多,越容易形成共同的经验,有共同的话题和共同的感受。对于素不相识的人来说,交往的频率在形成人际关系的初期起着重要的作用。

(3)态度的相似性:人与人之间若对某种事物有相同或相似的态度,有共同理想、信念和价值观,就容易形成共鸣,形成密切的关系。人与人之间性格、态度和价值观方面若有相似性,则能相互吸引。俗话说:"物以类聚,人以群分。"如果追究其原因,就会发现这往往是由他们对某些事物有相同的看法、相同的态度造成的。因此,态度的相似性是建立人际关系的一个重要因素。

(4)互补性:相似性能增进人际吸引,互补性也能增进人际吸引。就是说,尽管两个人的性格、态度大相径庭,但是,当一方所具有的品质和表现出的行为正好可以满足另一方的心理需要时,也会产生强烈的人际吸引。

(5)个性特征:个性品质也是影响人际交往的一个因素。增加人际吸引的一个重要方面是培养自己良好的个性品质。社会心理学家安德森通过研究,概括出在人际关系中,最受人欢迎的8项人格特质:诚实、正直、理解、忠诚、信用、聪明、胸怀宽广、深思远虑。最不受欢迎的8项人格特质:撒谎、欺骗、卑鄙、残忍、不正直、不可依赖、不愉快、懦弱。因此,护士应找出自身存在的有碍人际交往的个性品质,并加以改进。

(6)情感因素:不同的情感也会对人际交往产生影响。热情是人人欢迎的情感。一个热情的人,在交往中往往表现为喜欢、赞美和称颂他人,而不是倾向于厌恶、轻视或说他人的坏话。因此,热情通常是一种强烈的人际吸引因素。

(四)学会劳逸结合

在日常工作生活中,作为护士要注重劳逸结合,学习并寻找到适合自己的心理压力有效释放方法。

1. 倾诉　护士如果在工作中遇到困惑,可以向周围的朋友或亲人主动倾诉,并求得他们有益的指导。虽然倾诉本身并不能解决问题,但倾诉可释放一定程度的心理压力,往往倾诉的过程也是个体在重新思考和解决问题的过程。在运用倾诉心理调节方法时要注意:向谁倾诉很重要。可以选择信任的亲人、朋友或同事,选择倾诉的对象心理一定要健康。

2. 健康的生活方式   健康的生活方式包括合理的饮食、适当的体育锻炼以及充足的睡眠时间,学习、工作都应有计划性,做到有张有弛。按科学锻炼的要求,运动的强度常用心率来衡量,即运动时每分钟最大心率值＋年龄达到 170～180 为最佳;运动的频度一般要求每周 3～5 次,每次持续 20～60 分钟。年轻人可适当选择耗氧量大的运动,如游泳、爬山、跳绳及跳健美操;中老年人可选择步行、慢跑、打太极拳、跳广场舞等。

研究表明,运动是释放负性情绪的最有效的手段,坚持经常有规律的体育锻炼,在遇到心理应激时,其应激反应的水平较低,对身心可起到保护作用。此外在运动过程中大脑内增加愉快感觉的神经递质分泌,因此,通过运动可带来愉悦的心情,但是需要注意的是要保证足够的休息和睡眠时间。

3. 培养广泛的兴趣爱好   拥有一定的兴趣爱好能丰富业余生活,改善心理状态,保持积极愉快的情绪,使自己拥有健康的体魄。积极的兴趣爱好包括读书、听音乐、旅游等。护士要合理安排工作和休息的时间,让自己有休闲放松的时间,如果条件允许,尽量选择外出旅游,观赏美丽的自然风光同时,还能陶冶性情,使心胸开阔轻松,这样才更有利于以后的工作。

4. 学习心理放松技术   人在进入放松状态时,交感神经活动功能降低,表现为肌肉放松、呼吸频率和心率减慢,血压下降,并有四肢温暖,头脑清醒,心情轻松愉快,全身舒适的感觉。因此,掌握一定的放松技术,对于护士舒缓紧张情绪,调整工作状态有着很大的帮助。

5. 学习一定的应对技巧   在面对职业应激时,首先要明确自己的工作任务和标准,学会清楚的表达和真诚对待他人,多采用积极的应对方式,运用放松的方法舒缓紧张的神经。其次,要学会保持一定的幽默感,避免消极的自我暗示,避免有害的争论,控制自身情绪。此外,要及时宣泄不良情绪,可以利用升华技巧,把自己的压抑投射到其他领域,追求更高的目标。

（五）寻求专业的心理干预

护士如果在工作或生活中遇到难以调节的心理压力,或者备受心理疾病的困扰,可以寻求专业的心理医生的帮助。人们已经越来越重视心理健康,因此专业的心理咨询机构也正在蓬勃发展。护士在工作生活中为心理问题所困扰时,如果还是勉强地低效率工作,结果很有可能是把消极情绪投射到病人身上,可能导致工作差错的发生。为减少和避免这些问题,可以通过寻求专业的心理干预来解决问题,通过配合心理医生或心理咨询师的工作来制订个人的心理干预计划。

（陈炜   曹雪楠）

知识链接

直通护考

参考文献

[1] 曹新妹,黄乾坤,金小丰.护理心理学(临床案例版)[M].武汉:华中科技大学出版社,2016.

[2] 曹新妹.精神科护理学[M].2版.北京:人民卫生出版社,2015.

[3] 曹新妹.精神科护理[M].上海:复旦大学出版社,2015.

[4] 王松韬.护理心理学[M].北京:中国科学技术出版社,2018.

[5] 姚树桥,杨艳杰.医学心理学[M].北京:人民卫生出版社,2018.

[6] 杨艳杰,曹枫林.护理心理学[M].北京:人民卫生出版社,2017.

[7] 杨艳杰.护理心理学[M].3版.北京:人民卫生出版社,2012.

[8] 刘晓虹,邵阿末,吴永琴.护理心理学[J].护士进修杂志,2017,32(23):2113-2114,2122.

[9] 万霞,陈明珠,姚孝娟,等.基于积极心理学的心理护理干预对糖尿病患者主观幸福感和自我效能的效果研究[J].护理管理杂志,2016,16(10):740-742.

[10] 郝玉芳.护理心理学[M].3版.北京:中国中医药出版社,2016.

[11] 叶奕乾,何存道,梁宁建.普通心理学[M].上海:华东师范大学出版社,2016.

[12] 高学农,章虹.护理心理学[M].武汉:华中科技大学出版社,2014.

[13] 郭争鸣.医护心理学[M].郑州:河南科技出版社.2014.

[14] 美国精神医学学会.精神障碍诊断与统计手册(案头参考书)[M].5版.张道龙,译.北京:北京大学出版社,2014.

[15] 李丽华.护理心理学基础[M].2版.北京:人民卫生出版社,2014.

[16] 迟晓华.护理心理学[M].北京:军事医学科学出版社,2015.

[17] 蒋小剑,李世胜.护理心理学[M].长沙:中南大学出版社,2011.

[18] 蒋继国.护理心理学[M].2版.北京:人民卫生出版社,2011.

[19] 易朝辉.护理心理学[M].郑州:郑州大学出版社,2011.

[20] 季建林.医学心理学[M].4版.上海:复旦大学出版社,2005.

[21] 戴晓阳.常用心理评估量表手册[M].北京:人民军医出版社,2015.

[22] 刘晓虹.护理心理学[M].2版.上海:上海科学技术出版社,2010.

[23] 娄凤兰,曹凤林,张澜.护理心理学[M].北京:人民卫生出版社,2009.

[24] 王朝庄.心理学基础[M].郑州:河南科技出版社,2005.

[25] 傅安球.心理咨询师培训教程[M].上海:华东师范大学出版社,2006.

[26] 戴晓阳,姚树桥,蔡太生,等.NEO个性问卷修订本在中国的应用研究[J].中国心理卫生杂志,2004,18(3):171-174.

〔27〕 中华医学会精神科分会. CCMD-3 中国精神障碍分类与诊断标准〔M〕. 3 版. 济南：山东科技出版社,2001.

〔28〕 McCrae R R,Costa P T. A contemplated revision of the NEO five-factor inventory〔J〕. Personality and Individual Differences,2004,36(3):587-596.